Infectiologie, sida et soins infirmiers

ÉTUDIANTS IFSI

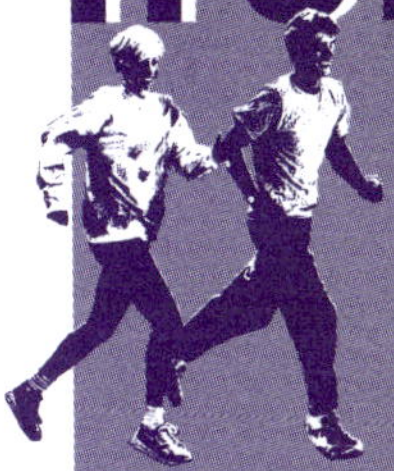

DIRIGÉE PAR

Nicole Loraux

Infectiologie, sida et soins infirmiers

2e édition

Lionel Hugard

Éditions Lamarre

1, avenue Édouard-Belin

92500 Rueil-Malmaison

ISBN 2-85030-919-2

avant-propos

Les maladies infectieuses sont fortement liées à l'environnement, au climat, à la présence d'animaux réservoirs, d'animaux vecteurs, et à la présence de l'homme dans son comportement social et dans son interaction avec le milieu qui l'entoure.

Vouloir aborder avec les étudiants des IFSI le vaste domaine de ces maladies bactériennes, virales, parasitaires, fongiques et, dans un seul ouvrage, y adjoindre les différents aspects liés à l'infection par le virus de l'immunodéficience humaine exigerait une exhaustivité quasi encyclopédique. Parce qu'il n'était pas possible de réaliser un tel ouvrage et pour ne pas verser dans une suite de mini-rubriques de type dictionnaire, des choix de sujets ont été effectués. Les raisons qui ont motivé ces options s'appuient soit sur des critères de gravité (méningite cérébrospinale, tétanos), soit sur des intérêts d'actualité (listériose, légionellose), soit encore sur des critères de représentativité d'un groupe de maladies (maladies virales). Le volet parasitaire est volontairement restreint, laissant à l'étudiant la possibilité d'enrichir ses connaissances dans des ouvrages spécialisés ; la tuberculose n'est pas traitée puisqu'elle est présentée dans l'ouvrage *Pneumologie et soins infirmiers.* Dans les affections tropicales, la fièvre jaune (avec son aspect de fièvre hémorragique virale) et le choléra ont été choisis pour illustrer le problème de la prévention d'une extension d'épidémie.

Le tout-antibiotique qui a bercé d'illusions la fin du XXe siècle sur la toute-puissance médicale (infections nosocomiales et bactéries résistantes), l'émergence de nouvelles pathologies (Sida notamment), la réactivation ou l'extension de maladies tropicales que l'on croyait maîtrisées (fièvre jaune, choléra), la recrudescence d'infections considérées comme presque disparues (syphilis, diphtérie, etc.) sont des arguments forts pour nous inciter à la prudence, à l'humilité et au savoir.

Les maladies infectieuses sont une école d'apprentissage de la prise en compte du patient dans sa globalité : qui ou quoi a transmis ? Quel est le moyen de transmission ? Comment assurer des soins adaptés ? Quelle prise en charge pour quelle réinsertion ? Comment protéger le sujet et la collectivité aujourd'hui et demain ? Nous espérons avoir fait passer cet aspect au fil des chapitres pour que chacun trouve la confirmation de l'importance de son rôle dans l'équipe soignante pour le bien des patients.

table des matières

introduction

Le domaine de l'infectiologie est à la fois ancien et évolutif, vaste et précis. Ancien et évolutif parce que l'infection est pour l'homme une compagne de toujours, trouvant au fil des âges des formes variées et renouvelées. Vaste et précis parce que les agents pathogènes qui sont multiples et hétérogènes nous imposent parfois de trouver des médicaments agissant au niveau moléculaire.

Après les balbutiements de l'Antiquité (plantes médicinales reconnues 6 000 ans avant Jésus-Christ lors de fouilles en Irak), les ébauches de la médecine arabe et du Moyen Âge, les esquisses de la Renaissance et du siècle des Lumières, l'approche de la maîtrise des infections démarre seulement au XIXe siècle avec le développement de la chimie et l'essor de la recherche médicamenteuse. Pelletier et Caventou isolent la quinine du quinquina en 1820 ; en 1882, Pasteur met au point le vaccin contre la rage et Koch identifie le bacille de la tuberculose ; mais le BCG date de 1921. En 1897, l'aspirine est synthétisée par Hoffman.

Le XXe siècle voit l'essor des médicaments antimicrobiens d'origine chimique. Les premiers antibiotiques apparaissent dans les années 1940 avec la production à grande échelle de la pénicilline, découverte par Fleming en 1929. Les sulfamides sont utilisés à partir de 1937 et la streptomycine est employée avec succès contre la tuberculose en 1944. L'action anti-inflammatoire de la cortisone est découverte en 1948. L'année d'après voit l'identification du virus de la grippe à l'Institut Pasteur par Muller et Lépine, mais il faudra 20 ans pour qu'en 1969 le premier vaccin antigrippe soit commercialisé. L'année 1964 voit la découverte de l'amoxicilline, mais sa commercialisation n'aura lieu que 10 ans plus tard.

Parallèlement, la biologie entre dans une nouvelle dimension avec la découverte de la structure de l'ADN par Watson et Crick (prix Nobel) en 1962. C'est l'ouverture vers l'analyse du matériel génétique (gènes) et les nouvelles thérapeutiques.

Les premiers cas de Sida sont identifiés en 1981 et le virus du Sida est découvert par Montagnier en 1983. Ce n'est qu'en 1996 que sont mises au point les trithérapies et les quadrithérapies qui changent l'évolution à moyen et long termes de cette maladie.

Depuis deux siècles, on a cru s'approcher avec des délais variables de la maîtrise des maladies infectieuses grâce aux progrès de la science, des moyens diagnostiques et des thérapeutiques. La médecine a succombé alors à la tentation de l'omnipotence des antibiotiques. Aujourd'hui, 10 000 tonnes d'antibiotiques sont utilisées chaque année dans le monde, la moitié en médecine humaine et la moitié pour l'élevage. Cette utilisation irraisonnée chez l'homme et l'animal conduit à provoquer l'apparition de résistances aux antibiotiques chez de nombreuses bactéries. À côté, certains parasites, grâce à leur plasticité immunologique, échappent aux traitements, les médicaments antiviraux sont peu performants et de nouvelles formes d'agents pathogènes laissent les thérapeutes démunis.

La rationalisation de l'utilisation des antibiotiques est un défi de notre actualité, faute de quoi nous risquons d'être démunis face aux bactéries. En attendant que la biotechnologie et le génie génétique puissent nous apporter des médicaments nouveaux et de nouvelles voies thérapeutiques, il faut savoir revenir aux méthodes et aux techniques de soins qui, respectant l'hygiène de base, assurent la prévention de la transmission des maladies. Le lavage des mains et les préceptes de F. Nightingale sont loin d'être dépassés.

Notes

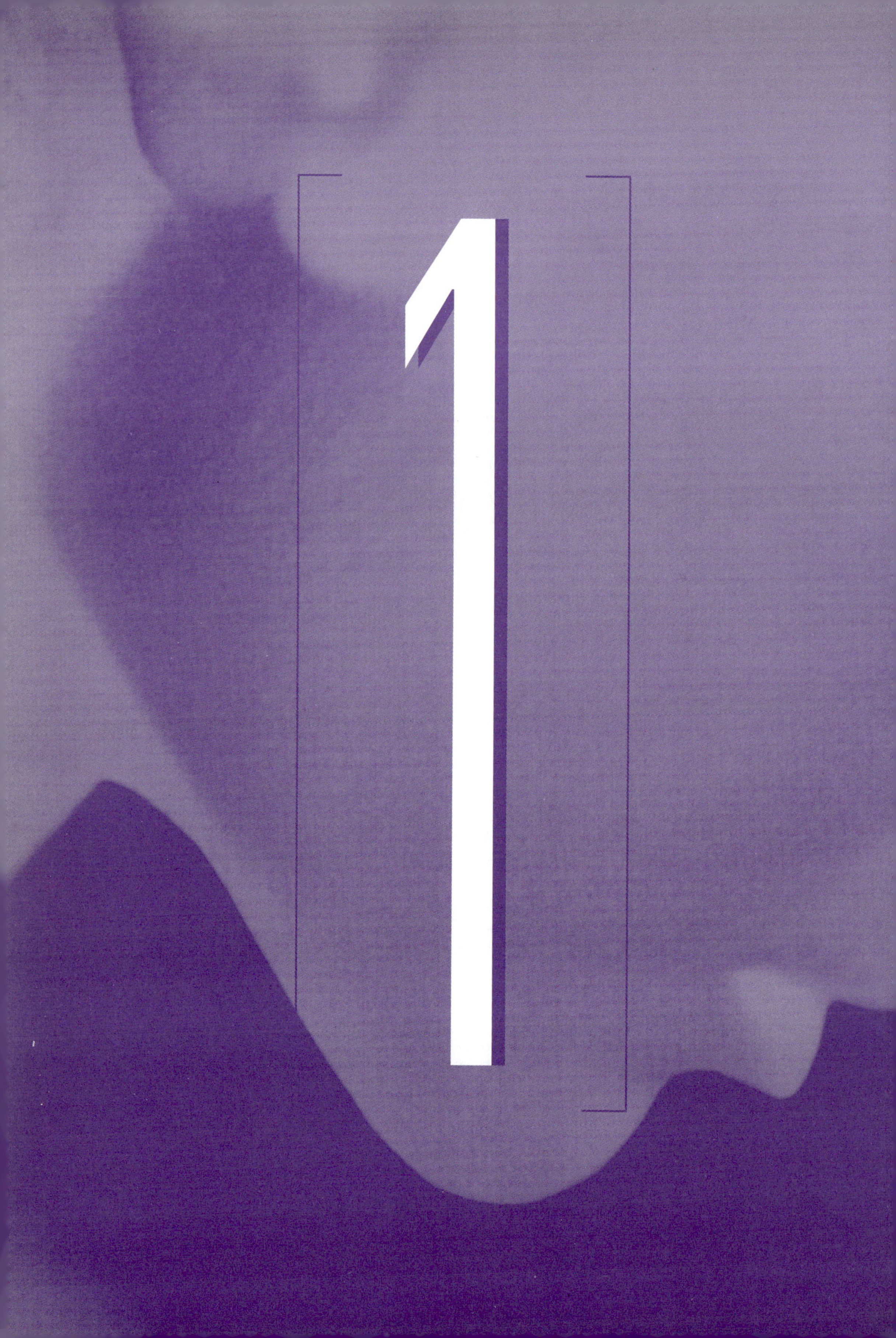
1

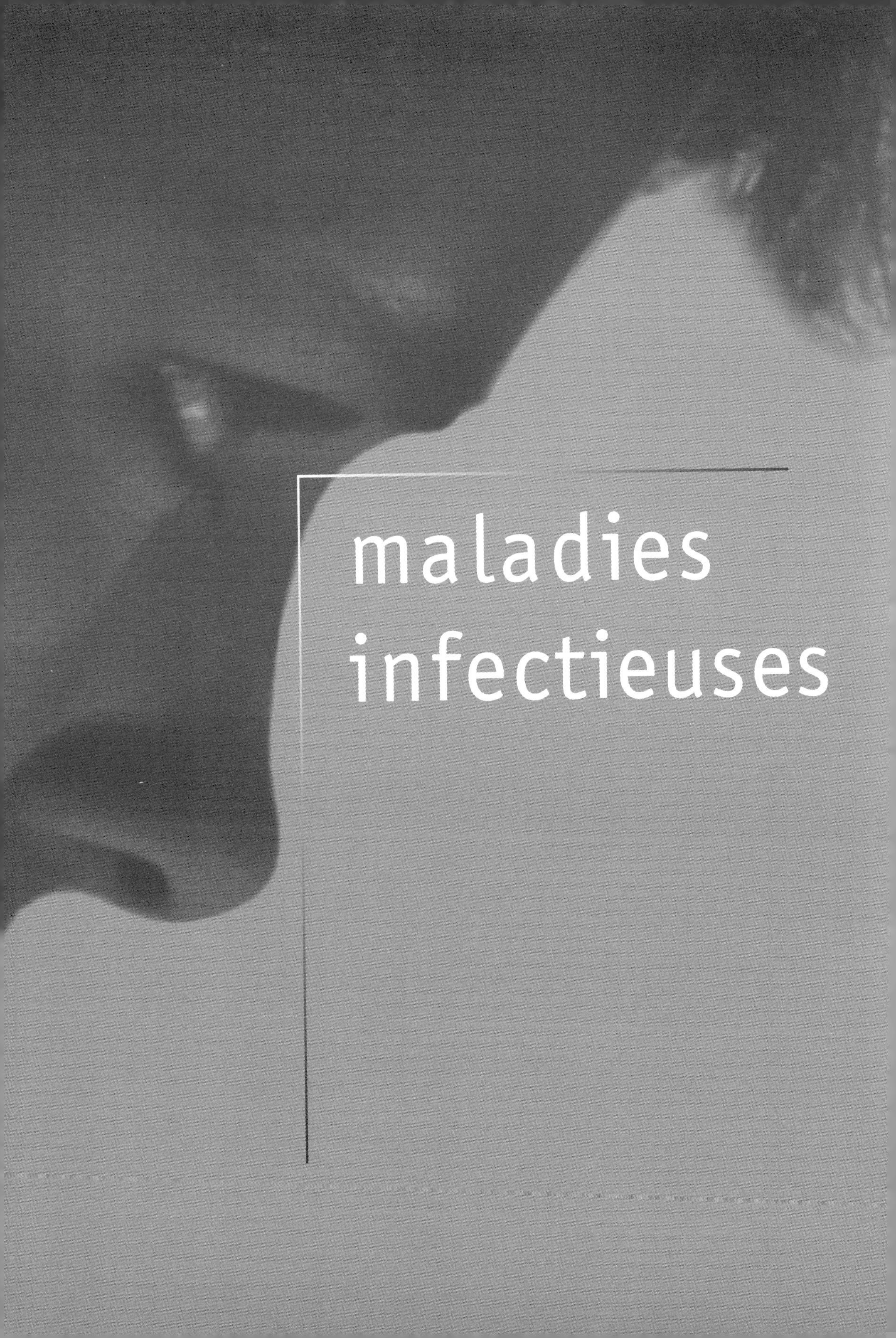

maladies infectieuses

syndromes

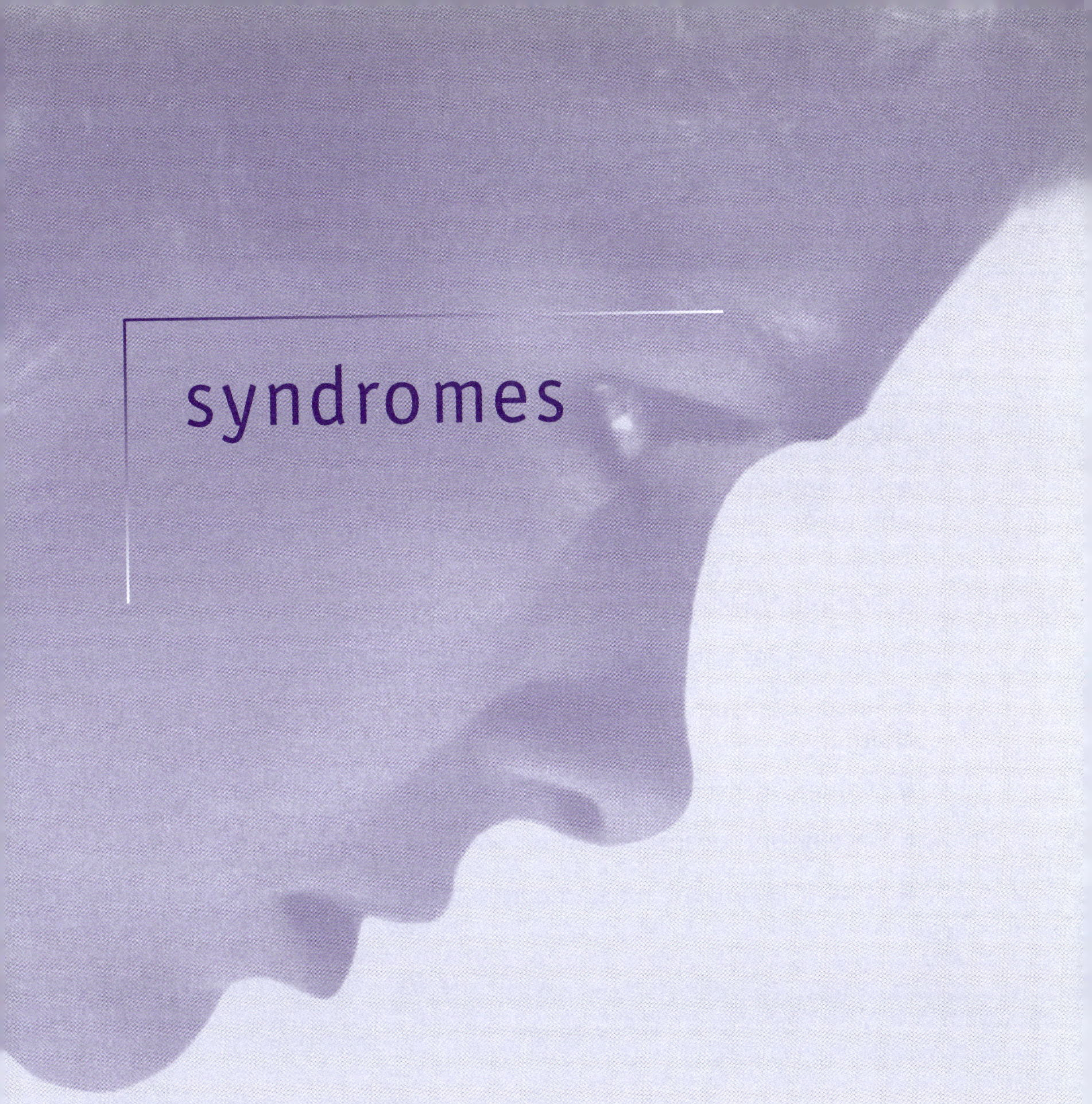

vous devez savoir faire...

Actes infirmiers

- Rassembler les informations et participer aux techniques employées ou prescrites par le médecin pour poser son diagnostic.
- Pratiquer des hémocultures : les bons gestes au bon moment.
- Prévenir les complications dues à la fièvre.
- Savoir dépister un choc septique et commencer la prise en charge.
- Évaluer un dysfonctionnement organique.
- Déceler une décompensation.
- Éclairer le patient sur sa maladie.

... donc vous devez savoir :

Connaissances requises

- Nommer les causes les plus souvent responsables de la fièvre.
- Orienter l'étiologie en fonction de la durée ou de l'allure de la fièvre.
- Connaître les examens permettant le diagnostic.
- Citer les signes accompagnateurs de la fièvre.
- Connaître les risques de danger liés à la fièvre.
- Décrire l'apparition d'anomalies et repérer une complication.
- Surveiller la prise de température.

La fièvre

Définition

La fièvre est le symptôme le plus fréquent des maladies infectieuses. On parle de fièvre si la température centrale est supérieure à 37,5 °C le matin et à 37,8 ° C le soir.

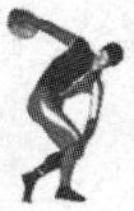

Rappel physiopathologique

La fièvre est une hyperthermie pathologique due à l'action de substances pyrogènes qui dérèglent le centre hypothalamique régulateur de la température.

Épidémiologie

La fièvre n'est pas toujours présente au cours des infections : la température reste normale dans certaines toxi-infections (choléra, tétanos, botulisme), et même une hypothermie peut s'observer dans les chocs septiques à bacilles à Gram négatif.

Par ailleurs, la fièvre n'est pas toujours en rapport avec une infection.

Clinique

Les caractéristiques évolutives de la fièvre seront précisées par l'interrogatoire du patient ou de son entourage : date d'apparition, mode de début, allure de la courbe thermique *(fig. 1)*.

La fièvre s'accompagne généralement de frissons, de céphalées, de sueurs, de myalgies, d'arthralgies et de signes fonctionnels viscéraux (respiratoires, urinaires, digestifs, neurologiques, etc.) *(fig. 2)*.

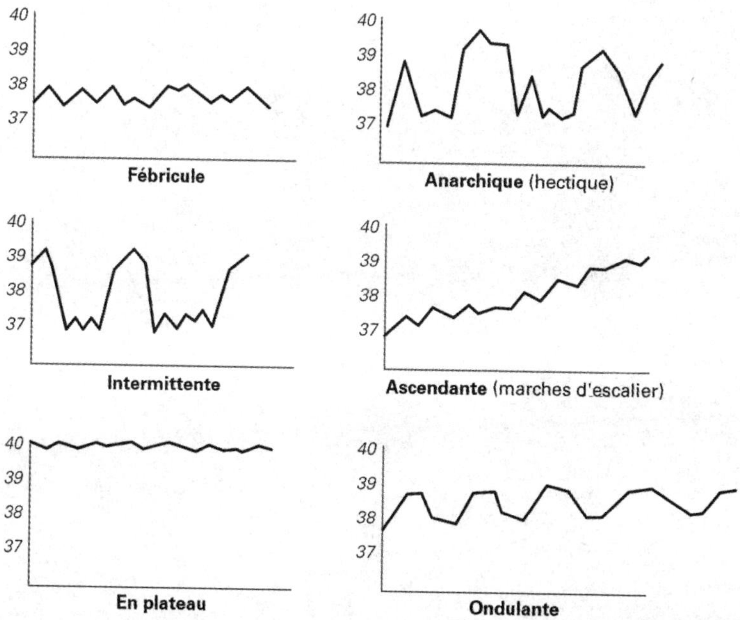

Figure 1 : *Exemples de courbes de température.*

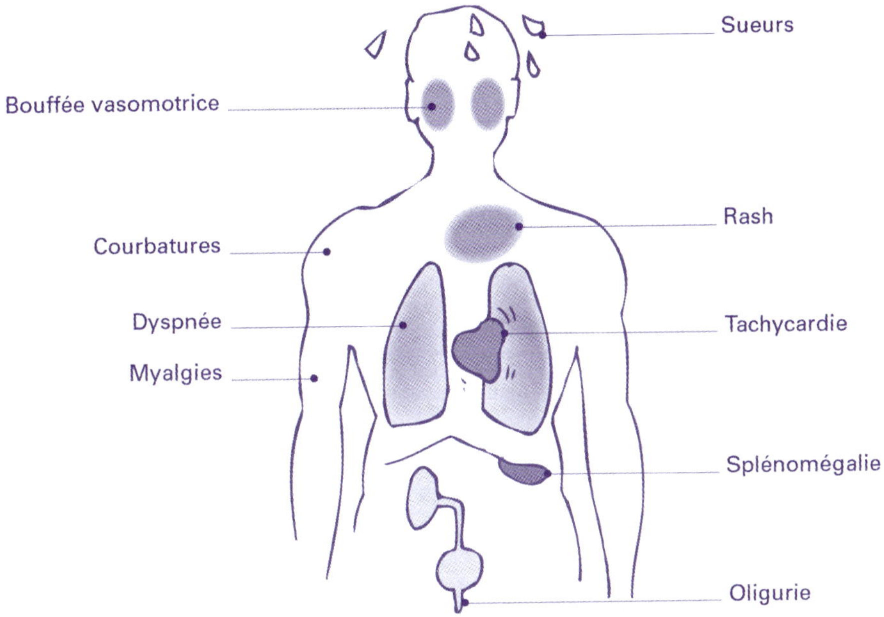

Figure 2 : *Signes d'un état infectieux.*

Un bilan clinique précisera l'état des téguments dans leur totalité, des muqueuses, de la face, du foie, de la rate et des ganglions.

Causes

Les causes non infectieuses d'une fièvre sont variées :

- pathologies : origine métabolique (goutte, chondrocalcinose, hépatite alcoolique), maladies de système, allergie (médicamenteuse), maladie thrombo-embolique et affections malignes (20 %) comme les leucémies aiguës, les cancers viscéraux ;
- médicaments pouvant être mis en cause dans l'existence d'une fièvre :
  - anti-infectieux : bêta-lactamines, sulfamides, isoniazide ;
  - antiarythmiques et antihypertenseurs : alpha-méthyldopa, quinidine ;
  - anticomitiaux : carbamazépine, hydantoïne ;
  - anticancéreux : bléomycine, etc. ;
  - anti-inflammatoires non stéroïdiens, allopurinol, iode, interférons…

Durée de la fièvre

La notion de la durée de la fièvre peut orienter l'étiologie : on distingue les fièvres aiguës récentes (de moins de 5 jours et de plus de 5 jours) et les fièvres prolongées ou persistantes (de plus de 20 jours).

➡ Fièvres aiguës récentes inférieures à 5 jours

Le plus souvent il s'agit d'une virose saisonnière où la fièvre isolée est bien tolérée chez l'enfant, l'adolescent ou l'adulte jeune et qui guérit spontanément en moins d'une semaine.

Certaines situations imposent une prise en charge en urgence : syndrome méningé (méningite) ou coma fébrile, purpura fulminans, suspicion de paludisme, syndrome septique avec ou sans signes d'insuffisance circulatoire aiguë, cellulite nécrosante, gangrène gazeuse, colique néphrétique fébrile (pyélonéphrite sur obstacle), douleurs abdominales fébriles.

La fièvre peut également traduire la présence d'un foyer infectieux aigu : dentaire, ORL, broncho-pulmonaire, abdominal, cardio-vasculaire, urinaire, génital, neuroméningé, cutané ou sous-cutané (cellulite, abcès…), ganglionnaire, osseux ou articulaire.

➡ Fièvres aiguës récentes supérieures à 5 jours

Ce délai écarte généralement une infection virale commune, on se rapproche des fièvres persistantes.

➡ Fièvres prolongées ou persistantes supérieures à 20 jours

Dans 40 % des cas, une infection bactérienne est en cause : endocardite, foyer infectieux profond (évolution par accès correspondant aux décharges bactériennes), typhoïde, brucellose, yersinioses, maladie de Lyme, rickettsioses dont fièvre Q, tuberculose, etc.

Les infections virales sont des causes moins fréquentes : ce peut être une primo-infection à cytomégalovirus, la phase d'invasion d'une hépatite virale, une infection à virus d'Epstein-Barr ou encore l'expression de complications d'infection à VIH.

Parmi les infections parasitaires, on peut évoquer une amibiase hépatique, une toxoplasmose acquise et, dans les infections fongiques, les candidoses ou les cryptococcoses dans leurs formes généralisées, surtout chez les immunodéprimés.

Aspects particuliers

➡ Fièvre postchirurgicale

Une fièvre persistante peut révéler une thrombose veineuse profonde, une infection postopératoire (abcès de paroi ou profond) ou une infection sur matériel étranger de soins ou de prothèse.

➡ Fièvres simulées ou factices

Dans les fièvres factices, on n'observe pas de tachycardie ni d'altération de l'état général, le bilan biologique est normal : le contrôle direct de la prise de température confirme la thermopathomimie.

Les fièvres auto-induites par auto-injection de produits variés provoquant parfois des suppurations cutanées trompeuses sont de diagnostic très difficile.

Ces situations ne sont pas exceptionnelles, il faut y penser quand tous les bilans sont négatifs, quel que soit l'âge du patient, et en particulier chez les personnels paramédicaux.

➡ Dysrégulation thermique autonome

Cet aspect est décrit chez une femme jeune qui présente une température isolée ne dépassant pas 38 °C. L'examen clinique est normal et le syndrome inflammatoire biologique complètement absent. Dans les antécédents récents, on note souvent la survenue d'une virose banale.

Facteurs de risque

➡ Facteurs cliniques

Ils font la gravité de la fièvre : la déshydratation, l'altération de la conscience, une tachycardie supérieure à 120/min, une fréquence respiratoire inférieure à 24/min, une PA systolique basse en dessous de 100 mm Hg, une oligo-anurie, tous ces signes imposent l'hospitalisation.

➡ Terrains particuliers

Les terrains particuliers peuvent jouer un rôle :

- la profession du patient, le mode de vie, les antécédents, les vaccinations, les voyages récents ou la notion de contage sont des éléments à prendre en compte dans le risque fébrile ;
- chez le nourrisson, toutes les causes d'infections ORL, urinaires, pulmonaires, méningées, digestives entrent en ligne de compte. Comme chez l'enfant, elles sont souvent liées à des maladies transmissibles comme les fièvres éruptives. Les passages en collectivité (école, crèche…) sont des facteurs de risque ;
- les fièvres liées aux infections chez la femme

enceinte, surtout au 3e trimestre, sont préoccupantes pour la mère et l'enfant ;
- chez le sujet âgé, les infections souvent pauci-symptomatiques sont évoquées de principe, et leur évolution est liée à l'état général du sujet et notamment au niveau de compétence de son système immunitaire ;
- autres terrains : les opérés, les immunodéprimés ou splénectomisés, les porteurs de valvulopathie ou de prothèse valvulaire.

Examens

Chez le nourrisson et l'enfant, la ponction lombaire (PL) est à effectuer au moindre doute.
Les examens bactériologiques sont indispensables, que la fièvre soit bien ou non supportée. Ils seront réalisés avant la mise en route de l'antibiothérapie pour préciser la bactérie en cause et connaître ses caractères de sensibilité :

- en situation d'urgence, dans une fièvre de moins de 5 jours, on pourra être amené à pratiquer un hémogramme, une ponction lombaire et des examens neuroradiologiques, des hémocultures, un frottis sanguin avec recherche de paludisme (goutte épaisse ou immunofluorescence), la recherche d'une porte d'entrée (prélèvements locaux ou profonds), une cytobactériologie des urines (ECBU), une échographie, voire une exploration chirurgicale ;
- dans les fièvres aiguës récentes de plus de 5 jours : hémogramme, hémocultures, ECBU, radiographie pulmonaire, transaminases, phosphatases alcalines, protéine C réactive (CRP) ;
- en cas de fièvre prolongée ou persistante de plus de 20 jours, il faudra reconstituer la courbe thermique, les séquences thérapeutiques et répéter l'examen clinique pour chercher le moindre signe de localisation. Les examens complémentaires sont menés en plusieurs étapes en allant du plus simple au plus compliqué :
  - examens d'orientation non invasifs : hémogramme, vitesse de sédimentation des hématies (VS), électrophorèse des protides, CRP, hémocultures, sérologies, ECBU, radiographie pulmonaire, échographies et/ou examens tomodensitométriques, IDR à la tuberculine, recherche de BK, clichés panoramiques dentaires, radiographie des sinus, bilan de maladies de système ;
  - biopsies et ponction médullaire, en fonction des résultats et autres explorations, invasives ou non, nécessitées par les hypothèses diagnostiques.

Quand le bilan a été complet, la fièvre peut être rattachée à une cause précise dans 90 % des cas, mais certaines fièvres persistantes (10 %) restent inexpliquées et justifient d'être surveillées régulièrement.

Traitement

Traitement d'une fièvre aiguë

→ Traitement symptomatique

Pour une fièvre mal tolérée (supérieure à 39 °C-40 °C) chez le nourrisson et le jeune enfant, on utilise des méthodes physiques : baisse du chauffage dans la pièce, rejet des couvertures, humidification de l'atmosphère et balnéation douce (bain à température de 2 °C inférieure à celle de l'enfant).
Les médicaments seront le paracétamol (25 mg/kg puis 12,5 mg/kg 4 fois par jour) que l'on préférera à l'acide acétylsalycilique (10 mg/kg 3 à 4 fois par jour).

→ Traitement étiologique

Aucune antibiothérapie ne doit être instituée sans diagnostic précis, sauf lors d'un syndrome septique. Les examens bactériologiques sont effectués puis l'antibiothérapie est lancée et le patient doit être revu au 2e ou 3e jour.

Traitement d'une fièvre persistante

Les traitements prescrits dépendent de l'étiologie de la fièvre. Dans certains cas de diagnostic étiologique indécis, des traitements d'épreuve (antituberculeux, héparine, corticoïdes, etc.) peuvent avoir des indications limitées à discuter après vérification d'absence de contre-indication.

Prise en charge infirmière

Soins techniques

Mesure de la température :
Les thermomètres à mercure sont proscrits, selon l'avis du Conseil supérieur d'hygiène publique de France du 9 novembre 1995 sur le risque mercuriel dans l'activité médicale (*Journal officiel* du 28 mars 1996) : « Interdiction d'utilisation des thermomètres à mercure dans un délai de 2 ans » :

- température centrale prise à distance des repas, après un repos allongé de 20 minutes ;
- température prise par voie axillaire ou buccale (à préférer à la voie rectale) : augmenter les chiffres d'un demi-degré ;
- actuellement, mesurer la température par prise tympanique *(fig. 3).*

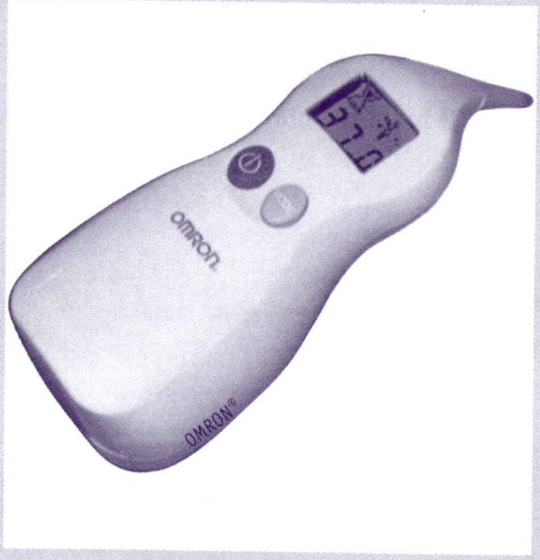

Figure 3 : *Thermomètre tympanique.*

Lorsque la mesure se fait par prise auriculaire, pour un individu moyen et en bonne santé, les valeurs normales sont les suivantes :

- moins de 2 ans : 36,5 à 38 °C ;
- de 2 à 10 ans : 36 à 37,7 °C ;
- de 11 à 65 ans : 35,9 à 37,5 °C ;
- plus de 65 ans : 35,8 à 37,4 °C.

Après la mesure de la température :

- soins de confort et d'hygiène en cas d'hypersudation ;
- préparation aux différents examens ;
- prise en charge des douleurs et d'éventuelles céphalées ;
- pratique des bains frais : baisser progressivement la température de l'eau du bain, tout d'abord inférieure de 1 °C à celle du patient, puis de 2 °C.

Prévention

Il faut éviter la déshydratation chez tout patient, notamment chez la personne âgée et chez le nourrisson pour lesquels on doit se méfier des conséquences de la fièvre : convulsions, déshydratation, syndrome d'hyperthermie majeure
La survenue de crises convulsives est prévenue chez le nourrisson à risque par le diazépam (Valium®) : de 0,5 à 1 mg/kg en 4 prises *per os* ; on peut également utiliser la voie intrarectale (en se servant de la solution injectable) à l'aide d'une canule adaptée à la seringue.

Soins relationnels

Il faut :

- rassurer en expliquant le fonctionnement du thermomètre tympanique ;
- expliquer les difficultés, dans certains cas, à trouver l'origine de la fièvre et la nécessité des examens répétés ;
- dans la dysrégulation thermique autonome, savoir rassurer le patient et l'aider à ne pas entrer dans une requête d'examens complémentaires multiples.

Notes

vous devez savoir faire...

Actes infirmiers

- Rassembler les informations cliniques et épidémiologiques pouvant aider au diagnostic.
- Informer le patient des prélèvements à effectuer.
- Effectuer les prélèvements à but diagnostique et de suivi.
- Prévenir les complications dues à la fièvre et à la dysphagie.
- Dispenser une antibiothérapie et surveiller son efficacité.
- Veiller au respect de l'application du traitement.

... donc vous devez savoir :

Connaissances requises

- Nommer les agents pathogènes les plus souvent responsables des angines.
- Nommer les différentes angines.
- Indiquer les examens utiles au diagnostic bactériologique.
- Énoncer les principes des traitements et décrire leur surveillance.
- Connaître les facteurs d'acquisition des résistances aux antibiotiques.

Les angines

Définition

Les angines sont des inflammations douloureuses et fébriles des formations lymphoïdes de l'oropharynx. Des complications en cas d'infection à streptocoque A (syndromes post-streptococciques) sont toujours à redouter.

Rappel physiopathologique

Pour ces affections, il n'est pas possible de rattacher des aspects cliniques précis à des agents infectieux spécifiques. L'explication des cas d'angines récidivantes pourrait se trouver dans l'apparition de modifications anatomiques des amygdales (fibrose, cryptes), dans la pullulation de bactéries aérobies et anaérobies résistantes aux antibiotiques avec diminution de la flore d'origine.

Épidémiologie

L'angine est une pathologie fréquente. Sur le plan épidémiologique, les syndromes post-streptococciques atteignent peu les adultes ; les plus exposés sont les enfants de plus de 4 ans, les adolescents et les sujets aux antécédents personnels ou familiaux de rhumatisme articulaire aigu (RAA).

Clinique

Le tableau est celui d'une dysphagie avec fièvre et, parfois, céphalées et malaise. Les amygdales, le pharynx et toute la cavité buccale peuvent être atteints par une extension de l'angine aux piliers, à la luette et au voile du palais. On peut observer des signes associés : buccaux (purpura, stomatite) ou linguaux. Des adénopathies satellites apparaissent en sous-angulo-maxillaire ; parfois une rhinite est remarquée et, chez l'enfant, on surveillera conjonctives et tympans.

Dans certains cas, on notera d'autres adénopathies périphériques, une hépato-splénomégalie, un exanthème et des signes respiratoires.

On classe les angines sur le plan anatomoclinique.

Angines érythémateuses et érythémato-pultacées

Ce sont les plus fréquentes. Les premières montrent un pharynx uniformément rouge, avec des amygdales tuméfiées et parfois un œdème des piliers, du voile et de la luette. Les secondes doivent leur nom (érythémato-pultacé) à la présence d'un enduit blanc crémeux, en semis de points, qui se décolle facilement et révèle une muqueuse congestive.
On ajoute ici les angines cryptiques où la pression sur les amygdales fait sourdre des dépôts caséeux.

Angines pseudo-membraneuses

Elles sont moins fréquentes. Les amygdales sont recouvertes de couches membraneuses épaisses, blanc-nacré ou grisâtres, compactes, adhérentes et parfois extensives. Les deux causes principales sont la mononucléose infectieuse et la diphtérie (plus rare mais grave).

Angines vésiculeuses

Ce sont les plus rares. Des vésicules apparaissent isolées ou en grappes, pouvant aboutir à des ulcérations minimes à contours polycycliques. On les voit dans les pharyngites herpétiques souvent associées à une gingivostomatite. Une autre origine peut être l'herpangine provoquée par le virus coxsackie A, qui est fréquente chez l'enfant de 1 à 7 ans et survient surtout en été : elle provoque de la fièvre, des douleurs pharyngées modérées et l'on voit des petites vésicules au niveau des piliers et du voile mais pas sur la muqueuse buccale. Tout s'amende en quelques jours.

Angine ulcéro-nécrotique

C'est classiquement une lésion unilatérale avec ulcération à fond noirâtre saignotant ou sanieux.

On distingue :
- l'angine de Vincent, rattachée à l'action associée de 2 bactéries anaérobies (*Fusobacterium* et spirochète du genre Borrelia) ; elle est marquée par la fétidité de l'haleine, une fièvre peu élevée et souvent une adénite satellite du même côté ;
- les angines des hémopathies : elles évoluent souvent avec d'autres lésions buccales, de manière traînante. On découvre une altération de l'état général, des adénopathies et une splénomégalie ;
- le chancre syphilitique de l'amygdale : c'est une ulcération peu profonde, peu douloureuse, l'amygdale est grosse, régulière et dure au toucher ;
- l'angine « néoplasique » : angine ulcéro-nécrotique unilatérale rebelle au traitement antibiotique, souvent en rapport avec un terrain à risque (âge, éthylo-tabagisme, VIH, etc.).

Angines récidivantes

On peut parler d'angines récidivantes lorsque surviennent plus de 3 angines dans le même hiver, ou plus de 5 angines au cours de deux hivers consécutifs. Les amygdales chez le sujet jeune sont souvent hypertrophiées, cryptiques ou non.

Causes

Germes responsables

Presque 70 % des angines sont virales avec en première cause les virus coxsakie A. Viennent ensuite les causes bactériennes : streptocoque A, anaérobies, spirochètes.

Facteurs de risque

Ils sont multiples : l'âge jeune, la contamination salivaire chez les adolescents (notamment dans l'angine de la mononucléose infectieuse « MNI = maladie du baiser »), voyage en zone endémique (diphtérie et pays de l'Est), pratiques sexuelles.

Examens

L'examen clinique de l'oropharynx confirme l'infection des amygdales.

L'hémogramme est nécessaire pour éliminer une pathologie grave, notamment les hémopathies où le médullogramme (obtenu après ponction de moelle osseuse) prendra toute sa valeur.

Pour l'angine de Vincent, un prélèvement pour examen bactériologique (coloration de Gram) mettra en évidence l'association fusospirillaire caractéristique.

En cas de suspicion de chancre syphilitique, un prélèvement de l'amygdale (écouvillon ou pipette) ou du suc du ganglion satellite (aspiration à la seringue) mettra le tréponème en évidence. La sérologie se positive entre le 8e et le 14e jour.

Une angine d'allure « néoplasique » doit imposer un bilan ORL complet et faire pratiquer une biopsie pour dépister un cancer ou un lymphome.

Traitement

Compte tenu de leur étiologie virale majoritaire, le traitement des angines n'impose pas le recours systématique au traitement antibiotique. Seule la preuve de la présence d'un streptocoque A hémolytique avec ses risques de complications locorégionales (phlegmon de l'amygdale) ou générales (syndromes post-streptococciques : RAA, glomérulonéphrite) justifie l'antibiothérapie d'emblée. La recherche de ce germe est simplifiée par la mise à disposition de tests de dépistage rapide ou TDR (manipulations simples, résultat en quelques minutes). La pratique de ces TDR est recommandée et doit se développer pour éviter les traitements antibiotiques systématiques, aux conséquences importantes en termes de coût et de risque de sélection de bactéries résistantes.

Angine érythémateuse et érythémato-pultacée

En présence de streptocoque A hémolytique, l'antibiothérapie est systématique.

➡ Bêta-lactamines

La pénicilline V (voie orale) est considérée comme le médicament de référence mais impose une durée de 10 jours. Comme les signes cliniques des angines simples s'amendent avant l'issue du traitement, sa mauvaise observance est fréquente et son arrêt précoce provoque souvent l'échec bactériologique.

Les aminopénicillines et C1G réclament également 10 jours de traitement, avec ici la crainte de sélectionner des streptocoques ou pneumocoques résistant aux bêta-lactamines.

L'extencilline G en injection unique IM n'est employée que chez les patients peu certains de respecter le traitement oral.

Les traitements courts référencés de l'angine aiguë s'appuient sur l'amoxicilline pendant 6 jours et, chez l'adulte seulement, sur l'azithromycine pendant 5 jours.

En cas d'allergie aux bêta-lactamines, il faut utiliser des macrolides également pendant 10 jours (sauf 5 jours pour l'azithromycine).

➡ Traitements non antibiotiques

Le traitement symptomatique fait appel au paracétamol ou à l'aspirine. Les collutoires, AINS et corticoïdes n'ont pas fait la preuve de leur efficacité et il ne faut pas procéder à l'application de préparations locales à base d'antibiotiques.

Angines pseudo-membraneuses

Au moindre doute, il faut entamer en urgence un traitement antidiphtérique (pénicilline et sérothérapie).

Angine de Vincent

Il faut en ce cas utiliser la pénicilline G (IM) ou la pénicilline V (orale) à 50 000 UI/kg/j. Ce traitement est rapidement efficace ; il doit être débuté au plus tôt pour prévenir la survenue d'un phlegmon de l'amygdale ou d'une thrombophlébite jugulaire avec risque de dissémination.

Le traitement de l'angine syphilitique repose sur la pénicilline G.

Angines récidivantes

L'indication de l'amygdalectomie doit s'appuyer sur un bilan évaluant la fréquence des récidives et la survenue de complications (amygdalite chronique, phlegmon péri-amygdalien, otites moyennes récidivantes, hypoventilation chez l'enfant par obstruction pharyngée haute).

Dans ces tableaux, il est autorisé d'utiliser (AMM pour les angines) le cefpodoxime proxétil, le céfuroxime axetil et les associations aminopénicilline + inhibiteur de bêta-lactamases.

On peut aussi employer les mêmes antibiotiques que pour les angines simples pendant 10 jours : aminopénicilline, C1G et C2G, clindamycine et macrolides.

Prise en charge infirmière

Soins techniques

L'infirmière :

- adapte les soins en fonction de la situation clinique : voir aux chapitres correspondants pour la diphtérie et la syphilis *(chap. 9 et 34)* ;
- dans les angines simples, vérifie la prise correcte des traitements, vérifie l'absence de complications, assure des soins de confort et veiller à adapter l'alimentation en cas de dysphagie marquée.

Prévention

L'adaptation de la conduite à tenir et l'éducation du patient se feront en fonction de la clinique et des causes de la contamination.

Notes

vous devez savoir faire...

Actes infirmiers

- Assurer la surveillance d'un malade sévèrement infecté.
- Patiquer des hémocultures : les bons gestes au bon moment.
- Prévenir les complications dues à la fièvre.
- Dispenser une antibiothérapie et surveiller son efficacité.
- Savoir dépister un choc septique et commencer la prise en charge.
- Évaluer un dysfonctionnement organique.
- Déceler une décompensation.
- Effectuer les prélèvements à but diagnostique et de suivi.
- Utiliser les matériels de surveillance des fonctions vitales.

... donc vous devez savoir :

Connaissances requises

- Nommer les agents bactériens les plus souvent responsables des sepsis.
- Indiquer les examens utiles au diagnostic bactériologique.
- Énoncer les signes révélateurs des tableaux de sepsis.
- Décrire la gravité des tableaux.
- Dépister la survenue d'anomalies cliniques.

La septicémie

Définition

Les *septicémies* sont des états infectieux graves généralisés. Véritables urgences diagnostiques et thérapeutiques, elles imposent l'hospitalisation afin d'éviter la principale complication qu'est le choc septique dont le taux de mortalité atteint 30 à 40 %.

Les *bactériémies* n'ont généralement pas de répercussions cliniques, sauf dans les déficits immunitaires, les anomalies cardiaques repérées ou non, ou en présence de matériel prothétique interne.

Rappel physiopathologique

La *septicémie* est la conséquence du passage dans la circulation sanguine de décharges massives et répétées de germes à partir d'un point de départ bactérien (foyer septique ou porte d'entrée). La libération par les bactéries en cause de débris de parois, d'exotoxines et/ou d'endotoxines entraîne des réactions multiples liées aux :

- polynucléaires neutrophiles dont le pouvoir d'adhésion peut provoquer le syndrome de détresse respiratoire aiguë ;
- facteurs de la coagulation qui vont créer une coagulation intravasculaire disséminée ;
- métabolites bactériens qui sont à l'origine de cytotoxicité, de fuite plasmatique capillaire, de vasodilatation et d'hypovolémie.

Dans la *bactériémie*, le passage est bref, transitoire et n'est constitué que d'une faible quantité de bactéries.

Épidémiologie

Les formes nosocomiales ont une fréquence plus élevée et une gravité plus marquée que les septicémies communautaires car elles frappent des sujets affaiblis et sont dues à des germes multirésistants. Elles entraînent des prolongations d'hospitalisation et une surmortalité.

Clinique

Les tableaux cliniques des septicémies peuvent être variés. La symptomatologie du foyer initial peut prédominer (pyélonéphrite, pneumopathie ...) ; parfois c'est une localisation secondaire, et fièvre, frissons, malaise général sont évocateurs.

Actuellement, on définit 4 stades cliniques qui vont du moins sévère au plus grave :

- SRIS ou syndrome de réponse inflammatoire systémique, avec présence d'au moins 2 signes parmi les suivants :
  - fièvre supérieure à 38 °C ou hypothermie (souvent avec bacilles à Gram négatif) ;
  - fréquence cardiaque supérieure à 90/min ;
  - fréquence respiratoire supérieure à 20/min ;
- sepsis non sévère, avec présence des signes précédents associés à une infection observable cliniquement ;
- sepsis sévère, avec un tableau associant aux signes précédents un dysfonctionnement organique se traduisant par une hypotension, une acidose lactique, une oligurie, une encéphalopathie, une coagulopathie ;
- choc septique : le sepsis sévère persiste, avec une hypotension permanente difficilement maîtrisable.

L'évolution dépend alors du terrain, de la précocité du traitement et de la persistance des défaillances viscérales qui s'expriment sous forme de syndrome de détresse respiratoire aiguë (SDRA), d'insuffisance rénale, d'insuffisance hépatocellulaire, de nécrose ischémique digestive.

Causes

Germes responsables

Le plus souvent il s'agit de bacilles à Gram négatif ayant des caractères de toxicité propres (entéro-

bactéries), puis viennent les cocci à Gram positif (staphylocoques et streptocoques).
Selon le terrain, certains germes semblent plus fréquents :

- chez le splénectomisé : *Streptococcus pneumoniae, Haemophilus influenzae* ou entérobactéries ;
- chez le séropositif VIH : *Streptococcus pneumoniae*, salmonelles et mycobactéries atypiques quand le taux de CD4 est inférieur à $100/mm^3$;
- chez le neutropénique : entérobactéries, *Pseudomonas aeruginosa* et cocci à Gram positif.

Facteurs de risque

Le terrain (nouveau-né, sujet âgé…), l'altération de l'état hémodynamique, respiratoire et neurologique, les anomalies hématologiques et biochimiques sont des éléments augmentant le risque de gravité de la septicémie.

Examens

Les hémocultures sont effectuées avant tout traitement antibiotique. Elles permettent l'identification du germe responsable et l'étude de sa sensibilité par antibiogramme. Les prélèvements sont faits idéalement lors des pics fébriles ; en pratique, il est conseillé de les répéter 3 fois de façon rapprochée avant la mise en route du traitement pour accroître les chances d'isoler un germe.
Un prélèvement local bactériologique bien réalisé au niveau de la porte d'entrée peut aider au choix du traitement.
L'examen clinique recherche la porte d'entrée, il est complété par l'imagerie médicale (échographie, scanner, IRM…). De la même façon, les localisations septiques secondaires sont inventoriées et des prélèvements bactériologiques peuvent être pratiqués.
D'autres examens permettent d'établir le niveau de gravité : gazométrie artérielle, nombre de leucocytes, numération des plaquettes, taux de prothrombine, ionogramme sanguin, créatininémie, glycémie.

Traitement

Il repose essentiellement sur l'institution d'une antibiothérapie de première intention après traitement et sans attendre les résultats bactériologiques. Les critères de choix sont multiples : porte d'entrée suspectée, terrain du malade, origine communautaire ou nosocomiale, antécédents de voyage, sérologie VIH. L'antibiothérapie sera adaptée à la sensibilité du germe quand il aura été isolé et testé. En complément, on pourra demander des dosages d'antibiotiques dans le sérum (notamment aminosides et glycopeptides).
En général, on associe deux antibiotiques (bithérapie) de familles différentes. La voie parentérale est choisie d'emblée. En fonction de l'évolution et des données du laboratoire, il sera possible de passer secondairement à une monothérapie et/ou à la voie orale.

Traitements associés

Ils sont basés sur l'éradication de la porte d'entrée simple (changement de sonde urinaire, ablation d'un cathéter) ou chirurgicale (drainage d'un abcès, exploration abdomino-pelvienne…), sur le traitement des localisations secondaires et la prise en compte de toute pathologie sous-jacente.
Un traitement symptomatique vise d'abord à assurer le remplissage vasculaire (500 ml chez l'adulte, 20 ml/kg chez l'enfant), si besoin (vasoplégie, effondrement de la TA) les catécholamines sont utilisées (dopamine de 10 à 20 µg/kg/min, paliers de 2 à 5 µg/kg/min toutes les 10 minutes).
Dans le cadre des sepsis sévères ou des chocs septiques, la corticothérapie à faibles doses a montré son efficacité. Après prélèvement pour dosage de cortisol, on utilise l'hémisuccinate d'hydrocortisone (200 à 300 mg/j en perfusion continue ou répartis en 3 ou 4 injections IV). Chez l'enfant : posologie de 100 mg/kg/j répartis en 4 injections toutes les 6 heures. La durée du traitement est de 5 jours au minimum quand il est actif. La disparition des signes de choc fait réduire progressivement

puis arrêter la corticothérapie. On suit la réponse clinique sur l'évolution hémodynamique : augmentation de la pression artérielle, besoins en agents vaso-actifs stabilisés ou diminués. L'efficacité peut s'observer dans les heures qui suivent le début de la corticothérapie ou plus tardivement. Toutefois, au-delà de 72 heures, l'absence de réponse hémodynamique justifie l'arrêt du traitement. La glycémie, la natrémie et la kaliémie doivent être surveillées.

Par ailleurs, en 2002 une autorisation de mise sur le marché à été délivrée pour la protéine C activée ou drotrécogine alfa (Xigris®) pour le traitement des patients adultes présentant un sepsis sévère avec plusieurs défaillances d'organe, en complément à une prise en charge conventionnelle optimale.

Antibiothérapie des premiers jours

Selon les germes :

- elle sera basée sur une estimation étiologique en fonction de la porte d'entrée :
  - *infection d'origine communautaire* (extra-hospitalière) ; peau : staphylocoques et streptocoques ; appareil digestif : entérobactéries (voies biliaires : entérocoques et anaérobies) ; poumons : pneumocoques ; appareil urinaire : entérobactéries (notamment *Escherichia coli*) ; endocardite : streptocoques (entérocoques), staphylocoques ;
  - *infection d'origine hospitalière* (nosocomiale) ; cathéter veineux, ventilation assistée : staphylocoques, entérobactéries, *Pseudomonas aeruginosa ;* chirurgie digestive : entérobactéries, *Pseudomonas aeruginosa*, anaérobies ; exploration urologique : entérobactéries, *Pseudomonas aeruginosa*, entérocoques ;
- elle sera établie selon les résultats du laboratoire.

Prise en charge infirmière

Soins techniques

La prise en charge d'un sepsis sévère ou d'un choc nécessite de disposer d'une voie veineuse de gros calibre et d'oxygène.

Quand la possibilité existe, il faut retirer les matériels invasifs : retrait de cathéters infectés, changement de sonde vésicale… les matériels sont mis en culture pour identification du germe.

La surveillance est constante : toutes les 15 minutes, fréquence cardiaque, pression artérielle, ischémie cutanée, signes cliniques d'insuffisance ventriculaire gauche (c'est-à-dire chute de la TA, pouls filant), niveau de conscience ; toutes les heures : diurèse.

Prévention

En cas d'infection nosocomiale, la connaissance de l'écologie bactérienne locale est fondamentale.

L'antibiothérapie tient compte des antécédents allergiques, de l'âge, d'une éventuelle insuffisance hépatique ou rénale.

La prophylaxie : la prévention de la survenue d'états infectieux graves repose essentiellement à l'hôpital sur la lutte contre les infections nosocomiales. Le respect des règles d'hygiène hospitalière, le suivi des protocoles d'asepsie (gestes invasifs), l'emploi de précautions visant à éviter la transmission de bactéries d'un patient à l'autre (notamment le lavage des mains) sont primordiaux. Dans certains cas (techniques invasives) et sur certains terrains, l'emploi d'une antibioprophylaxie peut être discutée.

La vaccination, quand elle existe (contre le pneumocoque, *Haemophilus influenzae* type B ou le méningocoque), est utile.

La prévention des septicémies d'origine communautaire s'appuie sur une prise en charge précoce et adaptée de tout foyer bactérien et sur la mise en œuvre des mesures d'hygiène générales (prévention des infections d'origine digestive) ou spécifiques de risques professionnels particuliers.

Soins relationnels et éducatifs

L'infirmière doit :

- expliquer la nécessité de l'hospitalisation en urgence en service de soins intensifs, l'obligation d'une surveillance constante et la mise en place de moyens souvent invasifs mais indispensables à la prise en charge, au traitement et au suivi ;
- rassurer le patient et si besoin la famille, souvent très inquiets.

infections localisées

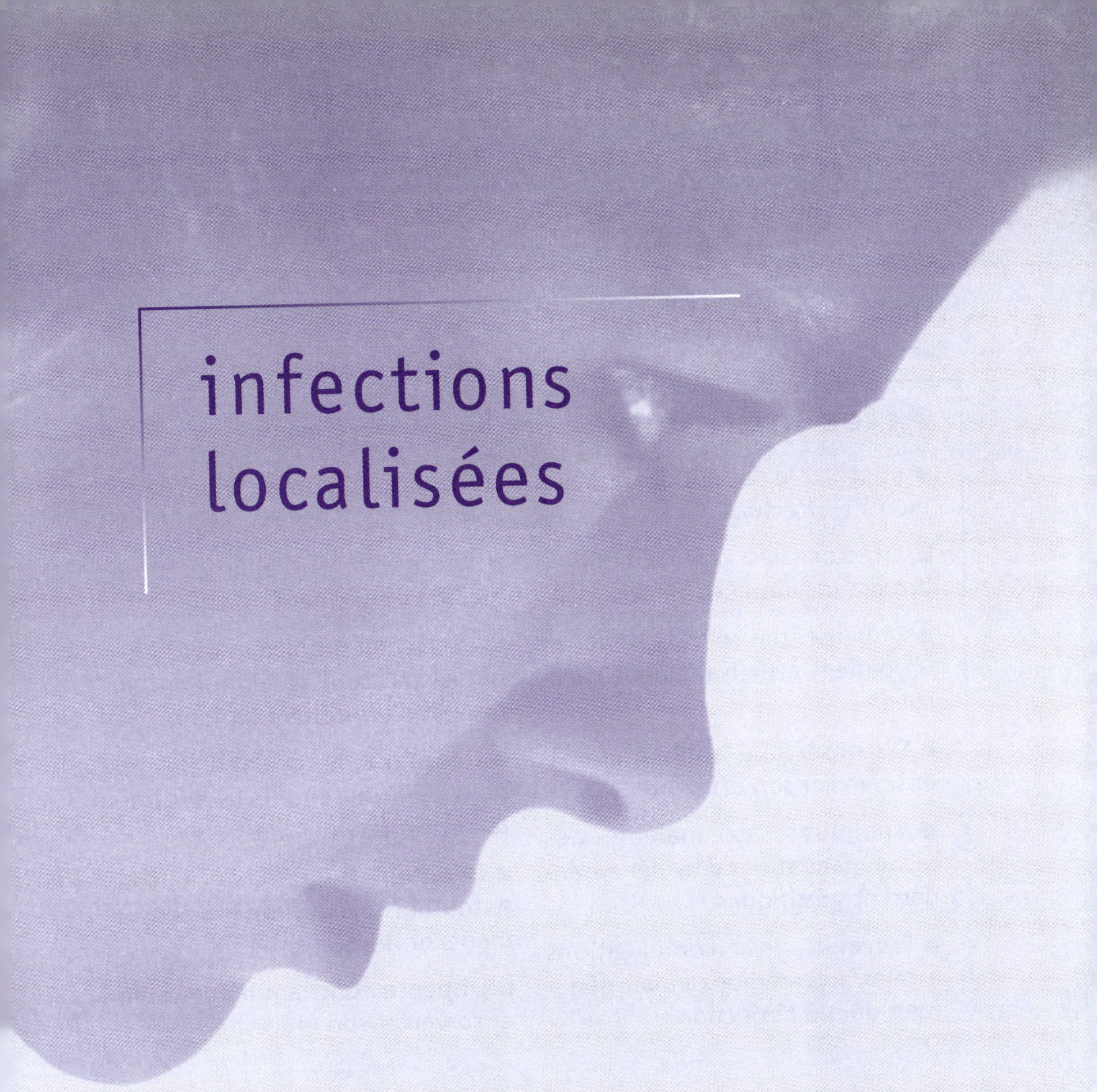

vous devez savoir faire...

Actes infirmiers

- Informer le patient des prélèvements à effectuer.
- Effectuer les prélèvements à but diagnostique et de suivi.
- Dispenser des soins et surveiller un patient avec traitement particulier.
- Dispenser une antibiothérapie et surveiller son efficacité.
- Appliquer au malade des recommandations d'hygiène standard et spécifiques.
- Prévenir les complications locales, loco-régionales ou générales dues à l'infection.
- Empêcher la transmission nosocomiale.
- Assurer la surveillance d'un malade sévèrement infecté.
- Déceler les problèmes psychologiques ou intellectuels nuisant au respect d'un traitement long.
- Convaincre le patient d'aller au bout de la durée prévue du traitement prescrit.
- Éduquer le patient et son entourage à la gestion des pansements et des soins.
- Dispenser une antibiothérapie et surveiller son efficacité.

... donc vous devez savoir :

Connaissances requises

- Nommer les différents types d'infection.
- Nommer les bactéries les plus souvent responsables.
- Citer les causes de contamination.
- Indiquer les examens utiles au diagnostic bactériologique.
- Connaître les principes des traitements et leur surveillance.
- Décrire les règles de prévention des infections nosocomiales.
- Justifier les règles de l'isolement septique.
- Légitimer la durée du traitement.
- Exposer les complications possibles et décrire la gravité des tableaux.

Les infections cutanées

Définition

L'infection atteint les parties superficielles de la structure cutanée ou les glandes accessoires.

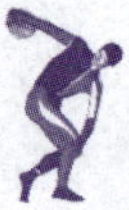

Rappel physiopathologique

Le système dermo-épidermique est une structure en couches, recouverte d'une flore bactérienne commensale et permanente, richement vascularisé (derme). La peau constitue ainsi une barrière imperméable naturelle aux agents infectieux. L'infection se développe à la suite d'une effraction soit traumatique (plaie, brûlure), soit inflammatoire (dermatose, ulcération ischémique) stimulant la prolifération locale des micro-organismes. À partir de là, l'extension sera loco-régionale (abcès, cellulite, gangrène), régionale (adénite, thrombophlébite, ostéite) ou systémique (septicémie).

Épidémiologie

La pyodermite aiguë superficielle est fréquente chez l'enfant d'âge scolaire, très contagieuse en milieu familial ou dans les collectivités d'enfants. Les furoncles touchent essentiellement les adolescents ou l'adulte jeune.

Clinique

Infections superficielles : impétigo

➡ Forme commune

La forme commune de l'impétigo est la pyodermite aiguë superficielle.

Cette dermite vésiculo-bulleuse de la face (nez et bouche, cuir chevelu) et des extrémités devient ulcérée puis suintante et croûteuse. Son caractère prurigineux favorise son extension par auto-inoculation. La toilette régulière lui fait prendre un aspect d'érosion érythémateuse et suintante. Les lésions évoluées se regroupent en placards circinés (groupement des lésions en forme de cercle) ou arrondis à la surface croûteuse ; ces lésions sont habituellement accompagnées d'une adénite régionale. L'état général est préservé.

➡ Formes particulières

L'impétigo peut se manifester sous différentes formes :

- l'ecthyma, qui est un impétigo nécrosant le derme ; les croûtes sont épaisses, noirâtres, entourées d'une zone inflammatoire ;
- l'impétiginisation sur des dermatoses existantes (eczéma, gale, pédiculoses, varicelle, etc.) ;
- l'impétigo bulleux staphylococcique du nourrisson.

➡ Complications

Sans traitement, les lésions peuvent évoluer vers des complications locales (lymphangite, adénite) et générales (septicémie, glomérulonéphrite).

Un impétigo staphylococcique chronique peut localement créer une pyodermite végétante (placard bourgeonnant) ou un botryomycome (petite forme tumorale inflammatoire).

Infections du follicule pilo-sébacé : folliculites

➡ Folliculite superficielle

Il s'agit de l'inflammation du follicule pileux donnant une papule péripilaire douloureuse puis une pustule purulente centrée par un poil et finissant par se dessécher. Les fines croûtes s'évacuent sans cicatrice. Les zones privilégiées sont les régions pileuses : visage, thorax et dos, périnée, cuisses, paupières.

➡ Folliculite profonde

La glande sébacée totalement atteinte forme un nodule rouge et douloureux, centré par un poil. Le derme est toujours inflammé et la transformation en abcès dermique d'évolution chronique n'est pas rare.

➡ **Formes particulières**

Il s'agit du sycosis de la barbe et de la folliculite du cuir chevelu.

En dehors de l'origine staphylococcique, les autres folliculites microbiennes à bacille à Gram négatif, *Candida albicans, Trichophyton rubrum*, sont plus rares

➡ **Furoncles**

Ce sont des folliculites profondes nécrosant l'ensemble du follicule pilo-sébacé. Un nodule très inflammatoire et douloureux va évoluer en quelques jours vers une nécrose centrale, jaunâtre, (bourbillon). La guérison se fait en quelques jours par l'élimination du bourbillon, avec cicatrice atrophique définitive.

Les complications peuvent survenir sous forme :

- d'anthrax : regroupement de plusieurs furoncles, plus fréquemment au niveau de la nuque, du dos ou des fesses ;
- d'une furonculose extensive multiple ;
- d'une bactériémie à staphylocoque ;
- d'une staphylococcie maligne de la face.

La furonculose chronique se révèle par l'apparition répétée de furoncles pendant plusieurs semaines ou plusieurs mois.

Intertrigos : dermites inflammatoires des plis

On observe un pli rouge et suintant, couvert d'un enduit blanchâtre et bordé d'une réaction inflammatoire semée de fines vésicules. Le prurit avec effet de cuisson est habituel. Ces lésions peuvent s'étendre à tous les plis, mais avec prédilection au sillon interfessier, aux plis sous-mammaires, inguinaux axillaires, rétro-auriculaires, aux commissures labiales (perlèche).

Hidrosadénite

C'est une suppuration chronique des glandes sudoripares et des sinus pilaires (creux axillaires et régions périnéo-génitales), qui forme des kystes puis des abcès qui coulent par intermittence et évoluent vers la sclérose rétractile.

Onyxis (atteinte de l'ongle) et périonyxis (bourrelet péri-unguéal)

Les onyxis, souvent chroniques et marqués de poussées inflammatoires successives, peuvent faire tomber l'ongle. Le périonyxis staphylococcique (tourniole) entraîne un gonflement douloureux péri-unguéal (quelques gouttes de pus peuvent sourdre sous la pression).

Causes

Germes responsables

Le plus souvent ces infections ont une origine bactérienne, parfois une cause mycosique (non traitée ici). Le staphylocoques doré (*Staphylococcus aureus*) et les streptocoques pyogènes sont au premier plan. De multiples micro-organismes sont impliqués dans les surinfections (entérobactéries, pyocyanique, Candida).

Facteurs de risque

La porte d'entrée des infections conditionne la clinique (plaie tellurique, iatrogène, morsures animales) ; l'origine nosocomiale ou communautaire de l'infection et le terrain du patient (maladie vasculaire, diabète, immunodépression) façonnent également leur expression.

L'*ecthyma* s'observe plus fréquemment chez les sujets à hygiène défectueuse ou sur des terrains fragiles (dénutrition, diabète, immunodépression).

Les *folliculites* apparaissent en complication des acnés ; elles sont fréquentes chez les toxicomanes et sont favorisées par une hyperandrogénie ou des prises médicamenteuses (corticoïdes, barbituriques, vitamine B12).

La *furonculose* semble plutôt liée à des défauts d'hygiène, à des microtraumatismes cutanés par port de vêtements trop serrés. Les sujets porteurs sains de *S. aureus* (gîtes naturels) sont davantage sujets aux furoncles. Un traitement anti-inflammatoire ou par corticoïdes peut déclencher une furonculose chez un sujet débilité (diabète, malnutrition, immunosuppression).

Les manipulations intempestives des furoncles peuvent provoquer une bactériémie à staphylocoque.
Le contact permanent entre deux surfaces cutanées, l'hyperhidrose et la macération favorisent les intertrigos surtout s'il existe une hygiène médiocre, une obésité, un diabète ou une utilisation excessive de dermocorticoïdes.

Examens

Le prélèvement bactériologique qui contribue au diagnostic, au traitement et à la surveillance doit être soigneusement réalisé :
- *lésions sèches :* gratter avec un matériel stérile (vaccinostyle, curette) et mettre les squames dans un récipient stérile adressé au laboratoire pour culture ;
- *lésions végétantes :* la biopsie est déposée en flacon stérile, un broyat sera mis en culture ;
- *lésions suintantes :* frotter avec un écouvillon pour récolter les sécrétions. De préférence, utiliser un écouvillon avec milieu de transport (évite le dessèchement) ;
- *lésions liquidiennes vésiculo-bulleuses :* écouvillonner ou, mieux, aspirer (aiguille montée) le contenu d'une lésion récente, non rompue ;
- *lésions liquidiennes collectées et abcès :* prévenir la fistulisation par aspiration-drainage.

Mais la réponse bactériologique positive n'atteint pas les 20 % et l'analyse clinique des lésions est importante pour le diagnostic.

Traitement

L'application de compresses imbibées d'antiseptiques dilués ou de pommades antiseptiques ramollit et fait tomber les croûtes, puis on effectue soit des bains antiseptiques quotidiens (permanganate de potassium, carbanilide), soit des badigeonnages avec un antiseptique (hexamidine, chlorhexidine) 2 fois par jour (attention : les pommades à base de corticoïdes doivent être proscrites).

L'antibiothérapie générale repose :
- pour un impétigo streptococcique, sur 10 jours de pénicilline V (de 50 000 à 100 000 U/kg/j), d'amoxicilline (50 mg/kg/j) ou d'un macrolide (50 mg/kg/j) ;
- pour un impétigo staphylococcique ou mixte, sur une pénicilline M (oxacilline, cloxacilline : 100 mg/kg/j) ou sur une synergistine (pristinamycine ou virginiamycine : 50 mg/kg/j).

Folliculites superficielles

Les soins locaux suffisent : hygiène générale, applications quotidiennes d'antiseptiques (hexamidine, polyvidone iodée), accompagnés de la suppression des causes irritantes.

Folliculites profondes

Elles nécessitent un traitement prolongé. On associe aux soins locaux une antibiothérapie générale par une synergistine (pristinamycine, 50 mg/kg/j) ou une pénicilline M (oxacilline, 50 mg/kg/j).
Les abcès seront drainés par voie chirurgicale.
La désinfection des gîtes staphylococciques requiert l'application pendant plusieurs mois de pommades antibiotiques.

Furoncles

Il faut éviter la tentation de traitements inutiles ou dangereux (corticothérapie locale ou générale, anti-inflammatoires non stéroïdiens, vaccins antistaphylococciques, autovaccins, immunostimulants).
Furoncle simple : le traitement local est suffisant. Le lavage avec un antiseptique, la pose de pansements imbibés d'alcool à 70° ou avec antiphlogistique plusieurs fois par jour accélèrent la maturation du furoncle. Le bourbillon sera extrait à la pince. L'antibiothérapie est requise pour les terrains fragiles, une localisation à la face ou une complication de type lymphangite ou cellulite.
Furonculose : les mesures précédentes appliquées à chaque poussée et l'hygiène générale renforcée sont

complétées par une antibiothérapie générale pendant 2 à 3 semaines avec oxacilline ou cloxacilline (de 50 à 100 mg/kg/j), ou synergistine (pristinamycine : 50 mg/kg/j).

Intertrigo

Les lavages avec un antiseptique (polyvidone iodée, hexamidine) en solution ou en gel seront biquotidiens. Les pommades sont déconseillées en raison de risque de macération.

Hidrosadénite

Le traitement s'appuie sur des antiseptiques locaux puissants, une antibiothérapie générale adaptée lors des poussées et le drainage des abcès. Parfois, il faut aller jusqu'à la résection profonde des glandes sudoripares.

Onyxis

Pour les infections unguéales, on associe des bains antiseptiques biquotidiens à une antibiothérapie générale adaptée et prolongée pendant plusieurs mois.

Prise en charge infirmière

La prise en charge des infections cutanées ne doit pas être négligée. L'étude de ces affections montre que leur apparente bénignité cache des risques potentiels graves pour l'individu et la collectivité hospitalière.

Prévention

Les mesures d'hygiène indispensables comprennent :

- une douche par jour à l'eau et au savon, le lavage répété des mains, le brossage des ongles qui seront coupés ras ;
- le linge de toilette qui devra être personnel et lavé à part ;
- le port de sous-vêtements de coton (à faire bouillir au lavage) ;
- il faudra éviter de manipuler ou de traumatiser les lésions.

Selon les cas, l'isolement des malades sera indiqué et l'éviction scolaire appliquée pour les collectivités d'enfants.

Furonculose : il faut rechercher de façon systématique un portage chronique chez le malade ou son entourage par des prélèvements au niveau des creux axillaires, des narines, de l'anus, du périnée. Une prévention prolongée peut s'avérer nécessaire.

Sycosis de la barbe : le rasage favorise son extension ; il faut donc utiliser des mousses à raser antiseptiques et des rasoirs jetables.

Le lavage corporel peut être renforcé par des bains quotidiens avec un antiseptique (chlorhexidine) ; on appliquera des antiseptiques sur les cicatrices des furoncles évolués (hexamidine ou chlorhexidine).

Les principaux gîtes (aisselles, périnée, anus et narines) seront désinfectés avec une pommade antibiotique (pommade Fucidine®, Staphylomycine®, mupirocine, bacitracine, polymyxine, néomycine) de 10 à 20 j/mois pendant 3 mois.

La recherche d'un terrain favorisant doit être systématique.

Soins relationnels et éducatifs

L'infirmière :

- apprend au patient le lavage soigneux des mains après tout contact avec les lésions ;
- enseigne les bonnes attitudes vis-à-vis des « boutons », surtout sur le visage ;
- éduque le sujet et son entourage dans le domaine du renforcement des pratiques d'hygiène ;
- fait comprendre la nécessité d'un traitement de longue durée.

Les plaies infectées

Définition

Ce sont toutes les infections dermo-hypodermiques.

Rappel physiopathologique

Le système dermo-épidermique est une structure en couches ; il est recouvert d'une flore bactérienne commensale et permanente, richement vascularisée (derme). La peau constitue ainsi une barrière imperméable naturelle aux agents infectieux.
L'infection se développe à la suite d'une effraction soit traumatique (plaies, brûlures), soit inflammatoire (dermatose, ulcération ischémique) stimulant la prolifération locale des micro-organismes. À partir de là, l'extension sera loco-régionale (abcès, cellulite, gangrène), régionale (adénite, thrombophlébite, ostéite) ou systémique (septicémie).

Épidémiologie

La surinfection d'une plaie est toujours possible quelle que soit son origine : tellurique (risque de tétanos), agents physiques (brûlures), trophique (escarres, ulcères de jambe) ou nosocomiale (point de ponction, plaie chirurgicale),

Clinique

Les signes cliniques de surinfection ne sont pas uniformes : réaction inflammatoire des berges de la plaie qui devient douloureuse, écoulement trouble souillant le pansement, apparition d'une zone tendue puis fluctuante sous la cicatrice, fièvre, adénopathies régionales.

Causes

Germes responsables

La variété des bactéries responsables est grande : essentiellement *Saphylococcus aureus*, *Streptococcus pyogenes*, mais aussi de nombreux bacilles à Gram négatif et des germes anaérobies.

Facteurs de risque

Représentent des facteurs de risque :
- toute plaie mal limitée, anfractueuse, souillée ;
- toute suture sans exploration, parage ni nettoyage ;
- le manque d'asepsie initial ou en suites de soins.

Examens

Localement, seul un prélèvement bactériologique permet d'identifier le germe en cause.
En cas de complications et de signes indirects, des examens complémentaires peuvent être réalisés, notamment des hémocultures.

Traitement

Le traitement de toute plaie impose un lavage abondant avec un savon, voire un ammonium quaternaire, un rinçage au sérum stérile ou à l'eau oxygénée pour éliminer les corps étrangers et l'application d'un antiseptique (polyvidone iodée, carbanilide, hexamidine) en proscrivant les topiques antibiotiques, source de macération, de sélection de flores ou de résistance. L'antibiothérapie générale doit être systématique s'il s'agit d'une plaie profonde, anfractueuse, juxta-articulaire ou tendineuse, d'une plaie par morsure ou si le parage est retardé.
En première intention peuvent être justifiés, selon l'origine de la plaie, l'emploi de synergistine ou d'oxacilline, de céphalosporine + aminosides + métronidazole, de fluoroquinolone + métronidazole. Pour les morsures : doxycycline ou fluoroquinolone.

Prise en charge infirmière

Soins techniques

Une prise en charge « énergique » des plaies doit empêcher les complications évolutives loco-régionales (phlegmon, cellulite, ostéo-arthrite) ou systémiques par dissémination hématogène.

Prévention

La surveillance obligatoire de l'évolution d'une plaie après parage doit permettre de dépister le plus tôt possible les signes de surinfection

Enfin, la prophylaxie antitétanique doit être systématique, ainsi que la prophylaxie antirabique en cas de morsure animale.

Soins relationnels et éducatifs

L'infirmière :

- prévoit les complications liées à l'immobilité ;
- surveille l'efficacité d'un traitement antalgique ;
- en cas de plaie étendue ou délabrante, l'équipe soignante sera particulièrement attentive à la souffrance du patient et proposera une écoute spécialisée (psychologique).

Les infections des parties molles

Définition

L'infection sous-cutanée ou sous-muqueuse appelée cellulite peut s'étendre aux aponévroses (formation de fasciites) et aux muscles (myosites), elle peut donner naissance à la gangrène. La gravité de ces infections est permanente et peut dégrader rapidement le pronostic vital.

Rappel physiopathologique

L'atteinte par effraction du revêtement cutané ou muqueux, quelle qu'en soit la taille ou la cause, crée un risque d'infection des parties molles sous-jacentes.

Épidémiologie

Heureusement en diminution grâce à l'application des règles d'hygiène standard et d'asepsie, les infections des parties molles n'ont toutefois pas disparu de nos structures hospitalières et de notre environnement de santé et sont fréquentes dans les pays à niveau sanitaire peu développé.

Clinique

Cellulites nécrosantes dues aux streptocoques

Elles sont appelées aussi fasciites nécrosantes ou gangrènes streptococciques. Les membres inférieurs sont le plus souvent atteints et le traumatisme initial est souvent minime (brûlure, piqûre d'insecte, plaie, dermatose). L'infection débute banalement autour de la porte d'entrée par un placard inflammatoire (érysipéloïde). En 24 à 48 heures, un œdème apparaît avec une peau qui devient ardoisée, cartonnée ; elle se couvre de lésions purpuriques et nécrotiques et l'on peut observer des bulles à contenu jaune (citrin) ou noirâtre. L'évolution se fait rapidement vers la gangrène, avec diffusion de coulées purulentes (fusées) le long des fascii. L'altération de l'état général suit rapidement, avec forte fièvre, troubles de la conscience, déshydratation et choc hypovolémique.

Cellulites nécrosantes polymicrobiennes

Elles sont dues à l'association de streptocoques, de staphylocoques, de bacilles à Gram négatif et anaérobies. La phase d'état survient après une incubation plus longue (de 3 à 14 jours), marquée par des sécrétions cutanées très nauséabondes. Dans un quart des cas, la gangrène est très étendue par formation de gaz qui dissocient les plans tissulaires. L'état général est fortement altéré et l'issue fatale est fréquente malgré les actions médico-chirurgicales.

Myosites (atteintes des muscles)

Elles ont une incubation longue, ne génèrent pas de gaz, l'état général n'est que tardivement atteint et leur évolution est généralement favorable. Tout commence par une fièvre élevée avec perception d'une douleur musculaire localisée. En quelques heures, le volume du muscle atteint augmente, puis apparaît un érythème cutané avec une cyanose plus ou moins franche. Des bactériémies associées sont fréquentes.

Gangrènes gazeuses

Ces nécroses musculaires sont dues à Clostridium (germe anaérobie) dans les suites de plaie ou d'intervention chirurgicale sur des membres souillés par la terre, à l'occasion de délabrements tissulaires importants, d'ischémie locale ou lors de plaie anorectale. On les décrit aussi en chirurgie septique abdomino-pelvienne, périnéale, gynécologique, laryngée ou stomatologique. Elles peuvent également compliquer spontanément un abcès anal, dentaire ou une perforation biliaire.

En quelques heures d'incubation, la plaie devient inflammatoire avec douleur intense, écoulement séreux et nauséabond, marbrures. Un œdème volumineux apparaît et l'on perçoit au palper une crépitation gazeuse sous-cutanée (formation de gaz par les anaérobies) qui diffuse rapidement. L'état général est très vite altéré avec déshydratation et oligo-anurie, apparition de troubles de la coagulation, d'ictère et survenue d'un état de choc.

Causes

Germes responsables

Il peut s'agir de germes :

- agissant isolément : les streptocoques pour les cellulites nécrosantes, dont *Streptococcus pyogenes* dans 75 % des cas ; Clostridium (germe anaérobie) dans les gangrènes gazeuses : *Clostridium perfringens, septicum, oedematiens, histolyticus ;*
- agissant par association : streptocoques, staphylocoques, bacilles à Gram négatif et anaérobies ; Peptostreptococcus, Bacteroides pour les cellulites nécrosantes polymicrobiennes ; pour les myosites : *Staphylococcus aureus, Escherichia coli*, streptocoques.

Facteurs de risque

L'extension de ces infections est favorisée par des phénomènes locaux (stase veineuse et/ou lymphatique, ischémie), par un terrain débilité (diabète, obésité, déficits immunitaires, hémopathies malignes) ou est d'ordre médicamenteux (par prise inadéquate d'anti-inflammatoires pour une pathologie cutanée d'apparence bénigne ou par antibiothérapie trop tardivement adaptée au stade initial).

Examens

Les signes locaux et le retentissement sur l'état général donnent l'alerte.

L'imagerie médicale peut révéler des images aériques de la région atteinte en faveur de Clostridium. L'échotomographie conforte le diagnostic d'une myosite et guide la ponction évacuatrice et/ou le drainage chirurgical.

Le diagnostic bactériologique repose sur les hémocultures (mais seulement 20 % sont positives) et sur les prélèvements locaux qui doivent porter sur toute plaie observée et sur les lésions de nécrose au sein de la cellulite. Le prélèvement est réalisé à l'écouvillon pour les lésions ouvertes et par ponction à la seringue de phlyctènes pour la recherche de germes anaérobies. L'examen peut être effectué aussi sur des fragments biopsiques ou des prélèvements peropératoires.

Traitement

Face à ces situations cliniques, l'urgence thérapeutique est la règle : le patient doit être transféré en réanimation pour évaluer les conséquences de l'infection (état hémodynamique, fonctions rénale, hépatique et cardiaque), les réparer et être préparé pour une intervention chirurgicale obligatoire.

L'antibiothérapie en IV doit être lancée immédiatement, sans attendre les résultats bactériologiques, pour limiter au mieux la dissémination de l'infection :

- en cas de cellulites nécrosantes (dues aux streptocoques, parfois aux staphylocoques et germes anaérobies), en première intention : association amoxicilline-acide clavulanique (4 g IV/j chez l'adulte) ; en cas d'allergie, glycopeptide (vancomycine 30 mg/kg/j ou teicoplanine 6 mg/kg/j) avec ou non métronidazole (1,5 g/j) ;
- pour les cellulites nécrosantes mixtes (association polymicrobienne) : imipénème (2 g/j) ou l'association pénicilline G à forte dose (15 MU/j), aminoside et métronidazole, ou pipéracilline-tazobactam (12 g/j) ;
- pour les gangrènes gazeuses autres que périnéales ou à point de départ digestif : pénicilline G à forte dose (15 MU/j) et métronidazole. Dans les autres situations : imipénème ou pipéracilline-tazobactam ;
- dans les myosites : association pénicilline M et aminoside ou fluoroquinolone.

Le traitement chirurgical des cellulites doit être le plus précoce possible, sans aucun retard lié à l'antibiothérapie. Après correction de l'hypovolémie, il repose sur le débridement des lésions et l'excision minutieuse de tous les tissus nécrosés. On conçoit ainsi qu'il peut aboutir à des délabrements musculaires, aponévrotiques et cutanés très importants. Quand la nécrose s'étend à tous les groupes musculaires, la décision d'amputation du membre est parfois obligatoire. On lave abondamment la plaie avec des antiseptiques.

On utilise parfois avec intérêt l'oxygénothérapie hyperbare dans les gangrènes gazeuses, mais elle ne doit pas retarder la chirurgie.

Prise en charge infirmière

Soins techniques

Les tableaux cliniques évoluant souvent sur un mode majeur, la prise en charge est multiple, dépassant la simple gestion de la lésion initiale, et réclame la mise en œuvre de techniques de soins intensifs.

Prévention

Un traitement anticoagulant est habituel : mise sous héparine pour prévenir les thromboses veineuses.

L'apport d'une ration calorique énergétique suffisante est indispensable.

Le pronostic fonctionnel musculaire et articulaire est conditionné par la rééducation.
La prévention antitétanique est systématique

Soins relationnels et éducatifs

Il faut :
- utiliser les méthodes modernes d'évaluation de la douleur (échelle EVA) ;
- informer sur la nécessité de l'isolement septique, sur les bactéries multirésistantes dans les suites de soins intensifs, éduquer sur les traitements à continuer ;
- expliquer les différents stades de chirurgie réparatrice ;
- aider le patient à exprimer ses sentiments de désespoir ;
- envisager les moyens de pallier la diminution de la mobilité physique.

Les infections ostéo-articulaires

Définition

On distingue :
- les arthrites (infections articulaires) et les ostéo-arthrites (arthrites septiques avec atteinte osseuse) ;
- les ostéites : infections osseuses aiguës (évoluant depuis moins de 1 mois), ou chroniques (depuis plus de 1 mois) et les ostéomyélites : infections osseuses d'origine hématogène (aiguës ou chroniques) ;
- les spondylodiscites : infections au niveau de l'ensemble disque-vertèbre ;
- les ostéo-arthrites du diabétique.

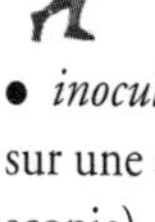

Rappel physiopathologique
Les infections ostéo-articulaires peuvent survenir par :
- *inoculation directe* au cours d'une intervention sur une articulation (ponction, infiltration, arthroscopie), lors d'un traumatisme ouvert ou d'un acte chirurgical avec contamination du site opératoire ;
- *extension d'un foyer septique* vers l'os contigu (rôle des ulcérations chroniques surinfectées avec atteinte osseuse secondaire) ;
- *voie hématogène* à l'occasion d'une bactériémie avec fixation d'une métastase septique d'un foyer infectieux initial qui peut être variable : furoncle, cancer digestif, prostatite, endocardite. C'est également la voie la plus fréquente des spondylodiscites. La proximité immédiate des racines nerveuses de la moelle épinière explique les signes cliniques (douleur radiculaire, atteinte épidurale, troubles neurologiques par compression médullaire). Les vertèbres lombaires sont le plus souvent touchées.

Épidémiologie

Les arthrites infectieuses s'expriment différemment selon les âges : chez le nourrisson les infections les plus fréquentes touchent la hanche et, chez l'enfant plus âgé et l'adulte, le genou. Mais toutes les articulations peuvent être atteintes : chevilles, coudes, poignets, épaules, sacro-iliaques, hanches, interphalangiennes et, dans 10 % des cas, l'atteinte est polyarticulaire.

Clinique

Arthrite infectieuse

La douleur articulaire est le signe majeur complété par les signes locaux d'inflammation : rougeur, gonflement, chaleur locale. Parfois, la notion d'infection à distance par cause locale est identifiée.

Ostéites, ostéomyélites

➡ Ostéite aiguë

Elle est postopératoire ou post-traumatique. Les signes d'inflammation locale sont au premier plan (écoulement, douleur). On peut observer de la fièvre et des signes généraux selon l'intervention, l'extension de l'infection et le germe responsable : une suppuration sur plaque donnera des signes locaux, une pandiaphysite sur enclouage sera très fébrile.

➡ Ostéomyélite aiguë

Il s'agit d'une inflammation simultanée de l'os et de la moelle osseuse. La forme clinique typique survient chez le jeune enfant en croissance. On observe l'association d'une fièvre élevée (39 °C) et d'une douleur de type « fracture » classiquement située au niveau des cartilages de croissance (« près du genou, loin du coude ») avec une impotence fonctionnelle majeure.

➡ Ostéite ou ostéomyélite chronique

Elle est la conséquence d'une infection aiguë passée inaperçue, traitée avec retard ou mal traitée. Les signes sont limités à la douleur et à l'écoulement. Le syndrome infectieux général reste discret.

Spondylodiscite

La fièvre est d'intensité variable et les douleurs rachidiennes sont permanentes, la mobilisation les accroît, il existe des recrudescences nocturnes et parfois la toux les déclenche. Une compression médullaire *a minima* peut provoquer des troubles mictionnels (rétention d'urine).

Ostéo-arthrite du diabétique

L'existence d'une anesthésie entraîne des pathologies de contact aboutissant à l'apparition de lésions ulcérées notamment au niveau des points d'appui.

Causes

Germes responsables

Voici les principaux germes responsables d'infections ostéo-articulaires :

- *Staphylococcus aureus, Pseudomonas aeruginosa* et autres bacilles à Gram négatif (BGN) sont au-devant de la scène dans la toxicomanie intraveineuse, les suites précoces postopératoires et les suites tardives (avec, en plus, staphylocoque à coagulase négative, streptocoques) ainsi que chez les hémodialysés ;
- *S. aureus*, streptocoques, BGN sont souvent rencontrés après infiltration articulaire ;
- de nombreux BGN (dont *P. aeruginosa*) ont une origine gynécologique ou urinaire ;
- *S. aureus*, staphylocoques à coagulase négative et BGN peuvent provenir de cathéters veineux ;
- en plus des germes cités précédemment, les anaérobies peuvent concerner plus spécifiquement le diabète ou une artérite, *Streptococcus agalactiae* le nouveau-né, enfin *Streptococcus pyogenes* et *Hæmophilus influenzae* (jusqu'à 3 ans) l'enfant ;
- associations particulières : *Salmonella* sp. et drépanocytose ; Brucella, *Pasteurella multocida* et contacts avec animal (morsure) ou produits laitiers crus ; bacille tuberculeux et spondylodiscite chronique.

Facteurs de risque

L'âge peut influencer la clinique, avec des particularités : ostéo-arthrite chez le nouveau-né, spondylodiscite chez la personne âgée.

Le terrain, comme dans toute pathologie, peut provoquer des formes plus graves sur les plans clinique, microbiologique et évolutif. Les ostéo-arthrites surviennent volontiers au cours d'un diabète évolué ou déséquilibré qui favorise la formation de lésions trophiques des pieds (« maux perforants plantaires »). Une spondylodiscite doit faire évoquer la responsabilité d'un diabète, d'un déficit immunitaire ou d'une corticothérapie.

Examens

Le diagnostic de certitude microbiologique est tantôt aisé pour une articulation superficielle, tantôt difficile pour une localisation profonde (rachis) ou une affection chronique. L'identification du germe aussi précoce que possible est essentielle au choix

d'un traitement fondé sur l'antibiothérapie adaptée. Les antibiotiques sont choisis si possible en fonction de leur diffusion dans les sites infectés.
Le syndrome inflammatoire est exploré : protéine C réactive (CRP), VS. Un hémogramme est réalisé.

Arthrites infectieuses

Le liquide articulaire est analysé : il contient plus de 10 000 leucocytes/mm^3 avec plus de 85 % de polynucléaires neutrophiles. L'examen microbiologique direct peut mettre en évidence l'agent infectieux responsable. L'isolement est réalisé par culture sur milieu adapté.
Les prélèvements pour trouver la porte d'entrée éventuelle sont effectués : prélèvements d'urine, de liquide de suppuration, hémocultures systématiques.
Certaines sérologies sont indiquées en fonction du contexte (brucellose, maladie transmise par les porcins, les ovins et les bovins).
Un bilan biologique complémentaire recherche une pathologie associée.
Les examens radiologiques précisent l'état de l'articulation et de l'os voisin ; ils peuvent révéler un corps étranger ou des signes de chondrocalcinose.
L'échographie sert notamment pour l'exploration des hanches.

Ostéite aiguë

Le diagnostic bactériologique est primordial pour dépister chez *S. aureus*, souvent en cause, une résistance aux pénicillines de plus en plus fréquente.
Les signes radiologiques apparaissent tardivement (au bout de 15 à 20 jours). Les examens complémentaires (scintigraphie osseuse, examen tomodensitométrique et IRM) sont d'interprétation difficile.

Ostéomyélite aiguë

Le syndrome inflammatoire biologique est franc avec une CRP très élevée. Les hémocultures sont souvent positives mais, pour isoler le germe, il est parfois nécessaire d'effectuer une ponction osseuse en milieu chirurgical.
Les radiographies sont normales au début, puis apparaissent une déminéralisation et une réaction périostée au bout de 15 à 20 jours.
La scintigraphie montre le plus souvent une hyperfixation évocatrice mais il peut exister des fixations faibles. L'IRM révèle d'une manière plus sensible des anomalies du signal.

Ostéite ou ostéomyélite chronique

L'imagerie dévoile des remaniements osseux importants (géodes, déminéralisation et reconstruction exubérantes).
En cas de fistule, le germe devra être identifié en sachant que les bactéries isolées en superficie ne sont pas forcément en cause.

Spondylodiscite

L'enquête étiologique bactériologique utilise les hémocultures, les prélèvements des portes d'entrée possibles ; elle est complétée si besoin par des sérologies (brucellose) ou une IDR à la tuberculine.
Le bilan inflammatoire est réalisé, CRP notamment, et la recherche d'un facteur de risque (diabète, déficit immunitaire) est associée.
En cas de prélèvements périphériques négatifs, une ponction radioguidée ou l'exploration chirurgicale permettent d'identifier la cause (agent infectieux isolé et/ou histologie évocatrice), mais parfois l'étiologie infectieuse ne peut être démontrée.
L'imagerie est incontournable en raison de la profondeur de l'atteinte :

- les radiographies simples du rachis sont utiles uniquement pour la surveillance de l'évolution. Elles montrent tardivement des images de pincement global ou partiel du disque atteint, d'érosion (vertèbres adjacentes) et parfois de géode. Plus tard peut apparaître une réaction ostéophytique condensante ;
- la scintigraphie osseuse au technétium (examen simple) révèle un foyer d'hyperfixation non spécifique, et celle au gallium témoigne de l'inflammation ;

• l'IRM est l'examen le plus sensible ; il peut être effectué en urgence en cas de doute diagnostique ou en deuxième intention pour établir le bilan lésionnel. À défaut, le scanner pourra également retrouver des signes caractéristiques.

Ostéo-arthrite du diabétique

Les examens radiologiques révèleront l'ostéite ou l'ostéo-arthrite.
La bactériologie identifiera des bactéries anaérobies mais aussi des *S. aureus*, streptocoques et bacilles à Gram négatif.

Traitement

Arthrites infectieuses

Elles imposent une immobilisation à visée antalgique, associée à une prévention de la maladie thrombo-embolique.
Une antibiothérapie adaptée est mise en route pendant 21 jours environ selon des protocoles voisins de ceux employés pour les septicémies.
Si l'épanchement est abondant et purulent, on pratiquera un drainage et un lavage (asepsie très rigoureuse) parfois effectué au cours d'une arthroscopie.
La mobilisation passive et sans appui est pratiquée dès la disparition des signes inflammatoires, mais la rééducation ne peut être autorisée qu'à la fin du traitement.

Ostéite aiguë

Le traitement antibiotique court sur 1 à plusieurs mois et utilise des molécules à bonne diffusion osseuse. En cas de diffusion limitée, on augmente les posologies.
Il est fréquent de recourir à un geste chirurgical, d'autant que les antibiotiques déposés localement (billes ou ciments imprégnés) peuvent conforter l'action de l'antibiothérapie générale.

Ostéomyélite aiguë

L'immobilisation antalgique est imposée le premier mois. La mobilisation sans appui est ensuite réalisée avant de passer à l'appui normal.
L'antibiothérapie de première intention est une association antistaphylococcique. Le traitement, en règle générale, dure 40 jours, sans dépasser 3 mois.
La chirurgie, qui peut dans un premier temps confirmer ou établir un diagnostic bactériologique, est indispensable au drainage d'un abcès osseux et parfois à l'ablation d'un séquestre (fragment osseux dévitalisé infecté).

Ostéite ou ostéomyélite chronique

L'antibiothérapie (au moins 3 mois) et la chirurgie (drainage d'abcès, exérèse de séquestres osseux) sont souvent indissociables pour la stérilisation des foyers infectieux.

Spondylodiscite

Le repos au lit et l'immobilisation antalgique peuvent être indiqués ; en cas de destructions osseuses avec instabilité, une immobilisation de 30 à 60 jours est nécessaire.
Une antibiothérapie est débutée dès la réalisation des prélèvements (mêmes protocoles que dans les septicémies) ; pendant le premier mois, des antibiotiques à bonne diffusion osseuse sont associés à cette antibiothérapie *(tab. 1 et 2)*. Le traitement par voie parentérale dure en général plus de 2 mois et un relais par voie orale est instauré au bout de 20 à 40 jours. Le relais est d'autant plus facile que le germe est sensible aux fluoroquinolones.
Pour la spondylodiscite tuberculeuse, ou mal de Pott, la durée de traitement s'étend de 9 mois à 1 an.
La chirurgie peut servir au diagnostic étiologique ; une laminectomie en urgence est indispensable pour lever une compression avec signes neurologiques. Les indications de greffe osseuse ou d'arthrodèse vertébrale sont plus rares.

Ostéo-arthrite du diabétique

Comme dans les situations précédentes, l'antibiothérapie sera initialement dirigée contre les germes anaérobies et les staphylocoques, prolongée (par voie IV puis orale) et adaptée ensuite aux données bactériologiques.

Tableau 1 : *Pénétration osseuse des antibiotiques.*

Pénétration osseuse excellente	Pénétration osseuse moyenne	Pénétration osseuse faible
Fluoroquinolones systémiques	Bêta-lactamines	Aminosides
Lincosamides	Glycopeptides	
Rifampicine	Cotrimoxazole	
Acide fusidique	Phénicolés	
Fosfomycine		
Cyclines		

Possibilités thérapeutiques	
Traitement de 1re intention (IV) dans les infections du nouveau-né	
S. aureus	vancomycine + amikacine
Streptocoque B	amoxicilline + aminoside
Entérobactéries	céfotaxime + aminoside
Pseudomonas sp.	ceftazidime + isepamicine
Traitement de 1re intention (IV) dans les infections du nourrisson et de l'enfant	
H. influenzae	céfotaxime ou ceftriaxone
S. aureus	pénicilline M + aminoside
Streptocoque	amoxicilline
Salmonella sp.	ceftriaxone
Traitement de 1re intention (IV) des infections ostéo-articulaires de l'adulte	
Staphylococcus	glycopeptide + rifampicine, ou acide fusidique, ou fosfomycine
Entérocoque	amoxicilline ± aminoside
Cocci à Gram négatif	amoxicilline
Bacilles à Gram négatif	fluoroquinolone (si acide nalidixique S) + C3G
Pseudomonas aeruginosa	ciprofloxacine + ceftazidime ou ceftazidime + amikacine
Anaérobies	clindamycine
BK, *Brucella sp.*	voir chapitre correspondant

Tableau 2 : *Proposition de posologie des antibiotiques pour le traitement des infections ostéo-articulaires.*

Antibiotique		Posologie (24 h)	Rythme d'administration
Amoxicilline, oxacilline ou C1G		150 à 200 mg/kg	en 4 à 6 administrations
Céfotaxime		100 mg/kg	en 3 administrations
Ceftazidime		3 à 6 g	en 2 à 3 administrations
Imipénème		2 g	en 2 à 4 administrations
Vancomycine	(en IV)	30 mg/kg	toutes les 12 heures, ou perfusion continue
Teicoplanine	(en IV ou IM)	6 à 12 mg/kg	toutes les 24 heures, après dose de charge
Fosfomycine	(en IV)	150 à 200 mg/kg	en 3 administrations
Ofloxacine	(voie orale)	600 mg	en 2 à 3 prises
Ciprofloxacine	(voie orale)	1 500 mg	en 2 à 3 prises
Clindamycine	(voie orale)	2,4 g	en 3 à 4 prises
Rifampicine	(voie orale)	20 mg/kg	en 2 prises à jeun
Acide fusidique	(voie orale)	1 500 mg	en 3 prises

Prise en charge infirmière

Soins techniques

Soins locaux : préparer le patient aux interventions chirurgicales éventuelles ; préparer les sites d'exploration complémentaire (ponction articulaire) ; assurer les pansements en postopératoire.
Soins généraux : suivre le bon déroulement du traitement antibiotique prévu ainsi que celui des thérapeutiques correctrices de terrain ou de déficit.

Prévention

Le terrain, le type de bactérie, la précocité du diagnostic, la réponse thérapeutique, les manifestations d'intolérance médicamenteuse peuvent justifier une modification de la thérapeutique initialement prescrite

Spondylodiscite

Le lever prudent sera ensuite autorisé avec un corset de soutien rachidien.

Ostéo-arthrite du diabétique

En parallèle, il est nécessaire d'essayer de contrôler le diabète et d'effectuer des soins locaux répétés pour éviter le recours à l'amputation des orteils. La gravité de ces atteintes justifie les recommandations de soins préventifs réguliers des pieds chez tout diabétique.

Soins relationnels et éducatifs

Il faut :
- expliquer la répétition des prélèvements ;
- justifier les mesures d'isolement quand elles sont instituées ;
- informer le patient de la durée et des modalités de son traitement ;
- utiliser les méthodes modernes d'évaluation de la douleur ;
- expliquer les différents stades de la chirurgie réparatrice ;
- aider le patient à exprimer ses sentiments de désespoir ;
- envisager les moyens de pallier la diminution de la mobilité physique.

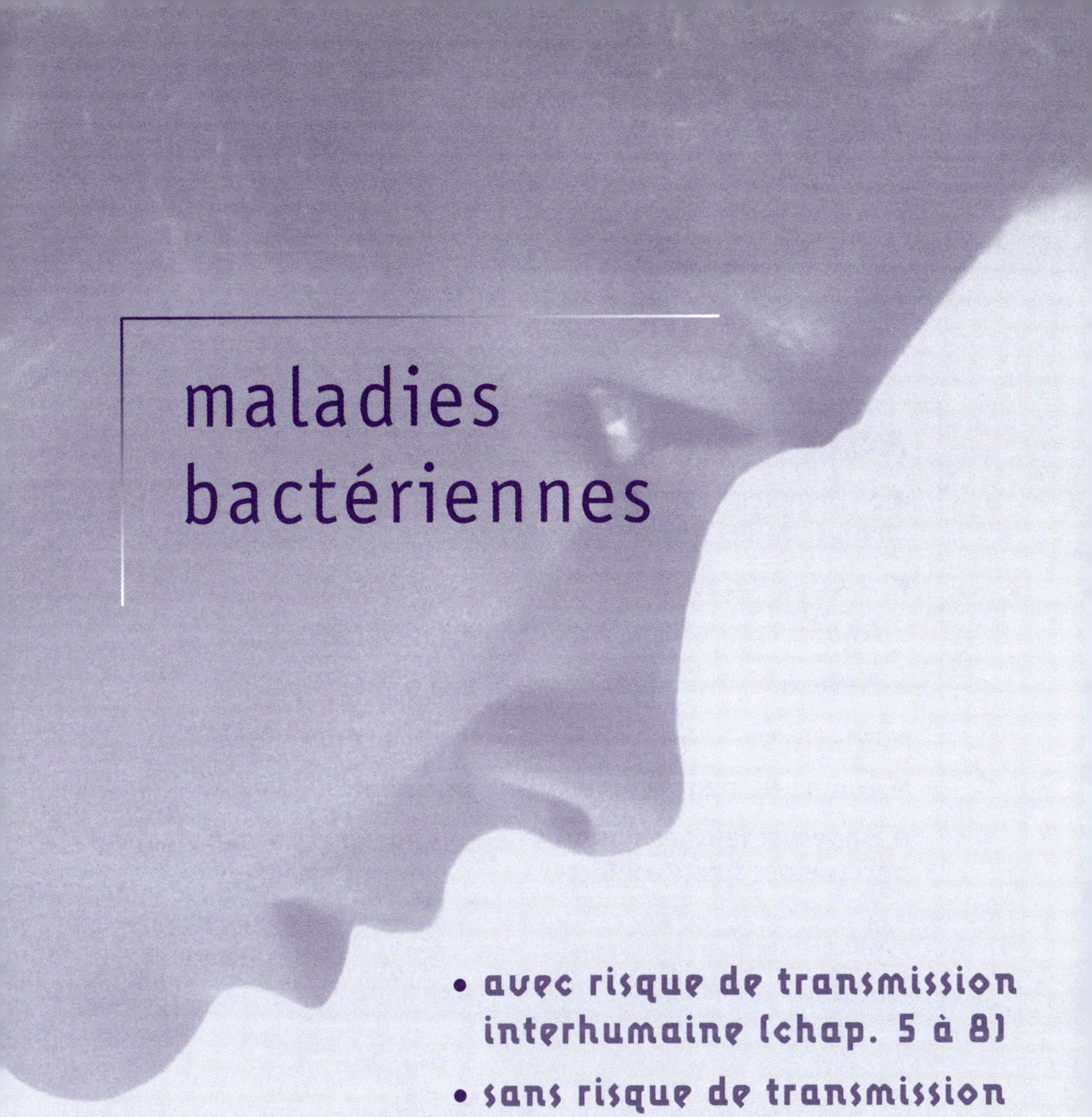

maladies bactériennes

- avec risque de transmission interhumaine (chap. 5 à 8)
- sans risque de transmission interhumaine (chap. 9 à 11)

vous devez savoir faire...

Actes infirmiers

- Rassembler les informations et participer aux techniques employées (PL) par le médecin pour poser son diagnostic.
- Effectuer les prélèvements à but diagnostique et de suivi.
- Assurer la surveillance d'un malade sévèrement infecté.
- Prévenir les complications dues à la fièvre.
- Dispenser une antibiothérapie et surveiller son efficacité.
- Évaluer un dysfonctionnement organique.
- Empêcher la transmission à l'entourage et participer à la prophylaxie des sujets contacts.

... donc vous devez savoir :

Connaissances requises

- Nommer les agents bactériens les plus souvent responsables des méningites.
- Indiquer les examens utiles au diagnostic bactériologique.
- Énoncer les principes des traitements et décrire leur surveillance.
- Citer les modes de contamination de la méningite.
- Justifier les règles de l'isolement septique.
- Citer les complications.
- Exposer les complications ; décrire la gravité des tableaux.
- Dépister la survenue d'anomalies.

La méningite bactérienne

Définition

Les méningites bactériennes sont des infections extrêmement graves à cause du risque vital encouru et du risque fonctionnel de séquelles neurologiques. La ponction lombaire est un acte d'urgence qui peut parfois être effectué après un scanner cérébral en cas de signes cérébraux en foyers (localisés).

Rappel physiopathologique

L'atteinte des méninges par des germes entraîne une inflammation méningée. Le méningocoque *(Neisseria meningitidis)* diffuse par voie sanguine à partir d'un portage rhino-pharyngé. Le pneumocoque comme souvent l'Haemophilus vient le plus souvent par proximité d'un foyer ORL. *Listeria monocytogenes* est un germe de l'environnement qui colonise transitoirement le tube digestif de l'homme après ingestion d'aliments très contaminés (crudités, fromages non pasteurisés, charcuteries) : l'atteinte méningée se fait par voie hématogène. Les méningites à *Escherichia coli* et autres entérobactéries frappent souvent le sujet âgé, ont une voie d'entrée urinaire ou digestive et sont souvent secondaires à une intervention chirurgicale curatrice ou exploratrice.

Épidémiologie

On distingue, en fonction des germes, les méningites frappant les adultes et les enfants de plus de 5 ans et celles touchant les nouveau-nés et les enfants de moins de 5 ans (70 % des cas). La mortalité des méningites à méningocoque et à Haemophilus atteint encore de 10 à 15 %.

Dans les méningites à pneumocoque, on observe environ 25 % de décès et entre 3 et 18 % de séquelles neurologiques (notamment surdité). Elles représentent environ 500 cas par an, soit 60 % des méningites communautaires purulentes chez l'adulte. Il existe une certaine recrudescence hivernale.

Les méningites à *Haemophilus influenzae* ont un caractère volontiers épidémique (écoles, internats) avec des formes fulminantes fréquentes.

Les méningites à méningocoque ont les mêmes aspects épidémiologiques en France que les précédentes et la transmission interhumaine est liée aux gouttelettes de Phlügge ; trois sérotypes de méningocoques circulent : le sérotype B est le plus rencontré (50 %), mais la fréquence du sérotype C (35 %) augmente régulièrement. On dénombre environ 400 cas de méningites méningococciques par an.

Les méningites à Listeria représentent environ 150 cas par an.

Entérobactéries et Pseudomonas sont responsables d'environ 11 % des méningites bactériennes tandis que *Mycobacterium tuberculosis* est en cause dans presque 1 % des cas.

Clinique

Dans un contexte fébrile marqué, le patient souffre de céphalées violentes et diffuses avec des vomissements (en jets). Des rachialgies importantes sont présentes et l'examen physique met en évidence une raideur de la nuque (signe de Kernig).

L'apparition d'éléments de gravité tels que purpura (surtout dans l'infection à *N. meningitidis*), marbrures, hypotension, choc septique, troubles de la déglutition, de la conscience, voire coma et détresse respiratoire, conduit au transfert en service de réanimation.

Chez le nourrisson, le tableau clinique peut être trompeur : le bébé présente des troubles du comportement (somnolence, fixité du regard, refus d'alimentation) et une hypotonie remplaçant la raideur de la nuque (« poupée de chiffon »). La tension de la fontanelle (bombée) est un signe important à vérifier. Les convulsions peuvent être parfois au premier plan.

Causes

Germes responsables

En période néonatale, 3 germes sont fréquemment en cause : *Streptococcus agalactiae* (streptocoque du groupe B), *Escherichia coli* (environ 90 %) et *Listeria monocytogenes.*

Entre 3 mois et 5 ans, 3 autres germes sont rencontrés : *Haemophilus influenzae* type b (environ 50 % mais en forte baisse), *Neisseria meningitidis* (25 %) et *Streptococcus pneumoniae* (20 %).

Après l'âge de 5 ans, on retrouve le plus souvent *Neisseria meningitidis* et *Streptococcus pneumoniae,* sans oublier l'éventualité d'une listériose.

Facteurs de risque

Le terrain sous-jacent favorise l'action de certains germes et peut nécessiter une surveillance accrue.

Après un traumatisme crânien, les méningites peuvent être dues aux pneumocoques, à *Haemophilus influenzae,* aux entérobactéries et staphylocoques (traumatisme crânien ouvert).

Les méningites postneurochirurgicales mettent en cause des staphylocoques et des bacilles à Gram négatif.

L'éthylisme chronique ouvre la porte aux pneumocoques et aux Listeria.

Un âge avancé, une grossesse, une corticothérapie ou une chimiothérapie prédisposent également aux méningites à Listeria. Sur les terrains débilités, on n'oubliera pas la tuberculose et les mycoses. L'infection à VIH est un facteur à risque pour les méningite à *Streptococcus pneumoniae,* Cryptococcus et à bacille tuberculeux.

Il n'y a pas de terrain particulier pour les méningites à méningocoque.

Examens

Cliniquement, en complément du signe de Kernig, la manœuvre de Brudzinski révèle une flexion des genoux quand on élève les membres inférieurs.

L'étude du liquide céphalo-rachidien (LCR) obtenu par ponction lombaire est l'examen capital du diagnostic. La ponction doit être réalisée en urgence ou juste après un scanner cérébral en cas de vérification de signes de localisation neurologique.

Bien qu'effectuée en urgence, la ponction lombaire doit être pratiquée sans précipitation, en respectant les précautions « standard » et avec l'appui technique du personnel chargé de l'aide : matériel à portée de main, tubes de recueil stériles en nombre suffisant (au moins 3), conteneur à déchets à risques, etc.

Certains germes *(N. meningitidis)* sont fragiles et imposent un transfert rapide au laboratoire en protégeant les tubes du froid.

On demande au laboratoire la cytologie, la bactériologie, la glycorachie et la protéinorachie. Une recherche d'antigènes solubles est effectuée pour *Neisseria meningitidis, Streptococcus pneumoniae, Haemophilus influenzae, Escherichia coli* et, éventuellement, Cryptococcus.

Un LCR ayant plus de 10 éléments/mm^3 avec plus de 50 % de polynucléaires indique une méningite bactérienne. C'est le cas également quand le LCR a plus de 10 éléments/mm^3 avec plus de 50 % de lymphocytes si la glycorachie est effondrée : on évoque alors une origine listérienne ou tuberculeuse. Une méningite lymphocytaire avec glycorachie normale est *a priori* virale.

Les autres examens comportent un bilan biologique usuel (hémogramme, ionogramme), des hémocultures, la recherche d'une porte d'entrée ORL (otoscopie, radio des sinus) ou de toute autre étiologie.

La sérologie de *Listeria* peut être adressée aux laboratoires de référence.

Cas particulier des infections invasives à méningocoque

Selon le CSHPF (avis du 16 mai 2002), il y a infection invasive à méningocoque quand l'une au moins des conditions suivantes est présente :

1. Isolement bactériologique de méningocoques à partir d'un site normalement stérile (sang, LCR, liquide articulaire, liquide pleural, liquide péricardique) ou à partir d'une lésion cutanée purpurique.
2. Présence de diplocoques à Gram négatif à l'examen direct du LCR.
3. LCR évocateur de méningite bactérienne purulente (à l'exclusion de l'isolement d'une autre bactérie) et :
- soit, présence d'éléments purpuriques cutanés quel que soit leur type ;
- soit, présence d'antigène soluble méningococcique dans le LCR, le sang ou les urines ;
- soit, PCR positive à partir du LCR ou du sérum.

4. Présence d'un *purpura fulminans* (purpura dont les éléments s'étendent rapidement en taille et en nombre, avec au moins un élément nécrotique ou ecchymotique de plus de 3 millimètres de diamètre associé à un syndrome infectieux sévère, non attribué à une autre étiologie).

La déclaration aux autorités sanitaires est impérative pour mettre en œuvre la prophylaxie dans l'entourage. En dehors des cas définis, il n'y a pas lieu de réaliser une prophylaxie dans l'entourage d'un malade, y compris dans les infections pour lesquelles une souche de méningocoque a été isolée dans la gorge ou les bronches.

Traitement

Antibiothérapie

Les antibiotiques à utiliser doivent diffuser dans le LCR.

Certains ont une bonne diffusion naturelle : les phénicolés (indiqués en cas d'allergie aux bêta-lactamines ou d'abcès cérébral associé), le triméthoprime-sulfaméthoxazole, les imidazoles, la fosfomycine, les fluoroquinolones, l'isoniazide et la rifampicine.

D'autres ne diffusent convenablement qu'à des posologies élevées et d'autant mieux que les méninges sont enflammées : les bêta-lactamines, les céphalosporines de 3e génération (céfotaxime, ceftriaxone).

La vancomycine (Vancocine®) en perfusion continue offre des concentrations méningées utiles dans le traitement des méningites à staphylocoque multirésistant ou à pneumocoque de sensibilité diminuée à la pénicilline (PSDP).

L'antibiothérapie sera adaptée aux résultats de l'antibiogramme mais, en tout état de cause, l'urgence impose un traitement de première intention.

Pour une méningite purulente communautaire chez l'adulte et l'enfant de plus de 5 ans, la conduite est la suivante :
- suspicion de pneumocoque : céphalosporine de 3e génération (C3G) associée à la vancomycine car 20 % des pneumocoques actuellement isolés ont une sensibilité diminuée ou résistent à la pénicilline en France. Durée du traitement : 10 jours ;
- suspicion de méningocoque : amoxicilline ou C3G pendant 7 jours ;
- suspicion de *Listeria* : amoxicilline avec gentamicine ou cotrimoxazole pendant 2 à 3 semaines.

Les posologies sont les suivantes :
- amoxicilline : 200 mg/kg/j en 4 à 6 perfusions ;
- C3G :
  - céfotaxime 200-300 mg/kg/j en 4 perfusions ;
  - ceftriaxone 70-100 mg/kg/j en 1 ou 2 IV/j ;
- gentamicine : 3 mg/kg/j en 2 perfusions ;
- vancomycine : 40-60 mg/kg/j en 4 perfusions durant au moins 1 heure ou en continu après dose d'attaque de 15 mg/kg.

Antibiothérapie d'urgence au domicile

L'observation d'un purpura fébrile indique une forme fulminante de méningite à méningocoque. Le transfert d'extrême urgence vers l'hôpital le plus proche est impératif.

Avant le transport, il est recommandé d'injecter en IV lente :
- ampicilline ou amoxicilline : 25 mg/kg chez l'enfant sans dépasser 1 g ; 1 g dilué dans 20 ml d'eau pour préparation injectable chez l'adulte (IV lente) ;
- ou ceftriaxone : 50 mg/kg chez l'enfant sans dépasser 1 g ; 1 g chez l'adulte.

Prise en charge infirmière

Soins techniques

La prise en charge d'un patient victime d'une méningite aiguë se déroule dans un contexte d'urgence. À l'angoisse des proches, s'ajoute parfois un environnement médiatique qu'il faut gérer.

La préparation cutanée (rasage et désinfection) du sujet avant la PL est une priorité. Installer le patient le plus confortablement possible :

- assis au bord du lit, jambes pendantes, oreiller sur le genou ;
- soit en décubitus latéral, en chien de fusil, de façon à arrondir le dos pour faciliter l'introduction de l'aiguille.

L'aide technique respectant les règles d'asepsie sera procurée au médecin qui pratique la ponction : préparation du champs stérile, passage des instruments, aide au recueil des prélèvements.

En vue d'analyse, un pansement sec, stérile, compressif, termine le soin.

Prévention

La méningite à méningocoque est une infection à déclaration obligatoire ; le médecin de la DDASS doit être prévenu par téléphone

Vaccination

Contre les méningocoques les plus rencontrés en France, il existe un vaccin contre les sérotypes A et C (non recommandé avant l'âge de 18 mois mais limite ramenée à 6 mois en cas de contact avec un malade infecté par le méningocoque A) et un vaccin conjugué C (utilisable à partir de 2 mois) mais pas contre le sérotype B. Ce vaccin est également recommandé aux voyageurs (notamment les enfants) se rendant particulièrement en zone sahélienne et pour un long séjour en zone tropicale. Il existe un vaccin contre d'autres sérotypes de méningocoque (W135, Y24) disponible à l'hôpital (ATU) pour les pélerins se rendant à la Mecque.

Le vaccin antipneumococcique est disponible, mais la preuve de son efficacité dans la prévention des méningites est discutée.

Le vaccin anti-Haemophilus type B est efficace et réduit très significativement le nombre de ces infections chez les enfants. Il peut être administré à l'enfant dès le deuxième mois.

La vaccination par le BCG est remise en cause par l'OMS dans les populations à faible endémie tuberculeuse. Un arrêté du 13 juillet 2004 précise les conditions de la vaccination en France. Elle reste d'actualité dans la prévention des méningites tuberculeuses, de même que le traitement systématique d'une primo-infection.

Antibioprophylaxie

Elle vise à prévenir les cas secondaires chez les sujets contacts (méningocoque 0,4 %, *Haemophilus influenzae* 0,2 %). Il n'y a pas de transmission interhumaine de la méningite à pneumocoque ni de celle à Listeria.

Pour le méningocoque, la chimioprophylaxie est prescrite aux sujets ayant été en contact rapproché avec les malades (famille proche, pensionnaires d'une institution, militaires dans une caserne et personnels de santé) : rifampicine par voie orale, pendant 2 jours à la dose suivante :

- adulte : 600 mg, 2 fois par jour ;
- nourrisson et enfant (1 mois à 15 ans) : 10 mg/kg, 2 fois par jour ;
- nouveau-né (moins de 1 mois) : 5 mg/kg, 2 fois par jour.

Contre indications : hypersensibilité à l'un de ses composants et aux rifamycines, porphyries, associations avec des médicaments (delavirdine) et association avec les antiprotéases.

Ce médicament ne doit généralement pas être utilisé en association avec les contraceptifs et la nevirapine.
En cas de contre-indication, on utilise la spiramycine (3 millions UI 2 fois par jour pendant 5 jours chez l'adulte et 75 000 UI/kg 2 fois par jour chez le nourrisson et l'enfant. *Contre-indications* : allergie à la spiramycine). Une dose unique de fluoroquinolone (ciprofloxacine) est une solution de remplacement efficace. *Attention* : l'avis du CSHPF cité plus haut rapporte que la chimioprophylaxie est délivrée à de plus en plus de personnes autour des cas déclarés de manière scientifiquement injustifiée. Tous ces traitements antibiotiques courts et préventifs risquent d'entraîner l'apparition de résistances des *Neisseria meningitidis.* Ce texte définit les sujets contacts qui recevront une prophylaxie. La vaccination antiméningococcique est associée en cas de sérotypes A et C.
Après antibiothérapie curative par une C3G on ne prescrit pas au patient de prophylaxie complémentaire mais, s'il a été traité par une autre famille d'antibiotique, la rifampicine pendant 2 jours est administrée *per os* dès que l'état le permet.
Pour *Haemophilus influenzae,* la chimioprophylaxie est recommandée chez les enfants contacts de moins de 6 ans : rifampicine en 8 doses de 10 mg/kg à 12 heures d'intervalle.
La prévention des méningites à Listeria repose sur la prudence alimentaire (fromages à pâte molle, crudités, rillettes) chez les femmes enceintes et les immunodéprimés.

Notes

vous devez savoir faire...

Actes infirmiers

- Rassembler les informations et participer aux techniques employées ou prescrites par le médecin pour poser son diagnostic.
- Assurer la surveillance d'un malade sévèrement infecté.
- Prélever pour un hémogramme, un MNI-test.
- Informer le patient des prélèvements à effectuer.
- Effectuer un prélèvement de fausses membranes.
- Prévenir les complications dues à la fièvre.
- Dispenser une antibiothérapie et surveiller son efficacité.
- Appliquer au malade les recommandations d'hygiène standard et spécifiques.
- Empêcher la transmission nosocomiale.
- Évaluer un dysfonctionnement organique.
- Dispenser des soins et surveiller un patient avec traitement particulier.

... donc vous devez savoir :

Connaissances requises

- Connaître les mécanismes d'action du germe en cause.
- Indiquer les examens utiles au diagnostic bactériologique.
- Énoncer les principes des traitements et décrire leur surveillance.
- Décrire les règles de prévention de l'isolement respiratoire.
- Citer les facteurs de risque et les modes de contamination.
- Énoncer les signes révélateurs des complications.
- Justifier les règles de l'isolement septique.

La diphtérie

Définition

La diphtérie est une toxi-infection due à *Corynebacterium diphteriae*. C'est une maladie contagieuse dont la gravité est liée à la toxine (10 % de létalité).

Rappel physiopathologique

Le germe se fixe au niveau du pharynx, des amygdales, et il se multiplie, provoquant une angine. Il sécrète une exotoxine qui diffuse dans l'organisme, provoquant des manifestations cardiaques, neurologiques, pouvant aboutir au décès du patient. L'immunité acquise diminue avec le temps.

Épidémiologie

La maladie est devenue rare dans les pays développés grâce à la vaccination, mais la couverture vaccinale diminue chez les adultes : 46 % pour les 40-65 ans et 33 % au-delà.

Ceci explique la survenue de diphtérie chez des adultes qui sont par ailleurs souvent éthyliques, immunodéprimés, vivant en situation de précarité.

En Europe de l'Est, la diphtérie est en nette recrudescence, avec réapparition de formes septicémiques. La survenue récente d'un cas à Paris montre que le risque peut resurgir à tout moment.

La diphtérie se transmet d'homme à homme par l'intermédiaire de gouttelettes de salive (gouttelettes de Phlügge).

Clinique

Angine diphtérique commune

Après une incubation inférieure à 7 jours, le début est insidieux, associant malaise général, petite dysphagie, fièvre autour de 38 °C. En 24 à 48 heures, la phase d'état s'installe avec les fausses membranes caractéristiques de la maladie : enduit blanc nacré ou grisâtre sur les amygdales. Ces fausses membranes sont cohérentes (indissociables), adhérentes (difficiles à détacher), rapidement reproductibles (reconstituées dès qu'enlevées) et envahissent rapidement les piliers, le voile, la luette et le pharynx. Les signes associés sont des adénopathies sous-maxillaires douloureuses, parfois un coryza séreux ou mucopurulent. La fièvre reste modérée.

Angine diphtérique maligne

Elle survient d'emblée ou succède à une forme bénigne avec des signes généraux marqués (fièvre à 40 °C, abattement). Les fausses membranes deviennent épaisses, grisâtres et envahissent toute la gorge et le voile du palais. La muqueuse sous-jacente est hémorragique et un écoulement nasal séro-hémorragique s'ajoute. Les adénopathies volumineuses accompagnées d'œdèmes déforment la face.

Des complications viennent compléter précocement ou tardivement le tableau : paralysie du voile, myocardite, syndrome hémorragique, insuffisance rénale, polyradiculonévrite.

En quelques jours, l'évolution spontanée mène à la mort. Le traitement en service de soins intensifs corrige le pronostic, mais le risque d'arrêt cardiaque peut persister pendant près de 8 semaines.

Diphtérie laryngée ou « croup »

La dysphagie initiale s'accompagne d'abord d'une toux rauque, d'une voix éteinte, puis rapidement survient une dyspnée laryngée (extension des fausses membranes au larynx) rendant la respiration inefficace et aboutissant en quelques heures au décès.

Causes

Germes responsables

Corynebacterium diphteriae (ou bacille de Klebs-Löeffler) est un bacille à Gram positif. Les souches virulentes provoquent les fausses membranes, les souches ayant le gène *Tox* produisent la toxine diphtérique.

Facteurs de risque

Ce sont l'absence de vaccination chez l'enfant originaire ou vivant en pays défavorisé (pays de l'Est), le défaut de revaccination chez l'adulte. La précarité socio-économique et les voyages dans les pays de l'Est sont d'autres causes favorisantes.

Examens

La diphtérie doit être évoquée cliniquement devant une angine à fausses membranes : toute suspicion doit être levée par un prélèvement de gorge pratiqué en urgence.

Le prélèvement est réalisé par écouvillon sec (ou à la pince) en périphérie de la fausse membrane et adressé sans délai au laboratoire qui sera prévenu car des milieux de cultures spéciaux sont nécessaires. Un examen direct recherche les bacilles à Gram positif « en paquet d'allumettes ».

À l'hémogramme, la polynucléose neutrophile écarte une mononucléose infectieuse qui sera confirmée par tests sérologiques.

Traitement

La prévention de l'intoxication passe par l'injection de sérum antidiphtérique en urgence car l'antibiothérapie n'est active que sur les fausses membranes. L'injection de sérum antidiphtérique antitoxinique peut attendre les résultats de l'examen direct du prélèvement de gorge et de l'hémogramme : on utilise 20 000 UI dans les formes graves, 40 000 UI dans les formes malignes.

Les antibiotiques actifs sont la pénicilline G (100 000 U/kg/j) ou l'amoxicilline (50 mg/kg/j) ou, en cas d'allergie, l'érythromycine (50 mg/kg/j).

La sérothérapie doit être prise en relais par la vaccination à J1, J3, et J15.

Les traitements symptomatiques relèveront souvent des soins intensifs : traitement de la laryngite par corticoïdes, intubation, voire trachéotomie, et traitement de la myocardite et de la polyradiculonévrite en réanimation.

Prise en charge infirmière

Soins techniques

Il faut :

- assurer l'isolement du malade et le mettre impérativement au repos ;
- faire un prélèvement de gorge sur écouvillon sec en urgence ;
- pratiquer un prélèvement sanguin pour hémogramme et MNI-test en urgence ;
- surveiller la survenue de complications : fièvre, TA, fréquence respiratoire, coloration cutanée.

En cas de diagnostic confirmé, il faut réaliser des prélèvements de gorge dans l'entourage du patient pour dépister et traiter les porteurs asymptomatiques.

Une désinfection des objets et des locaux en cours et en fin de soins sera pratiquée.

Prévention

La diphtérie est une maladie à déclaration obligatoire.

Prophylaxie

Elle comprend :

- isolement de type respiratoire du malade jusqu'à ce que 2 prélèvements de gorge reviennent négatifs : le port d'un masque est impératif ;

- recherche des sujets contacts non vaccinés pour les protéger par administration de 5 000 UI de sérum en urgence et début de la vaccination le jour même ;
- dépistage des porteurs sains et traitement de ces porteurs (pénicilline ou macrolides).

Vaccination par l'anatoxine diphtérique

Elle est obligatoire chez l'enfant à partir de l'âge de 2 mois, en association avec les vaccins contre le tétanos, la coqueluche, la poliomyélite et éventuellement contre l'Haemophilus B. Elle se fait en 3 injections à 1 mois d'intervalle avec rappel 1 an plus tard, puis tous les 5 ans chez l'enfant, jusqu'à 21 ans. Un rappel tous les 10 ans à l'âge adulte est nécessaire pour le maintien de la protection, mais il n'est pas obligatoire sauf chez le personnel de santé, des jardins d'enfants et des crèches, chez les enseignants et les militaires.

Le vaccin (Diftavax®) est recommandé par le Conseil supérieur d'hygiène publique pour les voyages en pays de l'Est.

Les conseils en fonction du statut vaccinal sont :
- vaccin de moins de 5 ans : immunité correcte ;
- vaccin datant de 5 à 10 ans : faire 1 rappel (anatoxine diluée au 1/10) ;
- vaccin entre 10 et 20 ans : pratiquer 2 injections à 1 mois d'intervalle ;
- sujet non vacciné ou vacciné depuis plus de 20 ans : revaccination complète.

Notes

vous devez savoir faire...

Actes infirmiers

■ Rassembler les informations et participer aux techniques employées ou prescrites par le médecin pour poser son diagnostic.

■ Assurer la surveillance d'un malade sévèrement infecté.

■ Pratiquer des hémocultures : les bons gestes au bon moment.

■ Informer le patient des prélèvements à effectuer.

■ Prévenir les complications dues à la fièvre.

■ Dispenser une antibiothérapie et surveiller son efficacité.

■ Appliquer au malade les recommandations d'hygiène standard et spécifiques.

■ Empêcher la transmission nosocomiale.

■ Savoir dépister un choc septique et commencer la prise en charge.

■ Veiller au respect de l'application du traitement.

... donc vous devez savoir :

Connaissances requises

- Connaître les agents bactériens responsables de la fièvre typhoïde.
- Indiquer les examens utiles au diagnostic bactériologique.
- Énoncer les principes des traitements et décrire leur surveillance.
- Citer les modes de contamination des salmonelloses.
- Citer les facteurs favorisant les risques de contamination.
- Citer les complications.
- Énoncer les signes révélateurs des complications.
- Justifier les règles de l'isolement septique.

La fièvre typhoïde

Définition

La fièvre typhoïde est une toxi-infection sur septicémie à point de départ intestinal due à des entérobactéries du genre Salmonella.

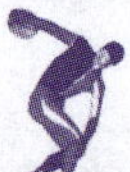

Rappel physiopathologique

Après ingestion, les germes franchissent la muqueuse intestinale, accèdent aux ganglions lymphatiques mésentériques et s'y multiplient. Par voie lymphatique, ils gagnent le sang circulant, créant une bactériémie peu intense et avec points de fixation peu nombreux.
La maladie vient de la toxi-infection due à la lyse des bactéries qui libère une endotoxine responsable du tuphos, du dérèglement thermique, de la myocardite et des complications digestives.

Épidémiologie

C'est une maladie strictement humaine : les bacilles sont éliminés dans les selles des malades et des porteurs asymptomatiques chroniques. La transmission directe se fait par les selles, le linge souillé, ou par absorption d'aliments contaminés par un porteur de germes. La transmission est plus souvent indirecte, par consommation de coquillages, de fruits de mer, d'eau polluée de matières fécales, d'aliments (légumes crus, fruits) souillés par les engrais humains. Les mouches jouent un rôle de vecteur non négligeable.
La typhoïde est devenue rare en France (autour de 150 cas par an), mais son incidence est très élevée dans les pays à faible niveau d'hygiène et les 2/3 des cas français sont des cas importés.

Clinique

L'incubation est variable et dure entre 7 et 15 jours. Le début est généralement progressif avec une température qui monte en 1 semaine aux environs de 40 °C. Le pouls est moins accéléré que la température ne le laisserait supposer (dissociation pouls/température). On note des céphalées, une asthénie, une insomnie et, inconstamment, une épistaxis.
Les troubles digestifs qui ne sont pas toujours présents se traduisent en douleurs abdominales, constipation ou parfois diarrhée.
Mais parfois le début est brutal, évoquant soit un tableau grippal, soit une gastro-entérite, voire une appendicite chez l'enfant.
À la phase d'état, la fièvre est en plateau à 39-40 °C et s'accompagne de « tuphos » (état de prostration, d'obnubilation) dans la journée et d'insomnie et d'agitation la nuit. La diarrhée se déclare seulement dans 2 cas sur 3 et prend des aspects et une intensité variables ; classiquement elle est « jus de melon ». La fosse iliaque droite est sensible et gargouillante ; une hépato-splénomégalie peut être observée. Sur peau blanche, les taches rosées lenticulaires sont très évocatrices mais rares (de 20 à 30 % des cas) : il s'agit de petites macules rosées de la taille d'une lentille vues sur l'abdomen, les flancs et la base du thorax. Encore plus rare est l'angine de Duguet faite de petites ulcérations des piliers antérieurs du voile du palais.
Les complications sont dues soit à la dissémination bactérienne responsable de cholécystite, d'ostéite ou d'ostéo-arthrite (souvent chez le drépanocytaire), soit à la libération des toxines à l'origine des atteintes viscérales (hémorragie intestinale, perforation intestinale, myocardite, encéphalite parfois jusqu'au coma).
La mortalité est exceptionnelle en France, sauf sur les terrains fragilisés. La guérison s'effectue sans

séquelles mais le patient peut devenir porteur asymptomatique chronique, excrétant par intermittence des salmonelles sur une durée rarement supérieure à 6 mois.

Causes

Germes responsables

Les salmonelles en cause sont *Salmonella typhi* et *Salmonella paratyphi* A et B appartenant à la famille des entérobactéries, bacilles à Gram négatif. Elles possèdent une endotoxine dans leur paroi (antigène O) et des flagelles (antigène H) qui assurent leur mobilité. Un antigène capsulaire Vi est utilisé pour la vaccination.

Facteurs de risque

Ils sont en rapport avec un faible niveau d'hygiène : traitement incorrect ou absent des eaux usées, péril fécal, alimentation non contrôlée, hygiène de base précaire.
Les complications et la mortalité sont le fait de sujets fragiles (vieillards, dénutris, insuffisants cardiaques, immunodéprimés).

Examens

Une leucopénie à l'hémogramme, une VS normale ou peu accélérée, parfois une thrombopénie peuvent orienter le diagnostic.
Le diagnostic de certitude repose sur l'isolement du germe qui nécessite la réalisation d'hémocultures. Elles sont positives dès la 1re semaine avant antibiothérapie. On peut effectuer des coprocultures mais le résultat est inconstant.
Le sérodiagnostic de Widal et Félix recherche la présence d'anticorps dirigés contre les antigènes O et H, mais cette sérologie est en retard par rapport à la clinique et n'est pas facile à interpréter (faux positifs et faux négatifs) ; elle doit cependant être demandée systématiquement. Le sérodiagnostic est positif à partir du 8e jour pour les agglutinines O et du 12e jour pour les agglutinines H. Les anticorps anti-O disparaissent en 2 à 3 mois ; les anticorps anti-H persistent des années. Chez le sujet non vacciné, la réaction est positive si le taux des anticorps anti-O est supérieur à 1/100, et si celui des anticorps anti H est supérieur à 1/200. Chez le sujet vacciné, seuls les anticorps anti-O à des taux supérieurs à 1/200 ont une valeur diagnostique.

Traitement

En première intention, dans les pays industrialisés, on utilise les fluoroquinolones : ofloxacine (Oflocet®) 200 mg × 2/j, ou ciprofloxacine (Ciflox®) 500 mg × 2/j pendant 5 à 10 jours. Chez l'enfant (fluoroquinolones contre-indiquées), on utilise une céphalosporine de 3e génération, le ceftriaxone (Rocéphine® : 75 mg/kg/j sans dépasser 4 g).
Dans les pays émergents, en dehors des épidémies à germes résistants, on utilise des traitements moins onéreux sur 15 jours : thiamphénicol 3 g/j, amoxicilline de 4 à 6 g/j, ou cotrimoxazole (Bactrim® simple) de 4 à 6 comprimés par jour.

Traitements adjuvants

La corticothérapie est réservée aux syndromes toxiniques sévères.
Les transfusions sont réalisées pour les hémorragies digestives, et la chirurgie lors des perforations.

Résistances aux antibiotiques

Les laboratoires ont isolé des souches de salmonelles multirésistantes, y compris aux fluoroquinolones.

Prise en charge infirmière

Soins techniques

L'infirmière assure le suivi de la température, du pouls (une accélération évoque la survenue d'une complication), de la pression artérielle, de la diurèse. La surveillance comprend l'observation des selles (nombre de selles, aspect, couleur, consistance), l'examen cutané et l'appréciation de l'abondance des sueurs (changements d'alèzes, de draps). Les critères d'hydratation tiennent compte de la soif exprimée, de la quantité de liquide bue, de la sécheresse des muqueuses, du niveau de conscience. Le contrôle de l'hémogramme sera programmé. Enfin, il sera prévu 2 coprocultures de contrôle à 48 heures d'intervalle à la fin du traitement.
Le risque de complications impose une surveillance soigneuse :

- abdominale : apparition de douleurs, de contractures, d'une défense ;
- hémodynamique : choc (hypovolémique ou septique) avec apparition de marbrures, extrémités froides, chute et/ou pincement de la pression artérielle, pouls filant ;
- neurologique : apparition de « tuphos ».

Prévention

La fièvre typhoïde est une maladie à déclaration obligatoire.
Vaccination : le vaccin Typhim Vi® protège contre l'infection à *Salmonella typhi* mais pas contre celle à *S. paratyphi* A ou B. Il est obligatoire pour le personnel de laboratoire, pour les militaires, et est conseillé au personnel de santé et aux voyageurs. Il peut être fait à partir de l'âge de 2 ans.
Mesures d'hygiène : isolement du malade ; matériel et vaisselle individuels ; désinfection des excréments, du linge et désinfection terminale de la chambre après départ ; coprocultures de contrôle à la convalescence.
Hygiène individuelle : c'est une maladie des mains sales liée au « péril fécal » qui impose le lavage des mains après contact fécal, avant manipulation alimentaire, et qui nécessite en pays à hygiène précaire de ne boire que de l'eau en bouteille capsulée, de s'abstenir de fruits et de légumes crus non pelés et de refuser les coquillages.
Recherche d'une contamination dans l'entourage et en particulier auprès de la famille.

Soins relationnels et éducatifs

Le malade doit être rassuré ; sa maladie lui sera expliquée pour justifier les mesures d'isolement, les règles d'hygiène à respecter, notamment le lavage des mains. Des conseils seront prodigués pour éviter de nouvelles contaminations à l'occasion d'un séjour en zone à risque.

Isolement entérique

Objectif : éviter la contamination par les selles, les mains ou des objets souillés. L'isolement entérique a pour but d'empêcher la transmission de la bactérie après manipulation de matériel ou de linge contaminés par les selles.
Isolement géographique : le patient est installé en chambre seule avec sanitaires particuliers.
Isolement technique : le matériel spécifique est affecté au patient : thermomètre individuel ou thermomètre électronique à embout à usage unique, bassin individuel (à décontaminer après chaque selle), couverts individuels. Les sanitaires seront aussi décontaminés après chaque selle. Les procédures du service sont appliquées pour l'évacuation du linge, du matériel et des déchets de soins en respectant la réglementation pour les circuits, les contenants, la signalisation. Les soins

imposent le port des gants et d'une surblouse. Les soins de ce patient seront réalisés en fin de programme, comme la visite.
Le lavage des mains avant et après chaque soin est impératif et réalisé selon les recommandations de bonnes pratiques.
La levée de l'isolement n'a lieu que lorsque 2 coprocultures réalisées à des jours différents reviennent négatives.

Les salmonelloses non typhiques

Définition

Les salmonelloses non typhiques (ou digestives) sont responsables de gastro-entérites fébriles. Rarement, elles peuvent entraîner des septicémies et des localisations viscérales, notamment chez les sujets immunodéprimés.

Rappel physiopathologique
L'invasion de la muqueuse intestinale et la production d'entérotoxine par les salmonelles non typhiques contribuent au syndrome infectieux et diarrhéique. Il existe de nombreux sérotypes de salmonelles non typhiques, mais sans immunité croisée entre eux.

Épidémiologie

Ce sont des affections endémiques avec survenue d'épidémies localisées où l'alimentation collective et les mains sales jouent un rôle. Plus de 75 % des toxi-infections alimentaires sont dues aux salmonelloses non typhiques. Le réservoir de germes est surtout l'animal (volailles, oiseaux, rongeurs, ruminants) mais aussi l'être humain (porteurs asymptomatiques). La contamination est essentiellement alimentaire et met en cause l'ingestion de viandes peu cuites, d'œufs, de laitages ou d'aliments mal conservés. Elle peut être également hydrique (contamination plus fréquente dans les pays à faible niveau d'hygiène) par eau de boisson polluée ou coquillages contaminés par des eaux usées.

Clinique

Les formes inapparentes constituent le portage asymptomatique.
La forme digestive s'exprime en tableau de gastro-entérite où l'incubation silencieuse, qui dure de 6 à 72 heures, est suivie par la fièvre (de 38 à 40 °C) avec céphalées, puis par les signes digestifs : nausées, vomissements, douleurs abdominales et diarrhée (plus de 5 selles liquides par jour). L'évolution se résout spontanément en 1 semaine. La gravité est liée au risque de déshydratation.
Les formes extradigestives concernent des patients ayant un déficit immunitaire : les septicémies sont rares, les localisations viscérales peuvent être multiples (pleuro-pulmonaires, neuro-méningées, cardio-vasculaires, urinaires ou ostéo-articulaires).

Causes

Germes responsables

Les salmonelles sont des entérobactéries, bacilles à Gram négatif. Les salmonelles non typhiques comportent environ 1 800 sérotypes ; les plus souvent en cause dans les toxi-infections alimentaires sont *Salmonella enteriditis, Salmonella typhimurium* puis *Salmonella dublin, Salmonella heidelberg.*

Facteurs de risque

Ils sont liés aux fautes d'hygiène alimentaire (alimentation collective, industrielle dans les pays riches), aux carences en hygiène alimentaire et hydrique (problème du péril fécal dans les pays émergents). Les formes graves sont favorisées par la déshydratation chez les sujets dénutris, les nourrissons ou les vieillards.

Examens

Coproculture : elle met en évidence la présence du germe et permet de dépister les porteurs asymptomatiques.
Hémocultures : elles sont positives dans les formes septicémiques, mais parfois aussi dans les formes digestives classiques.
Culture de pus : elle se pratique uniquement dans certaines formes localisées ostéo-articulaires.
L'isolement bactériologique permet le sérotypage, qui a un intérêt épidémiologique, et l'antibiogramme à la recherche de résistances peu fréquentes mais décrites depuis quelques années.

Traitement

Gastro-entérite

Le traitement est avant tout symptomatique, antithermique et assurant l'équilibre hydro-électrolytique (parfois par perfusion chez le nourrisson et le vieillard).
L'emploi d'antidiarrhéiques est discuté, voire réfuté, et en tout cas doit être utilisé avec modération.
Les antibiotiques sont inutiles, mais une prise unique de fluoroquinolone (type ofloxacine) raccourcit la durée de la diarrhée sans favoriser le portage chronique. En revanche, ils sont utilisés systématiquement (fluoroquinolones) chez les sujets immunodéprimés, mais pendant moins de 1 semaine.

Formes septicémiques ou à localisation viscérale

On prescrit dans ces cas des fluoroquinolones ou des céphalosporines de 3e génération pour une durée qui est fonction du site et de la clinique, avec drainage éventuel du foyer suppuré.

Prévention

Les toxi-infections alimentaires sont à déclaration obligatoire. Par ailleurs, il convient d'assurer le contrôle bactériologique des denrées alimentaires (plats cuisinés, surgelés) et des eaux de consommation, de respecter les règles d'hygiène individuelle et alimentaire dans les services de restauration collective (dépistage, éviction des employés porteurs chroniques). Il faut rappeler l'importance du lavage des mains.

Notes

vous devez savoir faire...

Actes infirmiers

- Rassembler les informations et participer aux techniques employées ou prescrites par le médecin pour poser son diagnostic.
- Assurer la surveillance d'un malade sévèrement infecté.
- Pratiquer des hémocultures : les bons gestes au bon moment.
- Informer le patient des prélèvements à effectuer.
- Prévenir les complications dues à la fièvre.
- Dispenser une antibiothérapie et surveiller son efficacité.
- Appliquer au malade les recommandations d'hygiène standard et spécifiques.
- Empêcher la transmission nosocomiale.
- Savoir assurer l'isolement septique d'un patient.
- Savoir dépister un choc septique et commencer la prise en charge.
- Évaluer un dysfonctionnement organique.
- Déceler une décompensation.

→ d'infection à staphylocoque, streptocoque et entérocoque

... donc vous devez savoir :

Connaissances requises

- Connaître les mécanismes d'action des staphylocoques, des streptocoques et des entérocoques.
- Nommer les différentes types de staphylocoques, de streptocoque et d'entérocoque.
- Indiquer les examens utiles au diagnostic bactériologique.
- Énoncer les principes des traitements et décrire leur surveillance.
- Décrire les règles de prévention des infections nosocomiales.
- Justifier les règles de l'isolement septique.
- Énoncer les signes révélateurs des complications.
- Connaître les problèmes d'acquisition des résistances aux antibiotiques.
- Expliquer le traitement le plus courant.
- Effectuer les soins cutanés préopératoires.

Les infections à staphylocoques

Définition

Les staphylocoques sont responsables d'infections septicémiques à partir d'un foyer le plus souvent cutané compliqué de thrombophlébite.

Rappel physiopathologique

Les facteurs de virulence et de pathogénicité des staphylocoques sont nombreux. Des enzymes, des exotoxines et des antigènes pariétaux jouent un rôle important dans la constitution et l'expression des maladies. Toutes les staphylococcies suppuratives résultent de la formation de microthromboses vasculaires septiques dues à la coagulase des staphylocoques ; la fibrinolysine vient ensuite fragmenter ce caillot septique qui va circuler et créer à distance des « métastases » septiques. D'autres éléments constitutifs des staphylocoques (protéine A, peptidoglycane, acide teichoïque, etc.) les protègent des mécanismes de défense de l'organisme (phagocytose, opsonisation) et gèrent la résistance aux antibiotiques. Par ailleurs, les staphylocoques ont la propriété d'adhérer aux épithéliums et aux structures inertes (cathéters, prothèses) et sont capables de former des biofilms protecteurs *(slime)* contre l'hôte et les antibiotiques.

Épidémiologie

L'infection à staphylocoque, courante en pathologie de ville (communautaire), se rencontre de plus en plus en pathologie nosocomiale où l'on note la fréquence des souches résistantes aux antibiotiques. La résistance aux pénicillines M atteint un taux de 20 à 60 % selon les services.

L'être humain malade ou porteur asymptomatique est le réservoir principal ; les gîtes de la bactérie sont principalement situés au niveau des narines, des aisselles, du périnée ou de l'anus. Le revêtement cutané est le site d'entrée le plus fréquent des infections à staphylocoques, tandis qu'à l'hôpital les cathéters veineux sont fréquemment mis en cause. Les staphylocoques contaminent également l'environnement (surfaces, air, eau). La transmission par voie aérienne et par le matériel existe mais la transmission manuportée par le personnel est au premier plan.

Les bactériémies à staphylocoque sont au premier rang des bactériémies, elles frappent l'homme plus souvent que la femme. Les formes communautaires représentent 70 % des cas et ont une origine cutanée mais aussi ORL, dentaire ou uro-génitale ; les formes hospitalières représentent 30 % des cas.

Clinique

Les infections cutanées superficielles ont été traitées dans le chapitre correspondant *(voir chap. 4)*.

Bactériémies à staphylocoques

Elles aboutissent fréquemment à des localisations viscérales (métastases septiques) en particulier ostéo-articulaires (spondylodiscite, articulations périphériques), mais aussi pleuro-pulmonaires (surtout chez le nourrisson), rénales (microabcès ou phlegmon, néphrite tubulo-interstitielle, glomérulites), ou neuro-méningées (abcès cérébraux, méningites purulentes). Des myosites suppurées sont également observées, notamment dans les pays tropicaux.

Formes fulminantes

Elles sont la conséquence d'une inoculation massive ou d'un foyer suppuré non contrôlé et sont heureusement rares. En 2 à 5 jours, l'évolution est foudroyante, avec tableau de choc infectieux majeur. Différents tableaux peuvent se voir :

- la staphylococcie maligne de la face est provoquée par les manipulations intempestives d'un furoncle de la face. Une cellulite diffuse extensive atteint les tissus rétro-orbitaires, puis les thrombophlébites accèdent au sinus caverneux et provoquent une méningo-encéphalite ;

• l'endocardite staphylococcique est chargée d'une mortalité importante (50 %). Elle se développe sur des valves natives ou lésées (surtout cœur droit), le plus souvent chez le toxicomane intraveineux ou en cas de cathéter veineux central. Elle peut se développer aussi sur des valves prothétiques.

Autres infections

Les staphylocoques peuvent provoquer des infections des muqueuses, en particulier ORL ou oculaires.

➡ Staphylococcies toxiniques (non suppuratives)

Plusieurs syndromes cutanés sont décrits. Ils ont en commun une exfoliation (clivage intra-épidermique) plus ou moins étendue provoquée par l'action d'une exotoxine exfoliante (exfoliatine ou épidermolysine). Les nourrissons et les petits enfants sont les plus touchés.

➡ Syndrome de choc toxique staphylococcique (*toxic shock syndrome* : TSS)

Il a été notamment décrit chez des jeunes femmes ayant leurs règles et utilisant des tampons « super absorbants » laissés plus longtemps en place que les autres pour cette raison. Le tableau montrait une fièvre en plateau à 39 °C, une hypotension (allant parfois jusqu'au choc), une érythrodermie scarlatiniforme généralisée ou palmo-plantaire suivie d'une phase de desquamation parfois accompagnée d'alopécie. Il faut au moins 3 atteintes viscérales pour le diagnostic de TSS.

➡ Entérocolites staphylococciques

Elles entrent dans le cadre des toxi-infections alimentaires, les entérotoxines thermostables sont présentes dans l'aliment. L'incubation est courte, quelques heures, et aboutit à un tableau intense mais non fébrile et rapidement résolutif.

Causes

Germes responsables

Les staphylocoques sont des cocci à Gram positif très résistants dans le milieu extérieur. On différencie les staphylocoques à coagulase positive (*S. aureus* ou staphylocoque doré) des staphylocoques à coagulase négative (*S. epidermidis*, et aussi *S. saprophyticus*, *S. hominis*...), appelés staphylocoques blancs.

Facteurs de risque

Les terrains à risque sont des sujets soumis à des traitements immunosuppresseurs, hospitalisés en milieu chirurgical ou ayant reçu une prothèse. D'autres facteurs jouent : âge extrême, dénutrition, tares sous-jacentes, antibiothérapie mal conduite, etc.

Toute mise en place de matériel étranger (prothèse, cathéter) est un facteur favorisant, comme les actes chirurgicaux complexes et longs, les actes invasifs. Certains secteurs hospitaliers doivent être plus particulièrement vigilants : chirurgicaux, oncologiques, pédiatriques, soins intensifs, maternité, long séjour.

Examens

Prélèvements de lésions apparentes et hémocultures permettent sans difficultés d'isoler le germe. Compte tenu de la possibilité de présence d'autres staphylocoques un peu partout, la qualité du prélèvement sera déterminante dans l'incrimination du germe isolé.

Les staphylocoques à coagulase négative, opportunistes, peuvent être responsables des mêmes pathologies que *S. aureus*. Comme ce sont des hôtes habituels de la peau, il faut multiplier les examens et les retrouver présents plusieurs fois pour les incriminer dans le processus pathologique en cours.

La réalisation d'un antibiogramme est indispensable, le caractère de résistance hétérogène sera recherché par étude spéciale de l'activité de l'oxacilline ou de la méticilline qui aboutit à l'identification de *S. aureus* résistant à la méticilline (SARM).

Le dosage des anticorps antistaphylococciques peut être utile dans des infections subaiguës déjà traitées de façon inopportune.

Traitement

La résistance des souches hospitalières évolue sans cesse et crée un souci constant qui impose systématiquement l'antibiogramme. Plus de 95 % des staphylocoques sont résistants à la pénicilline G et si 90 % des germes communautaires restent sensibles à la méticilline, il n'en est pas de même dans les hôpitaux (résistance de 20 à 60 % de SARM selon les services et les hôpitaux) où s'associe une résistance à toutes les céphalosporines et aux fluoroquinolones. Dans ces cas, on prescrira d'autres molécules (fosfomycine, acide fusidique, rifampicine, synergistines) et si besoin les antibiotiques de réserve ultime que sont les glycopeptides ; mais déjà des souches de résistance intermédiaire (GISA) ont été identifiées.

Prise en charge infirmière

Soins techniques

L'infirmière doit :

- respecter les règles de pose, d'entretien et de surveillance des lignes veineuses et de tout cathéter ;
- vérifier régulièrement les constantes (pouls, température, diurèse, pression artérielle). Prendre les mesures en cas de fièvre élevée ;
- veiller au respect des prises d'antibiotiques ;
- vérifier l'efficacité thérapeutique par la courbe thermique ;
- surveiller la prise en compte de la douleur ;
- assurer le suivi de l'isolement géographique et technique quand il a été décidé.

Prévention

À l'hôpital, la recherche et l'éradication des gîtes de staphylocoques fait partie des programmes de lutte contre la dissémination des bactéries multirésistantes. Dans certains établissements, l'isolement sera fait d'emblée pour des malades arrivant de séjours prolongés en institution ou admis en réanimation pour vérification de portage de SARM. La recherche des staphylocoques se fait systématiquement chez les patients à risque (futurs prothésés, greffés, services d'hématologie...) avec identification des staphylocoques multirésistants aux antibiotiques et mesures d'isolement. Une antibioprophylaxie antistaphylococcique est donnée pendant 24 heures au maximum. On effectuera une recherche suivie de l'éradication des gîtes de staphylocoques dans l'entourage d'un sujet victime de staphylococcie cutanée récidivante.

Éducation du patient et de sa famille

Il faut :

- apprendre le respect des règles d'hygiène dans l'industrie alimentaire et la restauration collective (information, éducation, évaluation) ;
- donner les conseils d'hygiène pour la prise en charge des affections cutanées staphylococciques.

Les infections à streptocoques et entérocoques

Définition

Les formes cliniques des infections à streptocoques sont variées en fonction du groupe de l'agent pathogène, du site de développement de l'infection et de la responsabilité directe du germe ou de la mise en jeu de complications immunologiques.

Rappel physiopathologique

Les streptocoques sont richement équipés en enzymes (streptodornase, streptokinase, hyaluronidase, ribonucléase entre autres) et en hémolysines (streptolysines S et O) au rôle important dans les infections et provoquant la formation d'anticorps. Les streptocoques A sont les plus pathogènes à cause de l'activité anti-opsonisante de leur acide hyaluronique et de leur protéine M.

Épidémiologie

Le réservoir naturel des streptocoques est l'homme ; le nasopharynx est le site essentiel de portage et explique que la transmission se fasse surtout par voie aérienne à l'occasion de contacts rapprochés. Le portage peut être plus rarement cutané ou entérique, notamment pour les entérocoques. Les entérocoques sont en cause dans 2 à 5 % des infections urinaires. Les pathologies dues à *Streptococcus pneumoniae* représentent 8 % des décès hospitaliers, 50 % des pneumonies bactériennes. L'incidence des pneumococcémies est de 24 pour 100 000 chez les personnes âgées et de 5 pour 1 000 chez les sujets à risque (immunodéprimés, splénectomisés).

Clinique

Les manifestations cliniques variées sont différenciées en infections locales, en bactériémies, en infections focalisées et en infections à entérocoques. Les pathologies dues à *Streptococcus pneumoniae* constituent une entité à part.

Infections locales à streptocoques

Elles comprennent les angines et les infections cutanées.

L'angine est la plus fréquente des infections streptococciques. L'inflammation fébrile et douloureuse des structures lymphoïdes de l'oropharynx (due aux virus dans 2/3 des cas) est marquée par le risque lié au streptocoque A : loco-régional (abcès, phlegmon de l'amygdale) et syndromes post-streptococciques (RAA, glomérulonéphrite).

L'infection cutanée s'exprime sous forme d'impétigo, d'érysipèle, de cellulite streptococcique *(voir chap. 4)*. La cellulite nécrosante (streptocoque A) est imprévisible et gravissime.

Septicémies

Leur rareté (grâce aux antibiotiques) ne doit pas occulter leur gravité. Elles apparaissent à partir d'une thrombophlébite contaminée ou sont issues d'un foyer cutané (streptocoque A), ORL ou dentaire (streptocoques non groupables), gynécologique (streptocoque B) ou digestif (streptocoque D). Les signes cliniques sont habituels : fièvre élevée, frissons, état général altéré, splénomégalie.

On observe parfois des signes associés : au niveau cutané (exanthème scarlatiniforme, éruptions vésiculo-papuleuses, purpura pétéchial, nouures hypodermiques), au niveau articulaire (arthralgies, arthrites) ou au niveau vasculaire (phlébites des membres inférieurs). Sans traitement, des atteintes polyviscérales (métastases septiques) sont possibles.

Infections focalisées

Les ostéo-arthrites : de 10 à 20 % sont dues aux streptocoques. Les expressions sont multiples : arthrites, spondylodiscites, coxites ou sacri-iliites (en post-partum, elles sont dues au groupe B).

Les infections neuro-méningées : sous forme d'abcès cérébraux ; les méningites sont rares et secondaires à un foyer ORL, à une endocadite ou lors d'un traumatisme crânien.

Les infections pleuro-pulmonaires : on peut voir des pneumopathies, des abcès pulmonaires le plus souvent sur des terrains à risque (éthylo-tabagisme, mauvais état bucco-dentaire, maladie pulmonaire sous-jacente).

Infections à entérocoques

Elles donnent des infections urinaires (de 2 à 5 % des cas), abdominales ou pelviennes ou prennent une forme bactériémique. Dans ce cas, l'entérocoque n'est souvent pas le seul germe en cause (de 30 à 40 % des cas). Cette pathologie est fréquemment liée aux infections nosocomiales secondaires à des explorations ou à des interventions urinaires, abdominales, ou biliaires. Le risque de greffe cardiaque avec apparition d'une endocardite est très élevé.

Une infection systémique à entérocoque ou à *Streptococcus bovis* (groupe D) doit faire rechercher une atteinte digestive sous-jacente : cancer, entéropathie, cirrhose. Les entérocoques sont également responsables d'infections néonatales.

Infections à pneumocoques

Dues à *S. pneumoniae*, elles constituent un domaine particulier de la pathologie dans lequel on distingue les pneumopathies franches lobaires aiguës et les méningites purulentes (1re cause chez l'adulte) et aussi des broncho-pneumonies et des localisations ORL (voir dans la même collection *Pneumologie et soins infirmiers*).

Manifestations secondaires

Elles surviennent exclusivement après une infection à streptocoque A. Elles se répartissent en rhumatisme articulaire aigu (RAA), glomérulonéphrite aiguë (GNA), érythème noueux et chorée de Sydenham. Les lésions sont de type inflammatoire sans suppuration, le germe n'est pas présent au site de l'inflammation. L'atteinte survient après une période asymptomatique.

Causes

Germes responsables

Les streptocoques A sont responsables d'infections localisées ou systémiques qui peuvent être suivies de manifestations secondaires non infectieuses.

Les streptocoques C et G provoquent des infections ORL et cutanées.

Le streptocoque B concerne avant tout la pathologie néonatale.

Le groupe D est divisé en Enterococcus (espèces principales : *E. faecalis, E. faecium, E. durans*) et en *Streptococcus bovis.*

Facteurs de risque

Les facteurs sont nombreux et variés, liés à une pathologie sous-jacente (diabète, cirrhose, syndrome lympho-prolifératif, cancers, etc.), à l'individu (âge, traitements immunodépresseurs, toxicomanie, hygiène générale et bucco-dentaire déficiente...), et/ou à l'hospitalisme infectieux (investigations médico-chirurgicales, soins intensifs, etc.).

Examens

Les prélèvements seront adaptés aux sites de l'infection, ils devront être réalisés avec rigueur compte tenu de la difficulté d'interprétation liée à la colonisation fréquente par de nombreux germes du voisinage. Des réponses quantifiées en numération de germes seront attendues des laboratoires de bactériologie.

Les hémocultures seront systématiques.

Les examens complémentaires explorent le syndrome inflammatoire et l'hémostase. D'autres investigations sont réalisées en fonction des atteintes des organes (imagerie médicale, échographie cardiaque, ponctions, etc.).

Traitement

Les septicémies à streptocoques A sont généralement sensibles à la pénicilline G (500 000 UI/ kg/j sans dépasser 30 millions pour un adulte) prescrite pendant 20 à 30 jours. Contre les autres streptocoques, le médecin ajoute un aminoside pour avoir un effet synergique. L'allergie à la pénicilline impose de passer aux glycopeptides, à la fosfomycine ou à la rifampicine en association.

Les entérocoques se caractérisent soit par des résistances naturelles à la pénicilline M, aux céphalosporines, à l'aztreonam, aux lincosamides ou aux aminosides à bas niveau, soit par des résistances acquises (érythromycine, clindamycine, cyclines, aminosides à haut niveau) limitant les thérapeutiques.

Pour *S. pneumoniae*, l'antibiotique de choix est la pénicilline G ou l'amoxicilline.

Prise en charge infirmière

Soins techniques

L'infirmière doit :

- faire respecter strictement les prise d'antibiotiques ;
- dispenser antipyrétiques et spasmolytiques en fonction de l'état clinique ;
- contrôler l'efficacité des traitements par la courbe thermique et l'évolution clinique ;
- respecter les règles de pose, d'entretien et de surveillance des lignes veineuses et de tout cathéter ;
- vérifier régulièrement les constantes (pouls, température, diurèse, pression artérielle) ;
- prendre les mesures nécessaires en cas de fièvre élevée ;
- surveiller la prise en compte de la douleur ;
- dépister les complications, voire un choc hémodynamique (hypovolémique ou septique).

Prévention

La prise en charge des affections chroniques favorisantes doit être constante et une antibioprophylaxie réglée et courte se justifie en cas d'intervention chirurgicale.

La prévention du RAA repose sur une *antibiothérapie prophylactique* mise en place dès la fin du traitement curatif. La benzathine-pénicilline (Extencilline®) est prescrite à 1 200 000 U toutes les 2 à 3 semaines pendant 5 ans (formes majeures), et pendant 1 an pour les formes mineures.

Vaccination : le vaccin antipneumococcique est destiné aux sujets à risque (plus de 65 ans, maladies cardiaques ou respiratoires chroniques, cirrhose, asplénisme, Hodgkin, enfant de plus de 2 ans immunodéprimé). C'est un vaccin contenant les antigènes polysaccharidiques de 23 sérotypes les plus fréquents. L'injection se fait en IM ou SC. Il est assez bien toléré et son efficacité est d'environ 80 %, moins chez les immunodéprimés.

Soins relationnels et éducatifs

Il faut :

- enseigner l'hygiène générale et bucco-dentaire soigneuse aux sujets à risque ;
- adresser le patient en consultation pour prendre en charge les pathologies sous-jacentes (diabète, cirrhose) ;
- expliquer les contraintes liées à l'isolement septique.

vous devez savoir faire...

Actes infirmiers

- Rassembler les informations et participer aux techniques employées ou prescrites par le médecin pour poser son diagnostic.
- Assurer la surveillance d'un malade sévèrement infecté.
- Pratiquer des hémocultures : les bons gestes au bon moment.
- Informer le patient des prélèvements à effectuer.
- Prévenir les complications dues à la fièvre.
- Dispenser une antibiothérapie et surveiller son efficacité.
- Contribuer à l'évaluation du degré d'impotence articulaire.
- Veiller au respect de l'application du traitement.
- Éclairer le patient sur sa maladie.
- Évaluer un dysfonctionnement organique.
- Déceler une décompensation.
- Dispenser des soins et surveiller un patient avec traitement particulier.
- Enseigner au patient et à son entourage l'autogestion d'une maladie articulaire.

... donc vous devez savoir :

Connaissances requises

- Nommer les agents bactériens responsables et leur écologie.
- Énoncer les modes de contamination, citer les causes favorisantes.
- Nommer les différentes expressions cliniques de la maladie.
- Indiquer les examens utiles au diagnostic bactériologique.
- Connaître les principes des traitements et leur surveillance.
- Expliquer le traitement le plus courant, légitimer sa durée.
- Connaître les complications, décrire la gravité des tableaux.
- Savoir prévenir et évaluer la souffrance et la détresse des femmes enceintes ; participer à leur prise en charge.
- Prévenir, évaluer la douleur et participer au soulagement des patients.
- Prévenir les complications liées à l'immobilité.
- Surveiller l'efficacité d'un traitement antalgique.
- Lever le patient et l'aider à marcher.

La brucellose

Définition

La brucellose (ou fièvre de Malte, ou mélitococcie) est une zoonose commune à l'homme et à certains animaux.

Rappel physiopathologique

La contamination humaine se fait par voie cutanéo-muqueuse ou par voie digestive. Après pénétration, le germe atteint le premier relais ganglionnaire lymphatique et s'y multiplie. Cette incubation dure de 8 à 15 jours. Puis survient la phase de dissémination septicémique avec extension aux organes riches en cellules mononucléées (ganglions, foie, rate, moelle). La Brucella se multiplie essentiellement en intracellulaire. Dans la phase de localisation secondaire qui succède, un ou plusieurs foyers brucelliens (ostéo-articulaire, hépato-splénique, neuro-méningé) évoluent sur un mode subaigu. La guérison est souvent obtenue par le traitement mais le patient peut rester porteur de brucelles (site profond) et développer une sensibilisation à leur endotoxine qui forme la brucellose chronique.

Épidémiologie

La contamination professionnelle se fait par contact avec des sécrétions animales infectées ou lors d'avortement ou de mise à bas, par voie cutanée (excoriations sur les mains) ou digestive (mains contaminées). À côté de cet aspect lié au métier, dans 1/4 des cas la contamination se fait par consommation de produits laitiers (fromage frais) ou de crudités contaminés par du fumier. La contagiosité est très importante mais la transmission interhumaine est rarissime.

La brucellose humaine apparaît dans les zones où la brucellose animale existe : sud de la France chez les caprins et les ovins (80 % des cas humains), surtout au nord pour les bovins. La brucellose porcine est exceptionnelle en France.

En France, le nombre des cas de brucellose humaine est en diminution (100 cas en 1995) mais il existe de nombreux cas non déclarés et l'incidence véritable de cette maladie est de 10 à 25 fois supérieure aux chiffres notifiés. Dans les pays méditerranéens et du Moyen-Orient, l'incidence annuelle de la brucellose va de 1 à 78 cas pour 100 000 habitants.

La maladie animale est importante dans d'autres pays, notamment les pays émergents où elle retentit sur le plan économique. Chez l'animal, la maladie est une affection génitale avec portage bactérien pendant plusieurs années, qui se traduit essentiellement par des avortements.

Clinique

Les contaminations sont asymptomatiques dans 90 % des cas. Quand la maladie s'exprime, elle évolue en trois phases.

Brucellose aiguë septicémique

La fièvre est classiquement ondulante (oscillations au début suivies par une phase en plateau, puis oscillations décroissantes), mais elle peut être en plateau d'emblée ou être irrégulière. Il existe une production de sueurs nocturnes abondantes. Le malade décrit des douleurs diffuses. Le foie, la rate sont fréquemment augmentés de volume et les adénopathies sont palpables. Une atteinte articulaire ou une orchite peuvent se voir. L'évolution spontanée se fait vers la diminution en intensité et en fréquence des ondes fébriles. Sous antibiotiques, la fièvre cède rapidement.

Brucellose secondaire ou focalisée

C'est parfois la révélation d'une infection passée inaperçue au début. Elle s'accompagne d'une asthénie marquée. Les localisations les plus fréquentes sont ostéo-articulaires (spondylodiscite, sacro-iléite, arthrite de hanche) ou neuro-méningées (méningite à liquide clair, méningo-encéphalite, méningo-myéloradiculite).

Brucellose chronique

Elle peut apparaître dans les suites immédiates ou à distance d'une brucellose aiguë, être secondaire ou encore marquer le début de la maladie. Les signes sont surtout subjectifs : asthénie, sueurs, douleurs, fébricule à l'effort physique. Les antibiotiques ne modifient pas l'évolution qui se prolonge.

Causes

Germes responsables

La maladie est due à des coccobacilles à Gram négatif du genre Brucella. Trois espèces sont pathogènes pour l'homme : *Brucella melitensis* (atteint les caprins et les ovins), *Brucella abortus bovis* (atteint les bovins) et *Brucella abortus suis* (brucellose porcine).

Facteurs de risque

Les risques sont soit liés à la profession (vétérinaires, éleveurs, employés d'abattoirs) soit de type alimentaire (produits non contrôlés) ou associés aux activités de loisirs.

Examens

L'hémogramme montre une leuconeutropénie habituelle. Le syndrome inflammatoire biologique est peu intense et la VS est modérée sauf en cas de foyers suppurés.

Diagnostic direct

Le diagnostic peut se faire par mise en évidence du germe.
Les hémocultures à la période de dissémination bactériémique sont souvent positives. Les milieux actuels sont aptes à la culture des Brucella mais le laboratoire sera averti de cette recherche car il s'agit d'une culture lente et il faut garder longtemps les flacons (plus d'une dizaine de jours).
Des prélèvements divers (pus, biopsie...) seront mis en culture : prévenir le laboratoire car la manipulation du germe présente un danger de contagion.

Diagnostic indirect

La méthode de référence (séro-agglutination de Wright) recherche la présence d'anticorps « agglutinants » témoins de l'infection. Le taux minimal significatif est de 1/80 (100 UI) et apparaît vers le 12e ou le 15e jour. Il existe des faux positifs et des faux négatifs. Ce taux est souvent négatif au stade de brucellose chronique.
Les méthodes immuno-enzymatiques récentes (ELISA, immunofluorescence indirecte) apportent plus de sensibilité et de spécificité qu'auparavant.
L'intradermoréaction (IDR) à la mélitine n'est plus pratiquée depuis 1993, après l'arrêt de fabrication du test.

Traitement

Il repose sur des antibiotiques ayant une bonne diffusion tissulaire et cellulaire :
- les cyclines sont recommandées : doxycycline ou minocycline, 200 mg en 1 prise par jour chez l'adulte ;
- la rifampicine est irrégulièrement active (de 10 à 20 % de résistance). Elle est prescrite (15 mg/kg/j) chez l'enfant et la femme enceinte chez lesquels les cyclines sont contre-indiquées.

En pratique, dans la brucellose aiguë, on donne une bithérapie par cycline et rifampicine (6 semaines) ou cycline, 6 semaines, et streptomycine, 3 semaines. Dans la brucellose focalisée : cycline + rifampicine, de 6 semaines à 3 mois selon l'importance du foyer.
Les antibiotiques n'ont pas d'indication dans la brucellose chronique sans foyer identifié.

Prise en charge infirmière

Prévention

La brucellose est une maladie à déclaration obligatoire.

Les précautions individuelles pour les personnes exposées (vétérinaires, laboratoires) lors de manipulations de produits pathogènes à risque (concentration élevée de bactéries) reposent sur l'hygiène, le port de gants et de masques.

La vaccination concernait les vétérinaires et le personnel des abattoirs mais le vaccin n'est plus disponible en France : elle ne paraît plus justifiée en raison des mesures vétérinaires appliquées pour réduire la brucellose animale : surveillance des troupeaux et abattage des animaux infectés.

Soins relationnels et éducatifs

L'infirmière doit :

- conseiller d'éviter la consommation de lait cru non pasteurisé ou de produits lactés non contrôlés et recommander le traitement par la chaleur du lait ou des produits laitiers, qui est efficace dans la prévention de la brucellose humaine. L'éducation sanitaire doit être intimement liée à tous les échelons des activités de prévention et de lutte dans les pays à risque ;
- aider à la prise en charge des patients chroniques souffrant de troubles articulaires.

La leptospirose

Définition

Les leptospiroses sont des zoonoses dues à des spirochètes transmis accidentellement à l'homme.

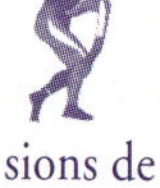

Rappel physiopathologique

Les leptospires franchissent la barrière cutanéo-muqueuse par les plaies, les érosions de la peau ou des muqueuses et passent dans le sang (bactériémie). Ils disséminent ensuite dans divers organes, notamment les méninges, puis le foie et les reins vers le 7e jour ; l'élimination urinaire des leptospires débute alors vers le 12e jour.

Épidémiologie

Les rongeurs sont le réservoir essentiel des leptospires : la majorité des rats sont porteurs de leptospires ; ils n'ont pas de signes cliniques et éliminent par leurs urines les leptospires qui souillent ainsi les eaux, les sols et survivent d'autant plus qu'il fait chaud et humide et que le milieu est alcalin. Le chien et le porc jouent également un rôle de réservoir *(fig. 4)*.

La transmission à l'homme est soit directe par morsure ou contact (maladie des égoutiers, des agriculteurs, des mineurs ou des employés d'abattoirs), soit le plus souvent indirecte par l'intermédiaire d'eaux souillées par des urines d'animaux (maladie des baigneurs en eau douce et des pêcheurs).

L'incidence en France est de 0,4 cas pour 100 000 habitants ; elle est plus fréquente en zones tropicales ou dans les territoires d'outre-mer (incidence à La Réunion multipliée par 30).

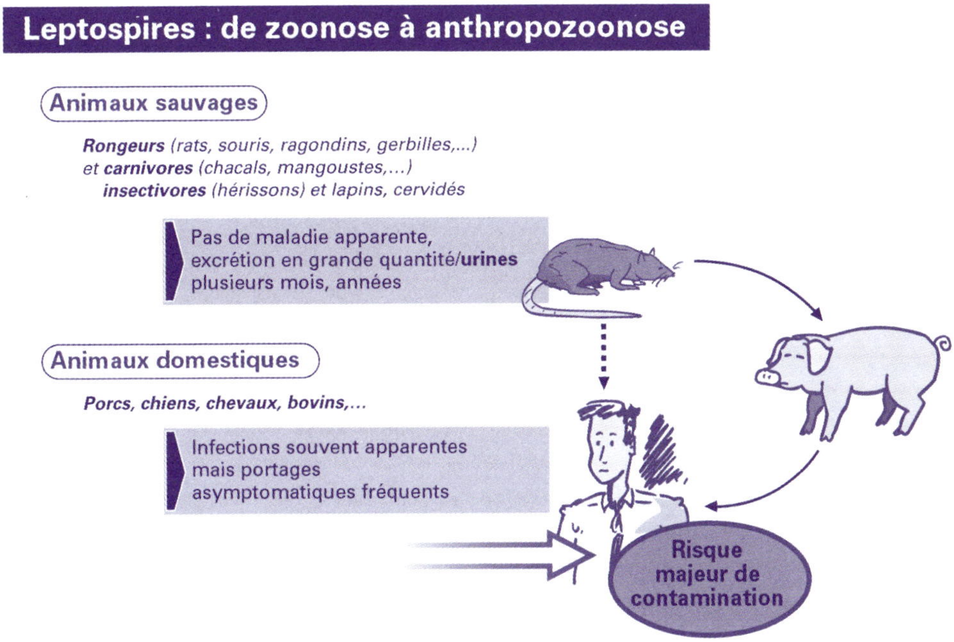

Figure 4 : *Épidémiologie de la leptospirose.*

Clinique

L'*incubation* dure de 6 à 14 jours et est suivie d'un début brutal de type sepsis (fièvre, frissons, tachycardie, hypotension), avec syndrome algique diffus (myalgies, arthralgies, céphalées), syndrome cutanéo-muqueux (injection conjonctivale, vasodilatation cutanée, rash cutané, herpès labial), et plus rarement syndrome méningé.

La phase d'état apparaît au 3e jour et continue ce tableau en associant les symptômes liés aux atteintes viscérales :

- l'ictère (témoin de l'atteinte hépatique) observé dans 50 % des cas est généralisé, « flamboyant » et fonce rapidement ; les urines sont foncées mais les selles ne sont pas toujours décolorées ;
- l'atteinte rénale (2/3 à 3/4 des cas) s'exprime en général par une oligurie avec protéinurie et hématurie microscopique évoluant favorablement. L'insuffisance rénale anurique est rare ;
- l'atteinte neuro-méningée (dans la moitié des cas) se traduit par une méningite à liquide clair, parfois objectivée biologiquement ;
- les manifestations hémorragiques sont plus rares, mineures à type d'épistaxis, de pétéchies, et plus rares encore sont les hémorragies digestives.

Causes

Germes responsables

Les leptospires sont des bactéries spiralées mobiles du genre Leptospira comprenant 2 espèces dont l'une (*Leptospira interrogans*) est pathogène et comporte plus de 130 sérotypes différents. Le plus rencontré est *Leptospira ictero-haemorragiae.*

Facteurs de risque

Ils sont liés aux contacts avec le réservoir animal sauvage ou domestique et avec le milieu extérieur où les leptospires peuvent survivre (activités professionnelles ou de loisirs nautiques).

Les causes favorisant les formes graves avec atteinte polyviscérale surviennent chez les alcooliques et les immunodéprimés. Il n'existe pas de liaison entre la gravité clinique et le sérotype de leptospire en cause.

Examens

L'hémogramme montre une hyperleucocytose avec polynucléose neutrophile, thrombopénie. La créatininémie est élevée et l'examen des urines montre une leucocyturie. Le LCR est clair avec prédominance de lymphocytes.

Bactériologie

Les examens à visée bactériologique doivent être répétés pour mettre en évidence des leptospires selon une chronologie précise :

- pendant les 5 premiers jours, pratiquer hémocultures et ponction lombaire car c'est la phase bactériémique avec diffusion dans le LCR où les leptospires peuvent être révélés au microscope par technique spéciale (fond noir) ;
- entre le 6e et le 12e jour s'écoule une phase muette pour le laboratoire ;
- après le 12e jour, la recherche des leptospires dans les urines peut débuter.

La culture est lente et s'effectue sur des milieux spéciaux ; l'examen direct est capital.

Sérodiagnostic

Le taux des anticorps, faible vers le 8e jour, devient détectable facilement au 15e jour. Deux prélèvements à 15 jours d'intervalle permettent de saisir cette montée des taux. Le test de référence est la réaction de lyse de Martin et Pettit. L'antibiothérapie diffère la montée des taux d'anticorps, atténuant ainsi les réactions sérologiques.

Traitement

La pénicilline G est prescrite précocement à la dose de 150 000 U/kg/j en 4 perfusions. En cas d'allergie, les tétracyclines (doxycycline, minocycline) prennent le relais (3 mg/kg/j en 1 perfusion). La durée varie de 10 à 15 jours.

Le traitement des symptômes relève de chaque complication : rééquilibre hydro-électrolytique, transfusions, hémodialyse, échanges plasmatiques. Les cas sévères relèvent de la réanimation et de l'assistance respiratoire.

Prise en charge infirmière

Soins techniques

L'infirmière :

- assure le suivi des constantes physiologiques : température, pouls (une accélération évoque la survenue d'une complication), pression artérielle, diurèse ;
- assure la prise en charge de l'hydratation au cours du sepsis, qui tient compte de la soif exprimée, de la quantité de liquide bue, de la sécheresse des muqueuses, du niveau de conscience ;
- effectue des contrôles de l'hémogramme et de l'hémostase ;
- dépiste la survenue de complications qui impose la surveillance cutanée (ictère d'hépatite), la surveillance rénale et neuro-méningée.

Prévention

La leptospirose une maladie à déclaration obligatoire.

La prévention pour les professionnels à risque s'appuie sur le port de bottes, de gants, de lunettes et de vêtements protecteurs. La dératisation doit être régulièrement effectuée dans les entreprises ou exploitations agricoles exposées.
Il existe une vaccination dirigée seulement contre *L. ictero-haemorragiae* et destinée aux professions exposées. La tolérance est bonne et l'efficacité estimée à 98 % après 3 injections.
Des mesures sont prises pour la surveillance de l'hygiène des eaux de baignade.

Soins relationnels et éducatifs

Pour les professionnels exposés, il faut informer sur la maladie et ses modes de contamination, inciter à la vaccination et à la prise de mesures d'hygiène générales et particulières (dératisation).
On doit éviter aux patients exposés accidentellement des recontaminations futures en rappelant les causes favorisantes et les situations à risque.

La listériose

Définition

La listériose est une maladie à symptomatologie polymorphe due à une bactérie : *Listeria monocytogenes*. Ce germe est peu pathogène chez l'homme sain mais des infections sévères surviennent lorsque les mécanismes normaux de défense sont altérés ou lors d'un déficit de l'immunité cellulaire.

Rappel physiopathologique

La bactérie possède un tropisme intracellulaire qui s'exprime particulièrement en cas de baisse des défenses de l'immunité cellulaire. Elle se propage ensuite dans les tissus en passant directement d'une cellule à l'autre. La contamination du fœtus se fait par voie sanguine transplacentaire ou à partir du liquide amniotique infecté par des abcès placentaires.

Épidémiologie

Le réservoir de germes est le milieu extérieur. Dans les sols, les eaux de rivières, de lacs et d'égouts, les boues, les plantes, les fourrages et l'ensilage (technique de conservation de fourrage pour animaux), *Listeria monocytogenes,* résistant à de nombreux agents physiques et chimiques, contamine séparément l'homme et de nombreuses espèces animales.
Les Listeria survivent dans les boues pendant au moins 8 semaines.
Les Listeria ont été isolées chez de nombreuses espèces de mammifères et d'oiseaux. Comme chez les animaux, il existe chez l'homme des porteurs asymptomatiques (estimés à 5 % de la population française).
On décrit des cas sporadiques avec une certaine recrudescence en automne et au printemps. Plusieurs graves épisodes épidémiques liés à la consommation de charcuterie ou de fromage ont été récemment reconnus en France. L'incidence actuelle en France atteint environ 300 cas par an. La listériose néonatale représente 7 % des infections.
Des cas peu fréquents de transmission directe par voie cutanéo-muqueuse ont été rapportés chez les vétérinaires et les éleveurs.

Clinique

Listériose de l'adulte

L'expression habituelle est l'atteinte neuro-méningée sous trois formes :
- méningite aiguë purulente : elle est identique à toute méningite bactérienne, mais le LCR peut parfois être clair à prédominance lymphocytaire ;

• méningo-encéphalite : au syndrome infectieux et méningé s'ajoutent des signes neurologiques variés (troubles de la conscience, convulsions, paralysies). C'est la forme la plus fréquente ;
• rhombo-encéphalite : elle s'exprime par des paralysies multiples des nerfs crâniens.

Les bactériémies sont plus rares et touchent généralement les sujets âgés ou débilités par une affection préexistante (cirrhose, cancer) ou la femme enceinte.

Les formes localisées (oculaires, cutanées, ganglionnaires) sont rares en France.

Listériose de la femme enceinte

Les signes sont fréquemment sans spécificité, d'allure virale (état pseudo-grippal, fébricule isolée, troubles digestifs). Parfois totalement latente, elle ne se révèle que par ses conséquences obstétricales : avortement, accouchement prématuré. La chute de la température dès la délivrance est un signe évocateur.

Listériose néonatale

Si la grossesse s'est poursuivie, il peut y avoir soit à la naissance une granulomatose septique infantile qui est un état septique sévère de pronostic redoutable, soit dans les 3 semaines qui suivent l'accouchement une méningite aiguë suppurée.

Causes

Germes responsables

Listeria monocytogenes est un petit bacille à Gram positif présent dans l'eau, le sol, les plantes. Résistant, il est capable de se multiplier à basse température (4 °C), donc aux températures de réfrigération, dans des solutions concentrées en sel (>10 % en chlorure de sodium) ou en présence de bile.

Les Listeria résistent à la pasteurisation, survivent à la congélation et sont détruites par la cuisson.

Actuellement, on distingue 7 espèces différentes dans le genre Listeria dont *L. monocytogenes,* seule espèce pathogène pour les animaux et l'homme.

Facteurs de risque

Ils sont représentés par la consommation d'aliments contaminés, avec baisse des mécanismes normaux de défense (nouveau-né, vieillard, cirrhotique) ou déficit de l'immunité cellulaire (lymphomes, traitements immunodépresseurs). Mais l'infection à VIH n'est pas un facteur de risque.

Les aliments le plus fréquemment contaminés par *L. monocytogenes* (sensible à la chaleur) sont consommés sans cuisson, et les plus à risque sont ceux à durée de vie longue : produits laitiers, charcuterie et produits de la pêche. Une enquête de la DGCCRF révèle qu'environ 10 % des aliments sont contaminés lors de leur distribution.

Examens

Les hémocultures, le LCR (obtenu par ponction lombaire) ou d'autres prélèvements permettent l'isolement, la culture et l'identification du germe.

Les hémocultures seront pratiquées devant tout état fébrile inexpliqué chez la femme enceinte.

Au cours d'un accouchement fébrile, le placenta sera examiné pour recherche d'abcès et adressé pour culture ; des prélèvements seront multipliés chez le nouveau-né (méconium, orifices, liquide gastrique, etc.).

Traitement

En cas d'atteinte neuro-méningée : amoxicilline (Clamoxyl®) 200 mg/kg/j en injection IV, associée à un aminoside (Gentalline®) 3 mg/kg/j ou au cotrimoxazole (Bactrim®) IV.

En cas de listériose néonatale : amoxicilline + aminoside.

Chez la femme enceinte : amoxicilline 4 g/j *per os* + aminoside (2 mg/kg/j) pendant 10 à 15 jours au bout desquels on continue l'amoxicilline seule jusqu'au terme.

Prise en charge infirmière

Soins techniques

L'infirmière doit :

- surveiller les constantes physiologiques ;
- dépister les dysfonctionnements neurologiques et les premières manifestations neuro-méningées puis surveiller l'état de conscience ;
- prendre en compte tout signe d'infection, notamment chez la femme enceinte où tout épisode fébrile inexpliqué justifie des hémocultures systématiques et répétées ;
- assurer les prélèvements à visée diagnostique (hémocultures et aide à la ponction lombaire) ;
- conduire la prise en charge du patient en fonction de la gravité des tableaux exprimés : du soin de confort aux soins intensifs.

Prévention

La prévention de la listériose pour les personnes à risque que sont les femmes enceintes, les patients immunodéprimés et les personnes âgées est précisée dans le BEH 23/1995 :

- *aliments à éviter :*
  - fromage à pâte molle ou au lait cru, poissons fumés et graines germées crues ;
  - pour la charcuterie à consommer en l'état (pâté, rillettes, produits en gelée, jambon…), choisir les denrées préemballées et consommer rapidement après l'achat ;
- *règles d'hygiène à respecter :*
  - cuire soigneusement les aliments crus d'origine animale (viandes, poissons) ;
  - laver soigneusement les légumes crus et les herbes aromatiques ;
  - conserver les aliments crus (viande, légumes, etc.) séparément des aliments cuits ou prêts à être consommés ;
  - après la manipulation d'aliments non cuits, se laver les mains et nettoyer les ustensiles de cuisine qui ont été en contact avec ces aliments ;
  - nettoyer fréquemment et désinfecter ensuite le réfrigérateur avec de l'eau javellisée ;
  - à la maison, réchauffer soigneusement les restes alimentaires et les plats cuisinés avant consommation immédiate.

Dans les circuits de restauration collective et dans la distribution alimentaire, la lutte contre la listériose repose sur le développement des systèmes d'assurance qualité (HACCP), sur les autocontrôles et les contrôles.

vous devez savoir faire...

Actes infirmiers

- Assurer la surveillance d'un malade sévèrement infecté.
- Prévenir les complications dues à la fièvre.
- Dispenser les traitements et surveiller leur efficacité.
- Appliquer au malade les recommandations d'hygiène standard et spécifiques.
- Évaluer un dysfonctionnement organique.
- Savoir assurer l'isolement phonique et lumineux d'un patient.
- Informer l'entourage sur la maladie.
- Vérifier le bon fonctionnement des appareils de traitement.
- Participer à la prise en charge de la douleur.

... donc vous devez savoir :

Connaissances requises

- Évaluer la souffrance et la détresse du patient et de sa famille, aider à leur soulagement.
- Savoir installer et mobiliser un patient atteint de tétanos.
- Prévenir les complications liées à l'immobilité.
- Surveiller l'efficacité d'un traitement antalgique.

Le tétanos

Définition

Le tétanos est une toxi-infection grave dont la mortalité s'élève à 30-40 % dans les pays développés. Elle est due à *Clostridium tetani* ou bacille de Nicolaier. C'est une maladie ne provoquant pas d'immunité protectrice.

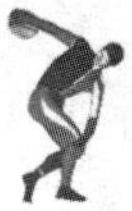

Rappel physiopathologique

L'agent pathogène *(Clostridium tetani)* se trouve dans le sol et les fèces humaines et animales. Dans le milieu extérieur, il persiste longtemps sous forme de spore résistante. Toute plaie peut entraîner la pénétration du bacille dans l'organisme humain. Le germe ne diffuse pas, il se multiplie localement au niveau de cette porte d'entrée et y sécrète une exotoxine. C'est cette toxine neurotrope qui va migrer le long des nerfs pour aller se fixer au niveau du système nerveux central et qui est seule responsable des manifestations cliniques : elle bloque les neurotransmetteurs inhibant les neurones alpha qui, dès lors, ne sont plus contrôlés et provoquent une spasticité majeure.

Épidémiologie

Le tétanos est très rare dans les pays développés (moins de 30 cas par an en France) grâce à la vaccination. Il atteint essentiellement les sujets âgés non ou mal vaccinés.

Dans les pays en voie de développement, la fréquence est considérable (plus de 1 million de cas par an) et constitue l'une des dix premières causes de mortalité.

L'infection n'est pas contagieuse.

Clinique

L'incubation s'étend du jour de la blessure (plaie d'inoculation) à la survenue des premières contractures ; elle dure de 6 à 15 jours et plus elle est courte (moins de 7 jours), plus le pronostic est mauvais.

Elle est suivie par la phase d'invasion qui court entre le premier signe (en général le trismus) et la généralisation de la contracture, et qui dure en moyenne 2 jours. Le trismus est une contracture permanente, invincible et parfois douloureuse des muscles masticateurs qui empêche l'alimentation. L'extension de la contracture se fait vers le pharynx et la face.

À la phase d'état, les contractures sont généralisées (attitude en opisthotonos), permanentes avec des poussées paroxystiques douloureuses, spontanées ou provoquées par la moindre excitation sensorielle. Il n'y a pas de syndrome fébrile.

Le décès est dû aux complications respiratoires (apnée, troubles de déglutition), aux complications infectieuses iatrogènes de la réanimation, aux accidents de décubitus.

Le *tétanos néonatal* apparaît environ 12 jours après la naissance ; la difficulté à la succion est le premier signe avant une évolution identique à la forme de l'adulte.

Causes

Germes responsables

La maladie est due à un bacille tellurique anaérobie à Gram positif, *Clostridium tetani* ou bacille de Nicolaier

Facteurs de risque

Toute atteinte à l'intégrité de l'organisme peut favoriser l'entrée du bacille. Le plus souvent les portes d'accès sont cutanées : plaies, écorchures, brûlures, ulcères de jambe. Le germe étant anaérobie, le risque est accentué quand la plaie présente

un faible potentiel d'oxydo-réduction lié aux tissus nécrosés, à la présence d'anfractuosités plus ou moins profondes, à l'ischémie ou à la présence d'un corps étranger.
Dans les pays émergents, les risques sont accentués par la mauvaise couverture vaccinale et le manque d'hygiène (injections intramusculaires avec du matériel souillé). De plus, des rites utilisant la terre comme pansement provoquent d'autres portes d'entrée : inoculation par le cordon ombilical (tétanos néonatal), tétanos post-abortum et post-partum.

Examens

Le diagnostic est clinique. Le diagnostic différentiel du trismus doit éliminer une cause dentaire, une angine, une arthrite temporo-maxillaire ou une prise de neuroleptiques. Il n'existe pas de tests biologiques.

Traitement

L'hospitalisation en service de réanimation s'impose quelle que soit la gravité du tétanos.

Traitement étiologique

Il faut nettoyer et parer la porte d'entrée, et retirer tout corps étranger.
Pour bloquer le développement du germe, une antibiothérapie est prescrite : pénicilline G, de 3 à 4 millions d'unités/jour en IV pendant 5 à 7 jours, en rappelant qu'elle n'agit pas sur la toxine.
Des immunoglobulines spécifiques d'origine humaine qui confèrent une protection pendant 30 jours sont injectées en IM à 250 UI (2 ml) ou à 500 UI (4 ml) ; parallèlement, la vaccination est lancée.

Traitement symptomatique

Les soins intensifs sont nécessaires : réanimation respiratoire avec intubation ou trachéotomie, sédatifs et drogues décontracturantes à doses élevées (benzodiazépines, phénopéridine, curare), alimentation par sonde naso-gastrique et traitement anticoagulant prophylactique.

Prise en charge infirmière

Soins techniques

L'infirmière doit assurer le nettoyage et l'antisepsie des plaies souillées. Le parage de la plaie sera le plus complet possible. En cas de doute, on adressera le blessé au médecin pour exploration et excision chirurgicale.
La prise en charge d'un patient admis en soins intensifs impose de mettre en œuvre toutes les bonnes pratiques infirmières de ce service, notamment sur le plan de la surveillance de l'appareil respiratoire et de la prévention des infections nosocomiales.
Toute stimulation sensorielle pouvant exacerber les contractures, le patient est isolé dans une chambre la moins bruyante possible, en semi-obscurité et d'accès réglementé. Des recommandations de discrétion et de silence seront imposées lors des soins.

Prévention

La maladie est à déclaration obligatoire.
En France, l'information sur le risque tétanique doit être assurée à l'occasion de soins notamment aux personnes âgées ou à risque (diabétiques) qui n'ont pas toujours assuré le suivi de leur vaccination. En cas de circonstances à risque (soins pour plaie), la prophylaxie doit être mise en œuvre.

Prophylaxie en dehors des situations à risque

Elle repose sur la vaccination par l'anatoxine tétanique obligatoire chez l'enfant à partir de 2 mois, en association avec les vaccins contre la diphtérie, la coqueluche, la poliomyélite et éventuellement *Haemophilus influenzae* B.

La vaccination comporte 3 injections (SC ou IM) à 1 mois d'intervalle avec rappel au bout de 1 an, puis de 5 ans chez l'enfant, et tous les 10 ans à l'âge adulte.

Il n'y a pas d'intolérance ni de contre-indication.

Prophylaxie du tétanos devant une plaie

Elle tient compte des éléments locaux et du statut vaccinal, et fait appel à la vaccination et à la sérothérapie.

Risque local :

- modéré : plaie minime, ulcère, intervention chirurgicale ;
- majeur : plaie large, souillée, avec présence de corps étranger ou prise en charge tardivement ; brûlures, gangrène, avortement septique.

La vaccination antérieure a été complète et est certaine :

- si le dernier rappel date de moins de 5 ans : pas de sérothérapie ni de vaccination ;
- si le dernier rappel date de 5 à 10 ans : pas de sérothérapie ni de vaccination ; cependant, si le risque est important, un rappel est effectué ;
- si le dernier rappel date de plus de 10 ans : un risque modéré amènera à faire un rappel de vaccin, un risque important imposera rappel et immunoglobulines (Ig) 250 UI.

La vaccination est incomplète :

- pour un risque modéré, faire un ou plusieurs rappels ;
- pour un risque important, lancer le(s) rappel(s) et ajouter les immunoglobulines 250 UI.

La vaccination est absente ou douteuse :

- pour un risque modéré : faire la vaccination complète + Ig 250 UI ;
- pour un risque important : vaccination complète + Ig 500 UI.

Tout doute sur l'état immunitaire de protection du blessé sera levé par détection des anticorps antitétaniques grâce à des tests rapides (environ 20 minutes) utilisables en service d'accueil des urgences.

Notes

vous devez savoir faire...

Actes infirmiers

- Rassembler les informations et participer aux techniques employées ou prescrites par le médecin pour poser son diagnostic.
- Assurer la surveillance d'un malade sévèrement infecté.
- Informer le patient des prélèvements à effectuer.
- Évaluer un dysfonctionnement respiratoire.
- Éclairer le patient sur sa maladie.
- Effectuer les prélèvements à but diagnostique et de suivi.
- Éduquer en matière de lutte contre le tabagisme.

... donc vous devez savoir :

Connaissances requises

- Connaître les bactéries responsables des légionelloses.
- Nommer les différentes formes cliniques.
- Indiquer les examens utiles au diagnostic bactériologique.
- Énoncer les principes des traitements et décrire leur surveillance.
- Décrire les règles de prévention des infections nosocomiales.
- Citer les modes de contamination des légionelloses.
- Expliquer le rôle d'une drogue (tabac).
- Préparer le patient en vue d'explorations invasives.

La légionellose

Définition

La légionellose est une pneumopathie aiguë dont l'agent causal est une bactérie du genre Legionella.

Rappel physiopathologique

Les Legionella survivent dans l'eau et s'y multiplient, notamment dans les amibes dites « libres ». De la même manière elles peuvent « parasiter » et assurer leur multiplication dans les cellules humaines macrophagiques. Les légionelles se multiplient dans les macrophages alvéolaires et causent leur destruction ; elles restent dans les alvéoles, provoquant une alvéolite fibrino-purulente.
Chez les immunodéprimés, les légionelles sont retrouvés dans le sang, le foie, la rate, les ganglions.

Épidémiologie

Les légionelloses ont été particularisées en 1977 à la suite d'une épidémie d'infection pulmonaire observée dans les suites d'un congrès de la Légion américaine à Philadelphie. En 1997, de nombreux touristes français ont été gravement contaminés par des Legionella dans des hôtels en Turquie et, en 1998, pendant la Coupe du Monde de football à Paris, une vingtaine de personnes ont contracté la légionellose (4 sont décédées). Plus récemment encore, les autorités sanitaires se sont mobilisées pour juguler des épidémies meurtrières dans le Nord et à Montpellier.
En région parisienne, les enquêtes ont montré que près de 70 % des équipements collectifs de distribution d'eau chaude contenaient des Legionella.
Le nombre de cas de légionellose diagnostiqués en France en 1995 était évalué à 530, mais leur nombre réel est sans doute bien supérieur, il est estimé entre 3 000 et 5 000 par an.
Les légionelloses acquises en milieu hospitalier représentent près de 20 % de l'ensemble des légionelloses.
La voie de contamination connue est la voie aérienne (inhalation d'eau contaminée par des légionelles). Les principales sources de contamination sont les tours de refroidissement, les climatiseurs (par les vapeurs créées et diffusées vers l'extérieur), les bains à jet, les bains à remous (jacuzzi), les fontaines réfrigérantes, les fontaines décoratives, les douches *(fig. 5)*.
D'autres modes de contamination (ingestion) n'ont pas été prouvés.
À ce jour, aucun cas de contamination interhumaine n'a été rapporté.

Clinique

Les légionelloses s'expriment principalement en trois formes cliniques : la pneumopathie à Legionella, ou « maladie des légionnaires », la légionellose des immunodéprimés et la fièvre de Pontiac.

Pneumopathie à Legionella ou « maladie des légionnaires »

Après une incubation de 2 à 10 jours, apparaissent des myalgies, une céphalée et une fébricule accompagnées parfois d'une toux sèche.
La phase d'état de la maladie peut associer, selon les cas, un syndrome infectieux, un syndrome neurologique (confusion mentale), un syndrome digestif (diarrhée), un syndrome rénal (protéinurie, hématurie, hyponatrémie), un syndrome respiratoire (toux, douleur thoracique, images radiographiques de pneumonie progressive atypique).
Les complications sont possibles : choc, coagulation intravasculaire disséminée, insuffisance respiratoire, insuffisance rénale aiguë.
Quand l'évolution est favorable, la rémission arrive en 8 à 12 jours ; les décès peuvent survenir vers le 7e ou le 8e jour.

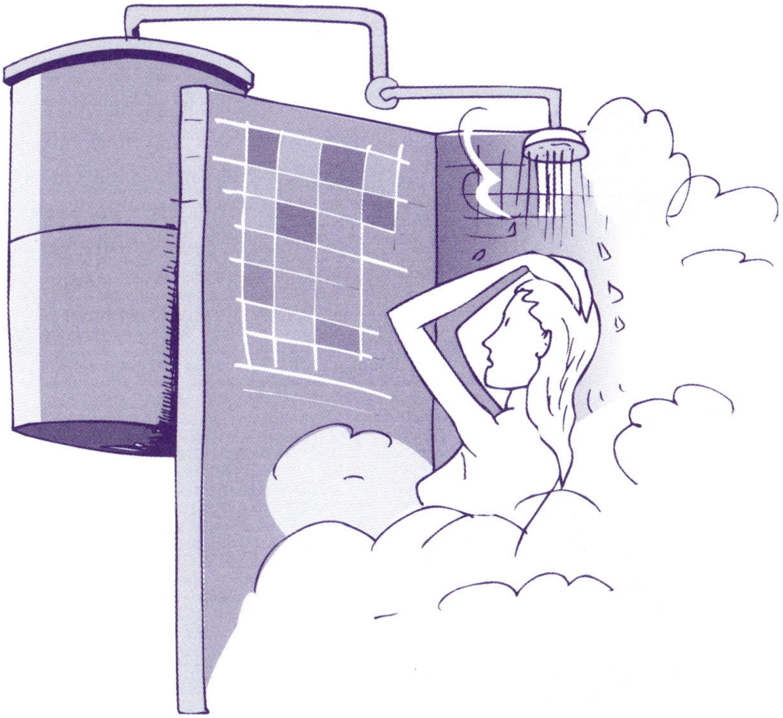

Figure 5 : *Facteurs de risque de légionellose : robinet et ballon d'eau chaude sanitaire, douche, jacuzzi, tours aéro-refroidissantes.*

Légionellose des patients immunodéprimés

La pneumopathie aiguë évolue vers l'abcédation. Le risque de mortalité est supérieur à 30 %. Il y a fréquemment association d'autres bactéries pathogènes aux Legionella.

La fièvre de Pontiac

Après incubation de 1 à 2 jours, survient un tableau grippal durant 2 à 5 jours avant la guérison spontanée.

Causes

Germes responsables

La Legionella est un bacille à Gram négatif aérobie strict, ubiquitaire, mobile ou immobile, polymorphe. On dénombre 39 espèces de Legionella divisées en sérotypes dont 3 espèces pathogènes principales : *Legionella pneumophila* (avec 14 sérotypes), agent causal des légionelloses diagnostiquées en France (sérotype 1 le plus fréquent), *Legionella jordanis* dans 10 % des cas et *Legionella bozemani* pour 3 % des cas.

Facteurs de risque

Le tabagisme est un facteur favorisant majeur qui altère la résistance naturelle des alvéoles pulmonaires aux infections.

Les situations à risque sont nombreuses : maladie respiratoire chronique, insuffisance cardiaque, post-opéré après anesthésie générale, diabète, intoxication alcoolique, immunodépression (chimiothérapie, corticothérapie, infection par le VIH, affection maligne, transplantation...), sujet âgé, et aussi les prématurés et les nouveau-nés n'ayant pas achevé le développement de leur système respiratoire.

Examens

Les prélèvements par aspiration endobronchique, aspiration trachéale, lavage broncho-alvéolaire permettent de découvrir la bactérie : l'examen direct après coloration montre des bacilles à Gram négatif souvent fusiformes. Une technique en immunofluorescence directe a une sensibilité proche de 50 %. La culture se fait sur milieux spéciaux en 4 jours à 37 °C.
La détection d'antigènes solubles dans les urines du patient atteint par immunofluorescence ou par agglutination au latex est un bon test recommandé dans les circulaires ministérielles.

Sérologie : l'immunofluorescence indirecte est la méthode de référence, sa spécificité dépasse les 90 %. Les anticorps apparaissant dans la première semaine de l'infection ont un pic au bout de 1 mois. Il existe cependant des réactions croisées avec les Chlamydiae, les rickettsies, les mycoplasmes et les leptospires.
Les tableaux cliniques variés peuvent faire réaliser des examens complémentaires : hémogramme, imagerie médicale, coproculture, exploration de l'hémostase, métabolisme rénal.

Traitement

L'érythromycine est l'antibiotique de choix que l'on prescrit rapidement avant la confirmation du diagnostic : de 0,5 à 1 g/6 h chez l'adulte (15 mg/kg/6 h chez l'enfant).
Le choc, l'insuffisance rénale ou respiratoire demandent une thérapeutique spécifique.

Prise en charge infirmière

Soins techniques

C'est la prise en charge habituelle des patients souffrant d'insuffisance respiratoire, du soin de confort à la ventilation assistée.
Selon le degré de gravité, l'état du malade peut justifier une gestion des soins en unité de soins intensifs.

Prévention

Éducation du patient

Les facteurs de risque sont multiples, ils seront évoqués avec le patient pour l'aider à ne pas se retrouver en situation d'exposition ou de fragilité.

Mesures générales de prévention

Face à l'importance du risque sanitaire, la Direction générale de la Santé a rédigé et diffusé la circulaire n° 98-771 du 31 décembre 1998 qui précise l'application des recommandations concernant la gestion du risque vis-à-vis de la prolifération des légionelles dans les réseaux et systèmes de traitement d'eau. Cette circulaire rappelle notamment que « la qualité microbiologique de l'eau est un paramètre essentiel de la maîtrise du risque nosocomial. Une contamination même faible (au niveau du seuil de détection, soit 1 000 légionelles [UFC] par litre d'eau par exemple) par des légionelles aux points d'usage peut constituer un danger sanitaire, particulièrement pour les sujets présentant des facteurs de risque en rapport avec une affection de l'appareil respiratoire ou avec une baisse de leurs fonctions immunitaires ».
Il est donc recommandé d'assurer un entretien régulier du réseau d'eau de l'établissement, de

rechercher des légionelles dans les réservoirs, ballons d'eau, installations à risque ainsi qu'aux points d'usage (2 points d'usage par tranche de 100 lits et au minimum 10 points d'usage pour les établissements de moins de 500 lits). Les analyses doivent être effectuées selon la norme NFT 90-431.

En pratique courante, il est recommandé de détartrer et de désinfecter efficacement les installations d'eau chaude sanitaire et de climatisation (vider les ballons d'eau chaude, détartrer les pommeaux de douchettes et les désinfecter à l'eau de Javel…).

maladies fongiques

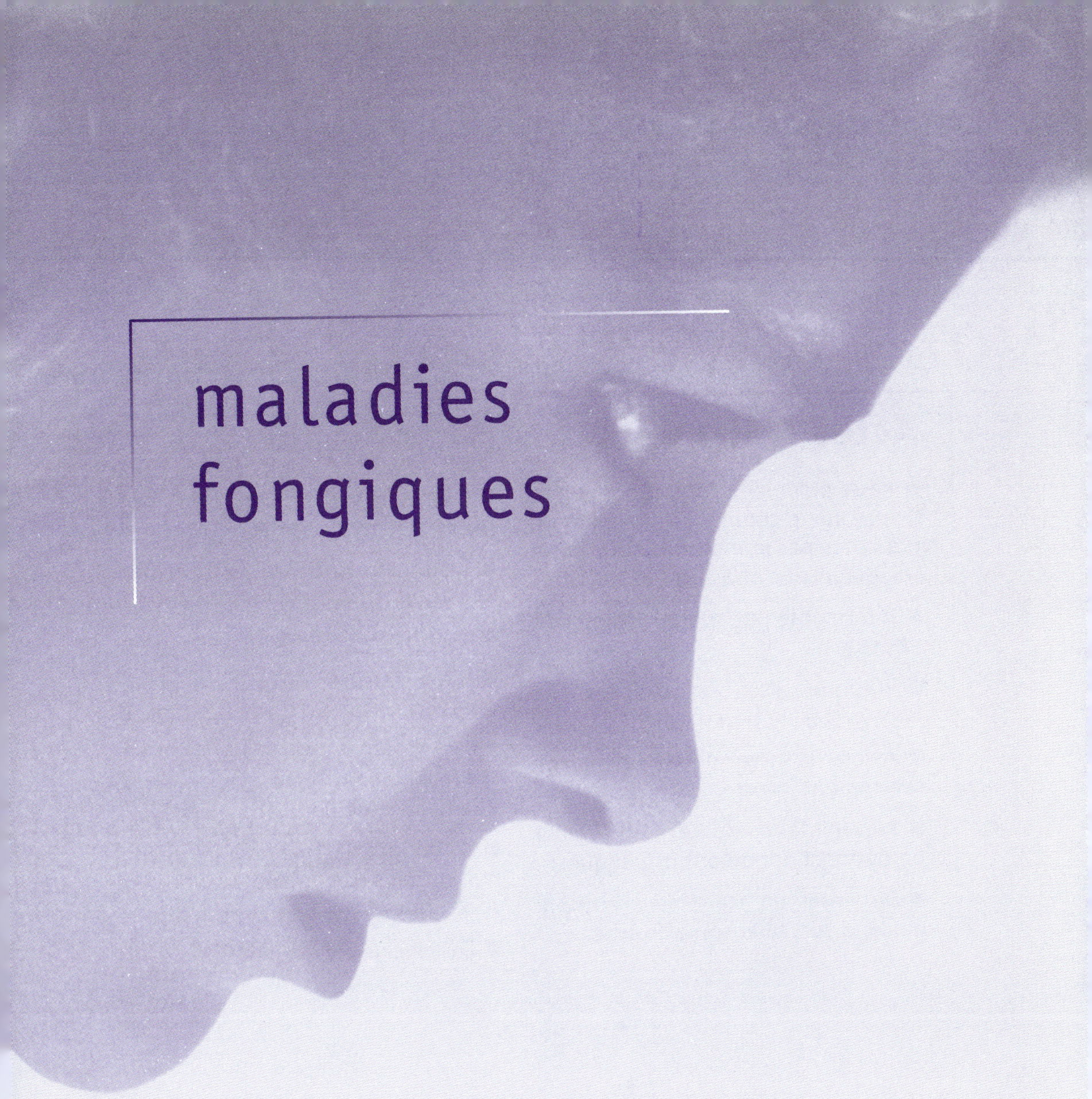

vous devez savoir faire...

Actes infirmiers

- Rassembler les informations et participer aux techniques employées ou prescrites par le médecin pour poser son diagnostic et assurer le suivi.
- Informer le patient des examens à effectuer.
- Pratiquer des hémocultures : les bons gestes au bon moment.
- Assurer la surveillance d'un malade sévèrement infecté.
- Prévenir les complications, évaluer un dysfonctionnement organique.
- Dispenser un traitement antifongique et surveiller son efficacité.
- Convaincre d'aller au bout de la durée prévue du traitement.
- Expliquer la gestion du traitement, veiller au respect de l'observance.
- Éclairer le patient sur sa maladie.
- Savoir assurer l'isolement protecteur respiratoire d'un patient (aspergillose).
- Prévenir et informer des risques liés à la qualité de l'air.
- Appliquer au malade les recommandations d'hygiène standard et spécifiques.
- Déceler une dissémination.

... donc vous devez savoir :

Connaissances requises

- Nommer les agents fongiques responsables.
- Indiquer les examens utiles au diagnostic bactériologique.
- Connaître les principes des traitements et leur surveillance.
- Légitimer la durée du traitement.
- Citer les modes de contamination des candidoses, des cryptococcoses.
- Décrire les règles de prévention des infections nosocomiales à Aspergillus.
- Citer les modes de contamination par Aspergillus.
- Justifier les règles de l'isolement protecteur.
- Connaître le fonctionnement des appareils.
- Expliquer le traitement le plus courant.
- Exposer les complications ; décrire la gravité des tableaux.
- Expliquer l'interdiction de certains plats, des plantes en pots.
- Énoncer les signes révélateurs des tableaux de dissémination.

L'aspergillose

Définition

Les aspergilloses sont des maladies dues à des champignons provoquant des infections profondes localisées ou invasives et créant parfois des situations de conflit immunologique.

Rappel physiopathologique

L'inhalation de spores d'Aspergillus (forme de dissémination du champignon) entraîne la colonisation des voies respiratoires. L'infection se déclenchera sur un terrain fragilisé par des lésions (bronchiques ou pulmonaires) ou par un déficit immunitaire. L'existence d'une cavité pulmonaire préformée permet la constitution d'un aspergillome. La production d'une toxine nécrosante peut aboutir à des hémorragies. Le tropisme vasculaire du champignon rend compte des thromboses et de leurs complications dans les formes invasives. Des manifestations immuno-allergiques peuvent se développer sur certains terrains.

Épidémiologie

Les Aspergillus colonisent le sol et les débris organiques. Les aspergilloses surviennent sans liaison apparente avec l'âge, le sexe ou la race. Elles sont en recrudescence.

La transmission des spores est le plus souvent aérienne. Elles sont disséminées par les systèmes de ventilation et de climatisation lors des travaux de construction ou de réfection des bâtiments ; l'alimentation peut également être une source de contamination (sachets de thé, poivre, fruits exotiques) et la terre des plantes en pot peut contenir des milliers de spores *(fig. 6)*. Enfin, la réactivation de formes latentes présentes chez des patients aux antécédents d'aspergillose ou d'aspergillome est un autre mode de contamination.

Clinique

Aspergillome du poumon

Le champignon colonise une cavité pulmonaire préexistante, par exemple une caverne tuberculeuse. Les signes cliniques sont souvent inexistants et la découverte est fortuite sur un examen systématique. Parfois une hémoptysie révèle et complique la maladie.

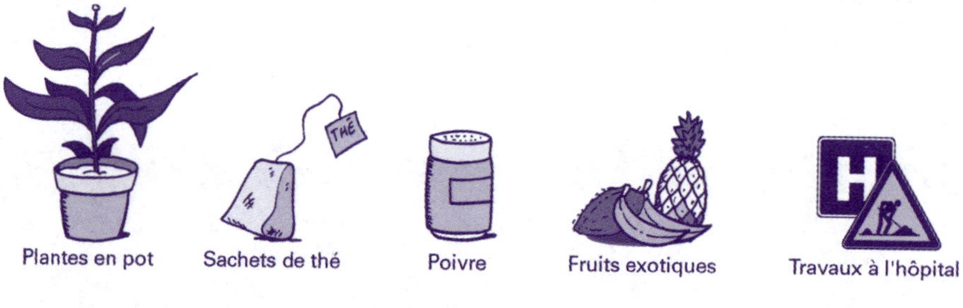

Figure 6 : *Gîtes de spores d'Aspergillus.*

Une localisation peut se voir au niveau du sinus maxillaire et s'exprimer en sinusite chronique pseudo-bactérienne.

Aspergillose invasive

La dissémination hématogène peut atteindre tous les viscères : poumon, cerveau, rein et organes (œil, os).

➡ Poumon

C'est une pneumopathie aiguë fébrile et extensive qui résiste aux antibiotiques et s'accompagne ou non de douleurs thoraciques. Elle survient chez un patient immunodéprimé. On peut observer des hémoptysies. La mortalité est très élevée (de 75 % à 100 % selon les études).

➡ Sinus maxillaire

La sinusite typiquement unilatérale va s'étendre aux structures de voisinage (cerveau et œil) provoquant des céphalées, une cécité unilatérale. Elle survient chez des sujets profondément immunodéprimés. *Aspergillus flavus* est le plus souvent incriminé.
Une invasion du conduit auditif externe est également possible, souvent due à *Aspergillus niger*.

Aspergillose immuno-allergique

Elle est caractérisée par un tableau d'asthme bronchique avec des infiltrats pulmonaires. Les expectorations peuvent contenir des éosinophiles et parfois des fragments mycéliens reproduisant les contours bronchiques. La fièvre est absente. Les spores aspergillaires ont également un rôle antigénique, déclenchant des alvéolites extrinsèques du type « maladie du poumon du fermier ».

Causes

Germes responsables

Les Aspergillus sont des champignons filamenteux. Ils sont très résistants en milieu extérieur et sont ubiquitaires. L'espèce la plus fréquente est *A. fumigatus ;* les autres espèces responsables d'aspergillose sont *A flavus, A. niger, A. terreus.*

Facteurs de risque

Les facteurs prédisposant à une infection par *Aspergillus sp.* sont bien définis et déterminent la forme clinique de l'infection. L'aspergillose invasive survient dans 90 % des cas chez des patients neutropéniques (les polynucléaires neutrophiles sont indispensables à la défense antiaspergillaire) et/ou traités par immunosuppresseurs et corticoïdes. Le risque est corrélé à la durée et à la profondeur de la neutropénie. L'aspergillose invasive est actuellement de plus en plus décrite chez les patients atteints de Sida évolué.

Examens

Au cours de l'aspergillome, le signe radiologique typique est l'image « en grelot » (ou truffe aspergillaire).
Au cours de l'aspergillose invasive, le scanner thoracique sert à préciser l'aspect et l'extension des lésions car les images radiologiques ne sont pas spécifiques. Le sérodiagnostic rend service en cas de positivité mais il est souvent négatif dans les formes graves à traiter en urgence. Il convient alors de rechercher dans le sérum, le liquide de lavage broncho-alvéolaire et les urines un antigène soluble. Le test est peu sensible mais très spécifique.
Dans les formes allergiques, l'hémogramme révèle une hyperéosinophilie sanguine. Les tests cutanés sont positifs à *Aspergillus fumigatus.* La sérologie est positive avec augmentation du taux d'IgE sériques totales et spécifiques antiaspergillaires
La certitude diagnostique (culture positive et/ou présence de filaments mycéliens) peut venir de l'isolement de l'agent pathogène dans des prélèvements variés : expectoration, liquide de lavage broncho-alvéolaire ou biopsies bronchiques ou pulmonaires.

Traitement

Les *aspergilloses invasives* imposent un traitement antifongique par voie systémique qui s'appuie sur l'amphotéricine B (Fungizone®) intraveineuse à la posologie de 0,7 à 1 mg/kg/j. Chez le neutropénique, on passe à au moins 1 mg/kg/j toujours en perfusion IV pendant 4 à 6 heures pendant les 15 premiers jours, avant de passer à l'itraconazole à 600 mg/j pendant 4 jours puis à 400 mg/j.

Une intervention chirurgicale précoce peut s'imposer devant des lésions pulmonaires proches de gros vaisseaux ainsi que pour les foyers des sinus ou du cerveau.

Le traitement de l'*aspergillome* est d'ordre chirurgical, pas toujours évident en raison de la pathologie sous-jacente. Le traitement antifongique systémique suit les protocoles des apergilloses invasives.

Prise en charge infirmière

L'infirmière informe le patient de la nécessité de :
- prolonger le traitement tant que l'immunodépression dure ; il sera repris à chaque épisode neutropénique ;
- d'éviter les contaminations aériennes en prenant des mesures d'isolement des services à risque en cas de travaux, en respectant les mesures de maintenance des systèmes d'aération, de ventilation et de climatisation, en effectuant des contrôles microbiologiques aériens réguliers (des systèmes de filtrage d'air et des chambres à flux laminaire sont parfois nécessaires) ;
- assure le suivi des prescriptions d'antifongiques, évalue la tolérance au traitement ;
- assure l'isolement respiratoire protecteur chez les sujets à risque ;
- veille aux règles alimentaires ;
- proscrire les plantes en pot.

Les candidoses systémiques

Définition

Les candidoses systémiques (ce chapitre ne traite pas des candidoses externes) sont dues à des levures, champignons du genre Candida. L'augmentation actuelle du nombre de cas en fait l'intérêt. Le pouvoir pathogène est souvent lié à des facteurs favorisants locaux ou généraux ; ces candidoses sont généralement très graves, opportunistes et nosocomiales.

Rappel physiopathologique

Les levures sont des saprophytes de l'être humain ou des animaux que l'on peut trouver normalement (flore résidente) dans les cavités buccale, digestive et, en moindre quantité, génitale. Elles se fixent sur des récepteurs présents sur les cellules des muqueuses et peuvent bourgeonner et émettre des filaments qui favorisent leur pénétration dans les tissus. Les antigènes des levures sont complexes et peuvent induire la formation d'anticorps et provoquer des réactions allergiques.

Épidémiologie

La contamination se fait le plus souvent par voie endogène lors d'un déséquilibre de la flore locale intestinale ou uro-génitale fréquemment d'origine iatrogène. La contamination exogène est due à la transmission sexuelle et à la transmission nosocomiale (manuportage), mais aussi au passage dans la filière génitale pour le nouveau-né.
Les candidoses systémiques sont moins fréquentes que les formes superficielles mais elles sont très graves.
Candida sp. est responsable d'environ 10 % des septicémies nosocomiales avec une mortalité atteignant 40 %.

Clinique

Candidose œsophagienne

Elle provoque une œsophagite qui est soit asymptomatique, soit exprimée par des brûlures rétrosternales ou épigastriques. Elle peut aboutir à des complications avec hémorragies, voire perforation.

Septicémies à Candida : candidémie

La clinique n'est pas souvent spécifique : la fièvre est constante mais irrégulière et ne cède pas aux antibiotiques usuels. Un collapsus circulatoire peut être observé et l'état général est rapidement altéré. L'orientation vers une origine candidosique s'appuie sur l'existence de maculo-papules érythémateuses et la dissémination s'affirme par des lésions de la rétine ou une endocardite. La candidose hépato-splénique fébrile avec hépato-splénomégalie est une forme rare qui frappe les sujets neutropéniques au moment où ils sortent d'aplasie.

Autres localisations

Les autres localisations peuvent intéresser différents organes :
- candidoses urinaires à la fois cause et conséquence d'une candidémie : elles sont favorisées par une neutropénie, un diabète ou par un sondage urinaire avec antibiothérapie. Les signes de cystite à Candida sont souvent discrets ;
- péritonites à Candida : elles sévissent souvent au cours d'une dialyse péritonéale et donnent des douleurs abdominales avec ou sans fébricule. Quand elles compliquent une chirurgie abdominale, le pronostic est très grave ;
- d'autres sites peuvent être atteints : cardiaques (endocardite), ostéo-articulaires, oculaires avec risque d'endophtalmie de pronostic visuel gravissime, et neuro-méningés.

Causes

Germes responsables

Les candidoses sont dues à *Candida sp.*, le plus souvent à *C. albicans.* La fréquence des différentes espèces varie selon le site anatomique, le terrain (immunodéprimé ou non) et la prise antérieure d'antifongiques azolés.
Candida glabrata (ex-*Torulopsis glabrata*) est une Candida qui ne filamente pas.
Des études moléculaires ont mis en évidence qu'un sujet héberge la même souche pendant plusieurs années dans plusieurs sites anatomiques.

Facteurs de risque

Le portage oral de *C. albicans* est favorisé par l'utilisation de prothèses dentaires et par le diabète.
Des espèces moins sensibles, voire résistantes, ont été observées après traitements par fluconazole chez les neutropéniques ou les sujets VIH positif.
Les facteurs favorisant les candidoses systémiques sont multiples :
- locaux : neutropénie par chimiothérapie ou par hémopathie sous-jacente, ulcérations digestives, antibiothérapie à large spectre, corticothérapie, alimentation parentérale, port de cathéter vasculaire ou de sonde urinaire ;
- généraux : atteinte quantitative ou qualitative des polynucléaires neutrophiles, déficit de l'immunité cellulaire (infection par le VIH), diabète.

Examens

Les méthodes classiques de diagnostic direct sont la culture et l'examen histologique des tissus infectés. L'hémoculture sur milieu de Sabouraud est un bon moyen pour isoler les *Candida sp.*, surtout si on emploie des techniques de laboratoire qui améliorent les performances (lyse-centrifugation, système Bactec®).

L'interprétation n'est pas toujours facile à faire : une culture positive dans un site normalement stérile fait le diagnostic. Dans les autres situations (urine, crachats, drains), on tiendra compte du contexte clinique. Le diagnostic histologique peut également être complexe.

L'examen buccal pour œsophagite montre la présence d'un « muguet » ; la confirmation est donnée par fibroscopie digestive haute qui montre des plages d'enduit blanchâtre et permet les prélèvements histologiques et mycologiques.

Dans une candidose hépato-splénique, des examens biologiques hépatiques montrent une augmentation des phosphatases alcalines. L'échographie ou le scanner abdominal révèle des images d'abcès au niveau du foie et de la rate, mais la confirmation histologique et/ou mycologique est nécessaire.

Le sérodiagnostic est rarement utilisé car son interprétation en est difficile puisque les sujets sains peuvent avoir des sérologies positives et les immunodéprimés des résultats faussement négatifs. La recherche d'antigènes de Candida circulants a une sensibilité médiocre (50 %), mais la spécificité est bonne.

Traitement

L'association par voie veineuse d'amphotéricine B (Fungizone®) et de 5-fluorocytosine (Ancotil®) est indiquée au cours des candidoses systémiques. Une autre possibilité est le fluconazole (Triflucan®) pour les souches sensibles, que le sujet soit neutropénique ou non. La durée de traitement est variable : 7 jours au moins après la chute thermique dans les candidémies simples et 14 jours en cas de localisations secondaires.

Tout cathéter central infecté doit être retiré.

Le traitement est fonction des localisations :

- oropharynx : bains de bouche (bicarbonate de soude et Fungizone®) ;
- œsophage : fluconazole (Triflucan®) 100 mg/j ;
- intestin : kétoconazole (Nizoral®) ;
- zones génitales : ovules vaginaux et Fungizone® orale.

Candida krusei n'est pas sensible au fluconazole ; *Candida glabrata* est peu sensible au traitement.

Prise en charge infirmière

Soins techniques et relationnels

L'infirmière :

- respecte les règles de bonne pratique du sondage urinaire qui est un facteur de risque ;
- réalise selon les bonnes pratiques les examens nécessaires au diagnostic ;
- surveille l'apparition de signes de dissémination ;
- prend en charge les formes douloureuses et/ou fébriles ;
- explique au patient les mécanismes de son infection et la nécessité du traitement.

Prévention

Le médecin peut envisager une prévention des candidoses œsophagiennes chez l'immunodéprimé (efficacité du fluconazole) mais avec le risque de créer des souches résistantes *(voir chap. 45).*

Les cryptococcoses

Définition

La cryptococcose est due à *Cryptococcus neoformans*, levure capsulée dont l'intérêt médical s'est accru avec l'apparition du Sida.

Rappel physiopathologique

L'infection se produit habituellement par inhalation du champignon contenu dans des poussières infectantes. Les spores pénètrent dans les alvéoles pulmonaires. La levure possède un tropisme marqué pour le système nerveux central et moindre pour la peau et l'os. La défense contre la cryptococcose repose essentiellement sur l'immunité cellulaire.

Épidémiologie

Les cryptocoques sont des champignons ubiquitaires telluriques particulièrement présents dans les sols recouverts de fientes d'oiseaux. Les défaillances immunitaires font volontiers le terrain de l'infection qui peut survenir également chez le sujet sain. En France, la cryptococcose frappe 8 % des patients atteints de Sida (en Afrique, de 20 à 30 %).

Clinique

Pneumopathie à cryptocoques

La plupart du temps, la primo-infection pulmonaire passe inaperçue et guérit spontanément. Dans les autres cas, pour moitié la symptomatologie est non spécifique (toux avec ou sans expectoration, douleur thoracique, fièvre modérée) et pour moitié de découverte fortuite à l'examen radiologique systématique.

Méningo-encéphalite cryptococcique

Après un début insidieux et progressif s'étalant sur plusieurs mois, le tableau clinique s'installe avec céphalées, troubles de l'humeur, paralysie d'un nerf crânien puis aboutit au syndrome méningé marqué avec hypertension intracrânienne. Les formes aiguës et les signes de localisation sont rares. Le pronostic est directement lié à l'atteinte du système nerveux central (méninges et parenchyme cérébral) envahi par les cryptocoques. Sans traitement, la clinique s'aggrave jusqu'à la mort.

Lésions cutanées

L'atteinte cutanée par dissémination hématogène se produit dans environ 10 % des cas au cours des cryptococcoses. Parfois disséminée, elle touche souvent le visage où les lésions sont acnéiformes, papuleuses ou ulcéro-nécrotiques.

Formes disséminées

Tous les viscères peuvent être atteints : ganglions, rate, foie, prostate (notamment dans le Sida).

Causes

Germes responsables

C. neoformans est une levure encapsulée, ubiquitaire, dont il existe une variété *Cryptococcus gattii* propre aux régions subtropicales.

Facteurs de risque

L'infection est latente pour la majorité des sujets immunocompétents. Le principal facteur favorisant aujourd'hui la cryptococcose est la contamination par le VIH. D'autres facteurs favorisants annexes sont la corticothérapie, les greffes d'organe, la sarcoïdose, les lymphomes et tout traitement immunosuppresseur.

La survenue d'une cryptococcose sur une sarcoïdose favorise les atteintes cutanées.

Examens

Le diagnostic de certitude repose sur la mise en évidence de la levure par culture (de 2 à 5 jours, avec parfois un délai atteignant 3 semaines).

En situation d'urgence, on fera rechercher la présence des levures capsulées dans les prélèvements (expectorations, pus d'abcès, liquide de LBA, produit de grattage d'une lésion cutanée) et on demandera la détection de l'antigène cryptococcique dans les liquides biologiques (LBA, LCR, sérum).

Dans la méningo-encéphalite, la ponction lombaire ramènera un LCR clair le plus souvent, lymphocytaire ou à formule panachée mais paucicellulaire ; on note une hyperalbuminorachie et une hypoglycorachie. *Attention :* dans l'infection à VIH, le LCR est souvent presque normal.

Le diagnostic s'affirme sur la présence de levures encapsulées (examen à l'encre de Chine) et sur la recherche positive d'antigènes dans le sang et le LCR.

Le bilan d'extension d'une cryptococcose comprend une radiographie pulmonaire, des hémocultures, une ou plusieurs urocultures et une recherche d'antigène cryptococcique dans les liquides biologiques.

Traitement

Le traitement classique repose sur l'association d'amphotéricine B en IV (Fungizone®) et de 5-fluorocytosine (5-FC) (Ancotil®) :

- cryptococcose méningée *:* amphotéricine B en IV et 5-FC en attaque, puis relais par fluconazole ;
- cryptococcose non méningée : amphotéricine B ou fluconazole associé ou non au 5-FC.

La guérison n'est pas facile à obtenir chez l'immunodéprimé (de 50 à 70 % des cas seulement après au moins 2 mois de traitement).

Prise en charge infirmière

Soins techniques et relationnels

L'infirmière doit :

- préparer au plan physique et psychologique le patient aux examens parfois difficiles à effectuer : lavage broncho-alvéolaire, ponction lombaire ;
- aider à la réalisation de ces examens ;
- assurer la bonne qualité des prélèvements pour hémocultures, urocultures et analyse des expectorations quand l'étude des crachats est demandée ;
- participer à la prise en charge de la douleur, assurer les soins intensifs en cas d'atteinte du SNC ;
- prendre en charge l'anxiété du patient et de sa famille et rassurer l'entourage sur l'absence de risque de transmission interhumaine.

Prévention

Il faut :

- respecter les règles d'isolement protecteur pour les patients très immunodéprimés ;
- déconseiller aux personnes à risque la possession d'oiseaux de compagnie.

maladies parasitaires

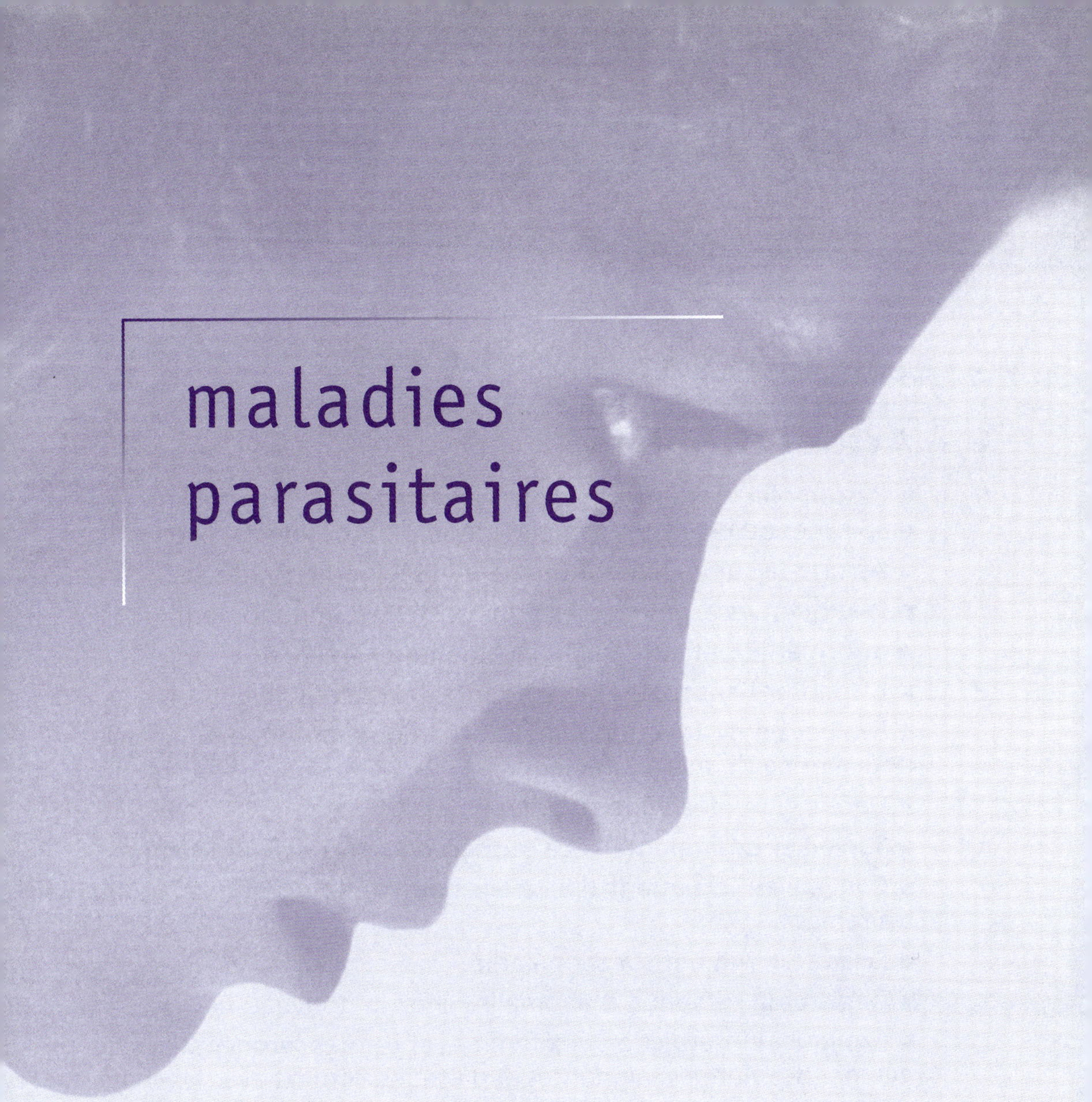

vous devez savoir faire...

Actes infirmiers

■ Rassembler les informations et participer aux techniques employées ou prescrites par le médecin pour poser son diagnostic.

■ Assurer la surveillance d'un malade sévèrement infecté.

■ Pratiquer les examens : les bons gestes au bon moment.

■ Informer le patient des prélèvements à effectuer.

■ Dispenser l'antibiothérapie adaptée et surveiller son suivi.

■ Évaluer un dysfonctionnement organique, notamment chez le nouveau-né de mère infectée.

■ Déceler une décompensation.

■ Surveiller une femme enceinte séronégative avec traitement.

■ Convaincre le patient d'aller au bout de la durée prévue du traitement.

■ Éclairer le patient sur sa maladie.

■ Dépister la survenue d'anomalies chez le nouveau-né.

■ Expliquer l'interdiction aux femmes enceintes séronégatives de manger des viandes saignantes et d'être en contact avec les chats.

■ Prévenir, évaluer la détresse des femmes enceintes infectées et participer à leur soulagement.

... donc vous devez savoir :

Connaissances requises

- Nommer le parasite et décrire son cycle.
- Indiquer les examens utiles au diagnostic parasitaire.
- Énumérer les principes de surveillance d'une grossesse.
- Citer les modes de contamination par le toxoplasme et les moyens de prévention.
- Expliquer le traitement le plus courant.
- Citer les complications possibles chez l'immunodéprimé ou chez la femme enceinte.

La toxoplasmose

Définition

La toxoplasmose est une parasitose (protozoose) cosmopolite dont la gravité s'exprime chez les femmes enceintes non immunisées et chez les immunodéprimés. Elle est généralement bénigne chez l'immunocompétent.

Rappel physiopathologique

Le parasite (stade trophozoïte) se multiplie dans les macrophages (cellules du système monocytaire) et survit sous forme latente (stade bradyzoïte) dans des kystes disséminés au niveau des muscles et du tissu nerveux, notamment du cerveau. À l'occasion d'une baisse de l'immunité (chute des lymphocytes T4), les parasites redeviennent actifs, se multiplient localement et leur dissémination est possible par voie sanguine. Lors d'une grossesse, le passage des trophozoïtes est possible de la femme enceinte non protégée vers le fœtus au travers du placenta *(fig. 7)*.

Épidémiologie

Le réservoir du parasite est animal : mammifères et oiseaux. Mais l'animal hôte définitif où le parasite peut accomplir son cycle sexué de reproduction est le chat (ou autres félidés). Le chat élimine dans ses selles des oocystes ou œufs. Dans le milieu extérieur, les œufs deviennent contaminants en prenant une forme de résistance (stade sporozoïte) et seront ingérés par des animaux comme le mouton, le porc ou le bœuf. Chez ces animaux, une nouvelle transformation aboutit au stade infectant (trophozoïte) avec multiplication dans les macrophages et formation de kystes.
L'homme se contamine de plusieurs façons :

- soit, mode le plus fréquent, en ingérant de la viande insuffisamment cuite contenant des kystes toxoplasmiques vivants ;
- soit en mangeant un aliment (solide ou liquide) souillé par les déjections de chats (présence d'oocystes) ou directement par contact avec la litière ou avec le chat lui-même ;
- soit par transfert du parasite de la mère vers le fœtus au cours d'une primo-infection pendant la grossesse, provoquant une maladie sévère chez le fœtus. En France, 30 % des femmes en âge de procréer n'ont pas d'immunité antitoxoplasme. Le taux des toxoplasmoses congénitales varie de 1 à 3 cas pour 1 000 naissances.

C'est une parasitose très fréquente et répandue dans le monde entier. En France, 70 % de la population de plus de 25 ans a fait une toxoplasmose le plus souvent inaperçue.

Clinique

Toxoplasmose acquise du sujet immunocompétent

La primo-infection est asymptomatique dans 80 % des cas. Quand elle s'exprime, elle associe une fièvre modérée à 38 °C, des adénopathies surtout cervicales (chaînes occipitales) de petite taille, généralement indolores ; parfois on observe une éruption fugace et une asthénie.
L'évolution est en règle générale bénigne.

Toxoplasmose chez l'immunodéprimé

Le plus souvent il y a réactivation à partir des kystes toxoplasmiques suite au déficit immunitaire congénital ou acquis (Sida) ou lié aux traitements immunosuppresseurs (greffes, corticothérapie).
L'infection est sévère avec fièvre, atteintes viscérales : myocardique, pulmonaire, ophtalmique, cérébrale *(voir chap. 47)*.

Toxoplasmose congénitale

Lors d'une primo-infection chez une femme enceinte non protégée, il y a passage transplacentaire de trophozoïtes. Les conséquences pour le fœtus sont souvent bénignes ou inapparentes mais peuvent aboutir

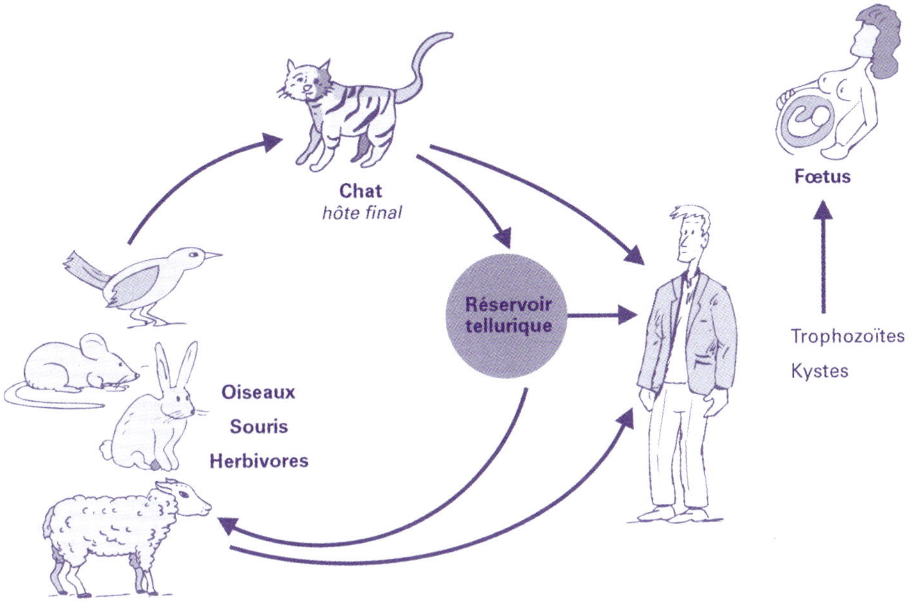

Figure 7 : *Cycle biologique de* Toxoplasma gondii.

à un avortement, à des séquelles neurologiques sévères (hydrocéphalie, convulsions, déficits neurologiques multiples), à une atteinte oculaire et à des atteintes viscérales (anasarque fœto-placentaire, hépatite). Les formes atténuées se traduisent par une choriorétinite isolée et un retard psychomoteur.
L'affection est d'autant plus sévère qu'elle se produit en début de grossesse.

Causes

Parasite responsable

La maladie est due à un protozoaire : *Toxoplasma gondii.*

Facteurs de risque

L'immunodépression favorise la réémergence de kystes toxoplasmiques. Pour la toxoplasmose congénitale, le rôle des viandes consommées saignantes et des contacts rapprochés avec les chats est bien connu.

Examens

Le diagnostic direct est utile en urgence dans les formes multiviscérales graves et chez l'immunodéprimé où la sérologie est parfois en défaut. On pratiquera :

- prélèvements biopsiques, liquides biologiques (sang, LCR, LBA, épanchements) : techniques de coloration et immunomarquage (IFD, immunoperoxydase) ;
- sur prélèvement frais, non congelé : culture cellulaire (réponse en 3 à 6 jours) ;
- technique délicate, non pratiquée en routine : recherche par PCR d'antigènes circulants.

Pour la sérologie, les techniques utilisables sont nombreuses en raison de la complexité des antigènes des toxoplasmes : test de lyse, ELISA, immunofluorescence indirecte, hémagglutination, anticorps monoclonaux, etc. Ceci impose que sur des sérums prélevés successivement chez un même patient, les examens soient effectués par la même technique et par le même laboratoire.

Une infection récente (primo-infection) sera évoquée sur la notion d'une sérologie antérieure négative associée à la découverte d'IgM et à l'élévation du titre des anticorps IgG à 3 semaines d'intervalle *(fig. 8)*.

En cas de toxoplasmose chez l'immunodéprimé : les examens seront cliniques (neurologiques et fond d'œil), radiologiques cérébraux (tomodensitométrie, IRM) et sérologiques (sérologie antérieure positive connue).

En cas de toxoplasmose congénitale : prélèvement de sang fœtal (veine ombilicale et liquide amniotique) pour une recherche d'IgM entre la 20e et la 24e semaine de grossesse.

Traitement

Le traitement de la toxoplasmose acquise commune de l'immunocompétent n'a pas montré son efficacité mais il repose classiquement sur la spiramycine (Rovamycine®) : de 6 à 9 millions UI/j chez l'adulte, 150 000 UI/kg/j chez l'enfant pendant 3 semaines.

Dans les formes graves de toxoplasmose (choriorétinite, multiviscérale, immunodéprimé), le traitement fait appel à la pyriméthamine (Malocide®) associée ou non à la sulfadiazine (Adiazine®) pendant 3 à 4 semaines.

Chez la femme enceinte, la spiramycine (Rovamycine®) est prescrite à 3 g/j jusqu'au terme de la grossesse, s'il n'y a pas d'atteinte fœtale documentée. Le risque d'infection fœtale est diminué de moitié. En cas d'atteinte fœtale avérée, on prescrit l'association sulfadiazine-pyriméthamine.

Le traitement du nouveau-né infecté comporte jusqu'à l'âge de 1 an une prescription continue de spiramycine, entrecoupée d'au moins 4 cures de 3 semaines d'association sulfadiazine-pyriméthamine.

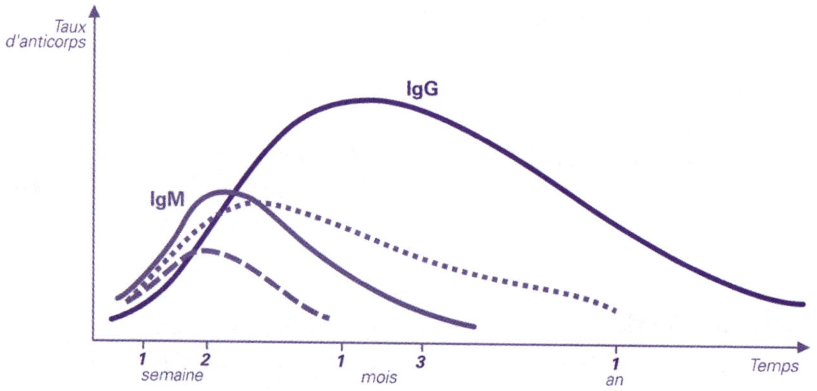

Évolution des anticorps antitoxoplasmiques
IgG et IgM (avec variante longue et courte)

Figure 8 : *Évolution des anticorps antitoxoplasmes IgG et IgM (avec variantes longue et courte).*

Prise en charge infirmière

Soins techniques et relationnels

L'infirmière doit :

- prendre en charge les angoisses ou la détresse des femmes enceintes infectées ;
- expliquer les examens invasifs qui peuvent être pratiqués, et aider à leur réalisation ;
- s'assurer du suivi correct du traitement éventuel en cas d'infection avérée et vérifier chez la femme enceinte la bonne prise du traitement prophylactique.

Prévention

Elle concerne la femme enceinte séronégative et les immunodéprimés séronégatifs pour la toxoplasmose : expliquer le mode de transmission pour insister sur la consommation de viande très cuite, sur le lavage correct des fruits, légumes et crudités. Rappeler qu'il faut éviter le contact avec les chats et se laver les mains après avoir touché de la viande crue et de la terre.

Une surveillance sérologique régulière est pratiquée : tous les mois pendant la grossesse et 2 à 3 fois par an chez l'immunodéprimé.

La surveillance oculaire du nouveau-né infecté sera maintenue jusqu'à l'adolescence.

vous devez savoir faire...

Actes infirmiers

- Rassembler les informations et participer aux techniques employées ou prescrites par le médecin pour poser son diagnostic.
- Informer le patient et les parents des conditions de prélèvements à effectuer.
- Appliquer au malade les recommandations d'hygiène standard et spécifiques.
- Éclairer le patient et la famille sur la maladie.
- Expliquer le mode de prise des médicaments.
- Dispenser le traitement et surveiller son efficacité.
- Prévenir et éduquer en matière d'hygiène des mains et de l'environnement.

... donc vous devez savoir :

Connaissances requises

- Nommer l'agent responsable et décrire son cycle.
- Indiquer les examens utiles au diagnostic.
- Énoncer les principes des traitements et décrire leur surveillance.
- Citer les modes de contamination de l'oxyurose.
- Énoncer les signes révélateurs d'oxyurose.
- Expliquer le traitement et les moyens d'en contrôler l'efficacité.

L'oxyurose

Définition

L'oxyurose est une parasitose intestinale bénigne due à un petit ver, facile à traiter mais transmissible aux sujets vivant au contact du patient parasité, d'où une éradication pas toujours aisée.

Rappel physiopathologique

L'ingestion d'œufs d'oxyure aboutit à leur éclosion dans la lumière intestinale. Les oxyures adultes (mâles et femelles) vivent et s'accouplent dans la région iléo-cœcale. Les femelles fécondées migrent vers le rectum et viennent se fixer sur la muqueuse anale où elles pondent leurs œufs. Cette fixation se produit le soir et en début de nuit.

Épidémiologie

Sur les bords de la marge anale, la femelle d'un petit ver pond en une fois environ 10 000 œufs très résistants. Les mains souillées du patient portées à la bouche (auto-infestation), la poussière ou le linge contaminé sont les voies de transmission : après ingestion, les œufs libèrent des larves qui deviennent des vers adultes dans l'intestin. Cette helminthiase est une parasitose très fréquente, la plus répandue en France, qui touche surtout les enfants d'âge scolaire. La contamination est souvent familiale, l'enfant contaminé transmettant les parasites à la fratrie et aux parents.

Clinique

Le signe le plus typique est le prurit anal du soir correspondant à la fixation des vers sur la marge anale. C'est localement une cause de grattage et, sur un plan général, l'origine de troubles du sommeil et de l'humeur chez l'enfant (irritabilité, nervosité, cauchemars).

Les douleurs abdominales et les troubles du transit sont très rares. On décrit la possibilité de vulvovaginite chez la petite fille par contamination de proximité.

Causes

Parasite responsable

C'est une maladie due à *Enterobius vermicularis*, petit ver rond (helminthe de la classe des nématodes) et blanc de 10 mm de long environ.

Facteurs de risque

Il s'agit principalement de la promiscuité de vie avec un enfant infesté et de la mauvaise hygiène des mains.

Examens

L'examen de la marge anale peut révéler la présence de vers adultes.
L'examen des selles (coprologie parasitaire) peut permettre de voir le ver adulte (macroscopie) ou ses œufs (microscopie), mais il est fréquemment négatif.
L'examen de référence est le test au papier adhésif, « Scotch test » réalisé le matin *avant* toilette anale : on colle un ruban adhésif sur l'anus déplissé puis on pose cet adhésif sur une lame de verre pour laboratoire *(fig. 9)*. On met en évidence des œufs clairs et de forme ovalaire caractéristique.

Traitement

Il est simple et efficace : soit flubendazole (Fluvermal®), 1 cuiller à café de suspension buvable ou 1 comprimé à 100 mg ; soit embonate de pyrivinium (Povanyl®), 5 mg/kg (comprimés ou suspension buvable) ; soit pamoate de pyrantel (Combantrin®), 10 mg/kg (comprimés ou suspension buvable).
Ces médicaments antihelminthiques sont peu absorbés au niveau intestinal et sont employés également pour des nématodes strictement localisés dans la lumière de l'intestin grêle ou du côlon : ascaris, ankylostomes, trichocéphales.

⇒ *Placer un papier adhésif transparent sur un petit tube ou un abaisse langue face collante vers l'extérieur*

⇒ *Presser l'extrémité autour de l'anus déplissé*

⇒ *Déposer le papier adhésif sur une lame de verre face collante côté verre.*

⇒ *Assurer le contact du ruban adhésif avec la lame en pressant avec un coton*

⇒ *Adresser au laboratoire*

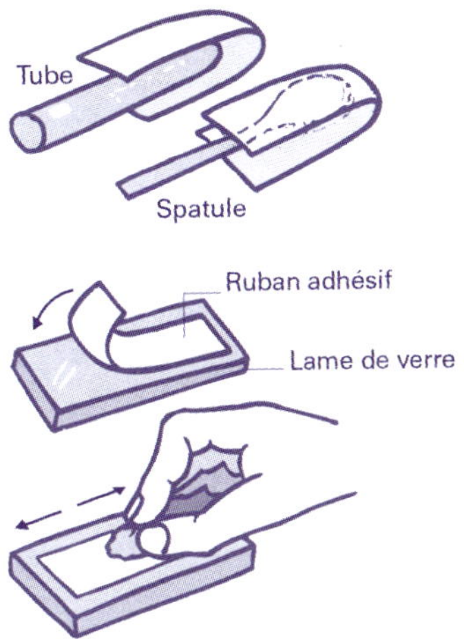

Figure 9 : *Technique de recherche des œufs d'oxyure (test au ruban adhésif).*

Le Combantrin® et le Povanyl® sont contre-indiqués en cas de grossesse et d'allaitement. Le Fluvermal® est très bien toléré : on décrit très rarement des troubles digestifs, de la somnolence ou des parésies. Le Combantrin® peut créer des troubles digestifs avec fièvre, céphalées et vertiges. Le Povanyl® colore les selles en rouge.

Prise en charge infirmière

Soins relationnels et éducatifs

L'infirmière :

- informe et rassurer l'enfant et sa famille sur la banalité et la fréquence de cette infection sans gravité qui se traite bien ;
- élimine toute culpabilisation ;
- précise le mode de transmission de la maladie (vers émis souvent pendant la nuit ; portage des œufs au niveau des mains après grattage anal ; dispersion des vers et œufs dans les sous-vêtements, pyjamas, linge de lit ; transmission aux autres membres de la famille ; autoréinfestation possible par les mains contaminées lors du grattage) ;
- s'assure que le message est bien passé.

Prévention

Elle consiste à obtenir le traitement de toute la famille au contact du sujet infesté.

Parallèlement à la prise du traitement, des mesures d'hygiène rigoureuses s'imposent pour assurer une prophylaxie efficace : lavage des draps et oreillers de toute la famille, lavage des sous-vêtements et vêtements de nuit, port de pyjamas, ongles coupés ras, lavage des mains. Faire prévenir éventuellement les personnes qui auraient hébergé l'enfant pour qu'elles procèdent au nettoyage du linge utilisé.

Un traitement de confirmation (une prise à renouveler 21 jours plus tard) s'impose pour décapiter une auto-infestation ou une réinfestation car la parasitose est très récidivante.

vous devez savoir faire…

Actes infirmiers

- Rassembler les informations et participer aux techniques employées ou prescrites par le médecin pour poser son diagnostic.
- Informer le patient sur les examens coprologiques à effectuer.
- Déceler une cysticercose.
- Éclairer le patient et la famille sur la maladie.
- Expliquer le mode de prise des médicaments.
- Dispenser le traitement et surveiller son efficacité.
- Prévenir et éduquer le patient en matière d'hygiène alimentaire.

... donc vous devez savoir :

Connaissances requises

- Nommer les agents responsables et décrire leur cycle.
- Indiquer les examens utiles au diagnostic parasitologique.
- Nommer les principes des traitements et décrire leur surveillance.
- Citer les modes de contamination par un tænia.
- Énoncer les signes révélateurs d'un tæniasis, d'une cysticercose.
- Expliquer l'action des médicaments.
- Expliquer la vérification de l'efficacité du traitement.

Le tæniasis

Définition

Le tæniasis est une maladie parasitaire (helminthiase) due à un ver segmenté (cestode) appelé tænia.

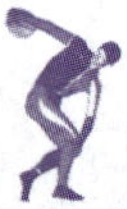

Rappel physiopathologique

Quand des larves infestantes (cysticerques) présentes dans de la viande (bœuf ou porc) sont ingérées par un homme, la coque de la vésicule (cysticerque) est rompue par les sucs digestifs et libère un scolex (tête) qui se fixe à la muqueuse digestive et devient un Tænia.

Épidémiologie

Ces affections sont cosmopolites mais la cestodose la plus répandue en France (ver solitaire) est due à *Tænia saginata* (animal réservoir : bœuf) ; celle due à *Tænia solium* qui a le porc pour réservoir est plus rare. Elle est très répandue là où les contrôles vétérinaires sont insuffisants (Afrique et Asie tropicales).

Cycle parasitaire : un animal (bœuf ou porc) ingère des sortes d'œufs ayant une coque épaisse (embryophores), très résistants, présents dans le milieu extérieur. Les sucs digestifs libèrent les parasites qui gagnent le tissu musculaire où ils se transforment en larves infestantes (vésicules appelées cysticerques) *(fig. 10)*.

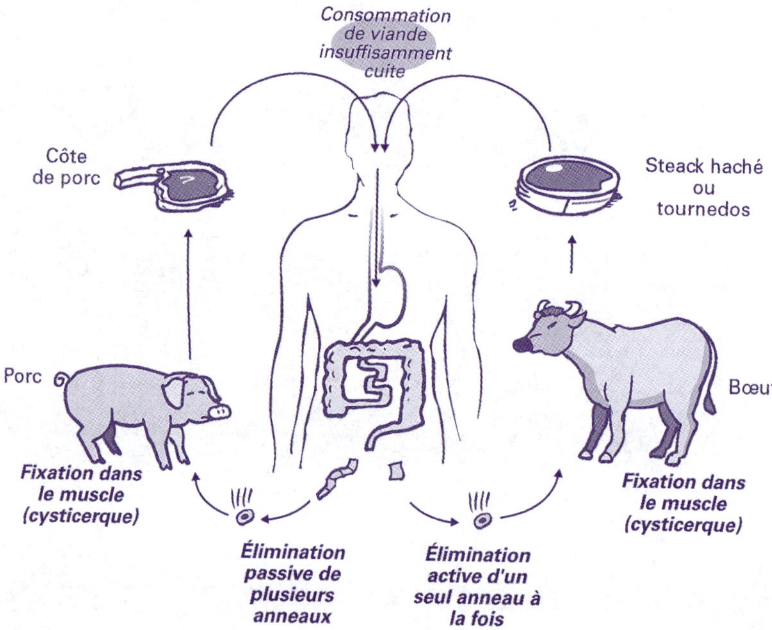

Figure 10 : *Cycles biologiques de* Taenia solium *(porc) et de* Tænia saginata *(bœuf).*

La contamination humaine se fait par absorption de viande mal cuite. Les sucs digestifs rompent la cysticerque et le *Tænia* se fixe à la muqueuse digestive puis se développe sous forme d'anneaux. À maturité (au bout de 3 mois), les anneaux mûrs se détachent du ver et sont éliminés soit au niveau de l'anus en dehors des selles *(T. saginata)*, soit avec les selles *(T. solium)*. La vie du parasite adulte peut durer plusieurs années.

Clinique

Elle peut être inapparente ou s'exprimer par des troubles gastro-intestinaux avec au premier plan : douleurs gastriques et intestinales, nausées et/ou vomissements, troubles de l'appétit (boulimie ou anorexie), alternance diarrhée-constipation, céphalées chez les enfants.

Causes

Parasites responsables

Les Tænias sont des plathelminthes (vers plats) de la classe des cestodes. Les principaux Tænias déterminant des pathologies chez l'homme sont *Taenia saginata*, le plus répandu, et *Taenia solium*. Il en existe d'autres comme *Hymenolepis nana* et le botriocéphale.
Les cestodes sont segmentés en anneaux, possèdent une tête (le scolex) et des organes de fixation (ventouses ou crochets). Les anneaux mûrs sont remplis d'œufs.

Facteurs de risque

Ils sont liés à l'ingestion de viande peu ou mal cuite et à l'insuffisance des contrôles vétérinaires. L'ingestion directe accidentelle d'œufs de *T. solium* peut aboutir à la cysticercose avec enkystement dans les tissus (muscle, cerveau, œil).

Examens

Le diagnostic repose sur la mise en évidence des anneaux ou des œufs dans les selles.
Seuls les anneaux de *T. saginata* ont la possibilité d'être émis spontanément en dehors des selles par franchissement actif du sphincter anal ; ce sont eux par conséquent qui seront retrouvés dans la literie ou les sous-vêtements sous forme de « nouilles plates ». Cette propriété n'existe pas pour *T. solium*.
L'hémogramme montre une hyperéosinophilie modérée (de 5 à 10 %).
D'autres examens comme un examen du fond d'œil, un scanner et des radiographies des masses musculaires des membres servent à diagnostiquer une cysticercose.

Traitement

On utilise des comprimés de niclosamide (Tredemine®) : 2 le matin à jeun, puis 2 une heure plus tard chez l'adulte ou l'enfant (> 7 ans) ; en dessous (de 2 à 7 ans) : 1/2 dose, et 1/4 de dose pour les moins de 2 ans. Une autre possibilité est le praziquantel (Biltricide®) cp à 600 mg : 20 mg/kg en une seule prise.
Le tænia est rejeté entier ou fragmenté dans les selles.
Le médicament n'est pas absorbé au travers de la paroi intestinale et il n'y a pas de contre-indications ; des effets secondaires peuvent se voir à type de gastralgies, de nausées et/ou vomissements, parfois de troubles du transit, de somnolence, de maux de tête et d'étourdissements.

Prise en charge infirmière

Soins éducatifs

L'infirmière :

- explique les modes de transmission ;
- rassure le patient et son entourage ;
- s'assure de la bonne compréhension de la prise des médicaments ;
- explique la nécessité de contrôler le succès du traitement en observant les selles dans les jours qui suivent.

Prévention

Elle repose sur des mesures générales de type vétérinaire et sur l'éducation alimentaire (viande cuite).

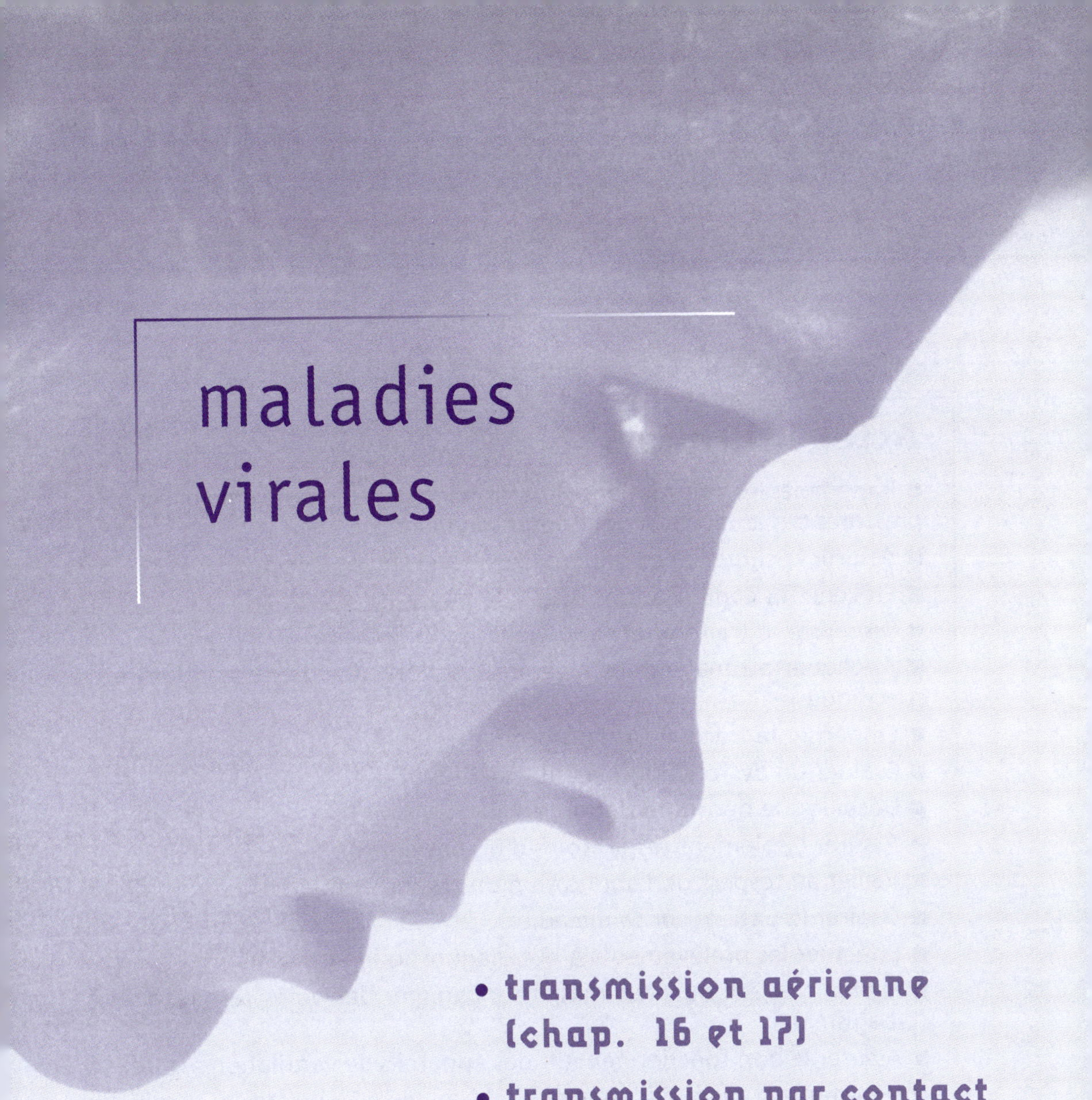

maladies virales

- transmission aérienne (chap. 16 et 17)
- transmission par contact (chap. 18 et 19)
- mécanismes multiples (chap. 20 et 21)

vous devez savoir faire...

Actes infirmiers

■ Rassembler les informations et participer aux techniques employées ou prescrites par le médecin pour poser son diagnostic.

■ Assurer la surveillance d'un malade sévèrement infecté.

■ Prévenir les complications dues à la fièvre.

■ Dispenser le traitement et surveiller son efficacité.

■ Appliquer au malade les recommandations d'hygiène standard et spécifiques.

■ Empêcher la transmission nosocomiale.

■ Évaluer un dysfonctionnement organique.

■ Déceler une décompensation.

■ Assurer l'isolement respiratoire d'un patient.

■ Veiller au respect de l'application du traitement.

■ Éclairer le patient sur sa maladie.

■ Effectuer les prélèvements à but diagnostique et de suivi.

■ Prévenir et éduquer en matière d'hygiène des voies respiratoires (tabagisme).

■ Assurer le bon fonctionnement des appareils de ventilation assistée.

■ Dépister la survenue d'anomalies.

■ Surveiller un patient sous ventilation assistée.

... donc vous devez savoir :

Connaissances requises

- Nommer les virus responsables.
- Indiquer les examens utiles au diagnostic.
- Énoncer les principes des traitements et décrire leur surveillance.
- Décrire les règles de prévention des infections nosocomiales.
- Citer les voies de transmission de la grippe.
- Justifier les règles de l'isolement septique respiratoire.
- Connaître le fonctionnement des appareils.
- Expliquer le traitement le plus courant.
- Citer les complications de la grippe ; décrire la gravité des tableaux.
- Expliquer le rôle du tabac sur l'hygiène des poumons.
- Citer les complications des traitements préventifs.

La grippe

Définition

La grippe est une maladie virale aiguë généralement bénigne mais qui peut être grave et parfois mortelle chez les personnes âgées et les patients ayant des troubles cardio-respiratoires.

Rappel physiopathologique

Les virus grippaux (notamment le A) sont recouverts de molécules antigéniques qui sont capables de variabilité *(fig. 11)*. Ces modifications antigéniques modérées (glissements) empêchent l'immunisation durable et gênent la prophylaxie vaccinale. Quand le changement antigénique devient trop important (cassure), le virus devient une sorte de virus « nouveau » sur le plan immunologique *(fig. 12)* et les pandémies surviennent. Parmi ces molécules antigéniques, il existe des enzymes comme l'hémagglutinine, qui fixe les virus sur les cellules des voies respiratoires, et la neuraminidase, qui détache les virus nouvellement formés en provoquant la mort cellulaire.

Épidémiologie

La contagiosité est extrême par transmission aérienne directe et interhumaine. En cas d'épidémie, de 30 à 60 % des sujets non immunisés sont atteints. La grippe constitue un problème majeur de santé publique

La maladie évolue sur le mode épidémique saisonnier et hivernal, se propageant sur la terre d'est en ouest, et atteint en premier les enfants d'âge scolaire non immunisés.

La « cassure » antigénique brusque provoque les pandémies marquées par la rapidité et l'intensité de la diffusion de la maladie. Actuellement, leur périodicité est d'environ 15 ans.

Récemment, les transports intercontinentaux ont montré la possibilité d'extension mondiale rapide des maladies virales (SRAS, grippe aviaire, etc.) démontrant l'importance de la surveillance et de la coordination entre États pour la déclaration et la prévention.

Clinique

La grippe commune de l'adulte sain

Après une incubation brève (de 1 à 3 jours), l'invasion est brusque avec frissons, fièvre élevée, céphalées, douleurs musculaires intenses. La phase

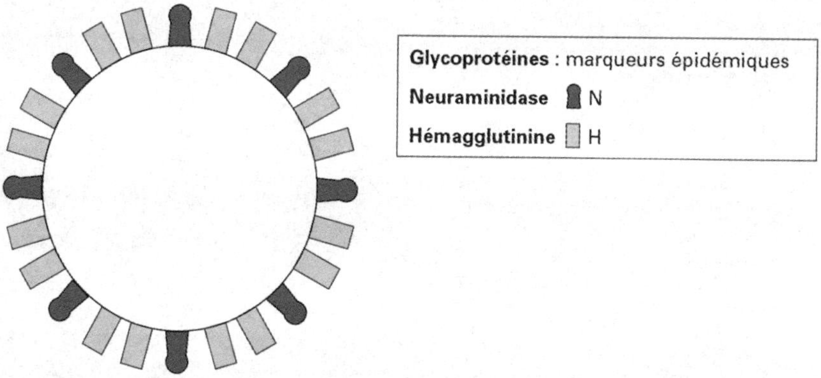

Figure 11 : *Virus de la grippe simplifié.*

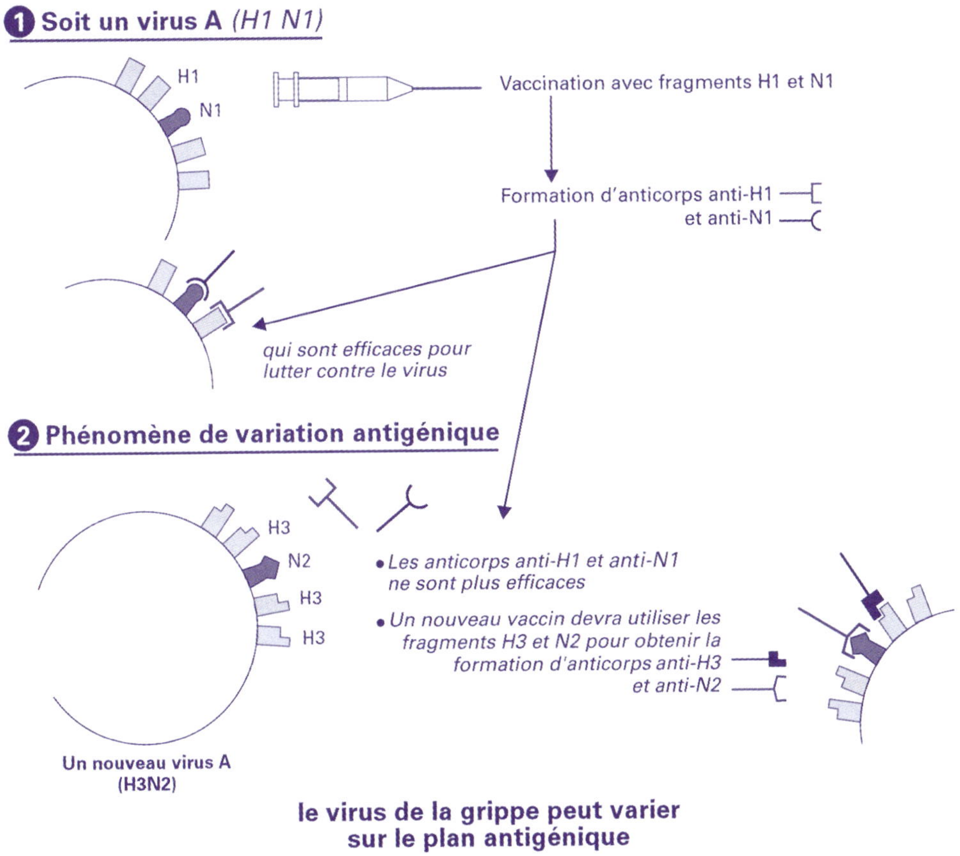

Figure 12 : *Variations antigéniques du virus grippal.*

d'état se caractérise par des signes généraux marqués (fièvre à 40 °C, asthénie), des douleurs diffuses (céphalée, myalgie, arthralgie, photophobie, lombalgie), un catarrhe des voies aériennes supérieures constitué de rhinorrhée, de douleurs pharyngo-laryngées avec toux sèche et injection conjonctivale.

La guérison spontanée est obtenue en 4 à 7 jours mais la toux et l'asthénie peuvent demeurer plusieurs semaines.

Formes compliquées

Les surinfections bactériennes peuvent se traduire par une pneumopathie systématisée, une suppuration bronchique ou, plus rarement, par une pleurésie purulente.

On peut observer des atteintes extrapulmonaires avec troubles digestifs, méningite lymphocytaire, péricardite, myocardite.

Forme maligne

D'une manière rare, le virus peut entraîner la constitution d'un œdème pulmonaire aboutissant à une insuffisance respiratoire aiguë dont l'issue est en général mortelle. La survie est toujours entachée de séquelles respiratoires sévères.

Causes

Virus responsable

Le virus de la grippe est un virus enveloppé à ARN appelé *Myxovirus influenzae.* La neuraminidase et l'hémagglutinine sont des protéines présentes à la surface de son enveloppe. On classe le virus grippal en 3 types majeurs : A, B, C selon ses caractères antigéniques.

Facteurs de risque

Les surinfections sont d'autant plus fréquentes et graves que l'appareil respiratoire est antérieurement lésé ou que le sujet est âgé. Les germes en cause sont *Haemophilus influenzae, Streptococcus pneumoniae* et *Staphylococcus aureus.*

La maladie est abortive chez la femme enceinte.

Il n'existe pas d'immunité croisée entre les 3 types de virus A, B et C.

Examens

Les examens complémentaires ont un intérêt limité : hémogramme en général normal, radiographie pulmonaire normale ou avec images atypiques.

Le diagnostic de certitude repose sur des techniques immuno-enzymatiques (mise en évidence d'antigènes) ou sur l'isolement du virus sur cultures cellulaires. Il ne présente un intérêt que sur le plan épidémiologique. La recherche des anticorps est peu justifiée.

Traitement

La prise en charge de la grippe commune, en l'absence de traitement spécifique, est symptomatique (à base d'antipyrétiques, d'analgésiques et d'antitussifs). Il n'y a pas de raisons de prescrire des antibiotiques.

Pour une grippe compliquée ou survenant sur un terrain fragile, une antibiothérapie à base de bêtalactamines est justifiée.

La forme maligne nécessite le placement du patient en service de soins intensifs.

D'une manière générale, on utilise rarement les antiviraux (la ribavirine est celui qui semble le plus efficace).

Prise en charge infirmière

Soins techniques et relationnels

L'infirmière doit :

- savoir faire face à une hyperthermie ;
- aider à la prise en charge de douleurs aiguës ;
- assurer le confort et l'hygiène du système oculo-nasal ;
- prendre les mesures pour empêcher toute surinfection, notamment nosocomiale ;
- dans les formes graves, assurer l'efficacité du système respiratoire par les techniques d'assistance respiratoire ;
- dans les périodes d'épidémie, dépister les cas, pratiquer l'isolement septique respiratoire (notamment port de masque), en cas de grippe A aider à la prévention des sujets contacts ;
- informer sur la vaccination et inciter à sa pratique.

Prévention

Vaccination

Le vaccin est fabriqué à partir de virus inactivé. Il est complexe, pouvant comporter plusieurs types (A et B en France) ; il est modifié chaque année en fonction de la connaissance des antigènes du virus en circulation. Il est injecté seul (Vaxigrip®) ou associé à l'anatoxine tétanique (Tetagrip®). La protection n'est pas absolue (70 %). L'administration se fait chez l'adulte (0,5 ml) par voie sous-cutanée profonde (deltoïde, fosse sous-épineuse) ou par voie IM chez l'enfant (0,25 ml quand moins de 10 ans).

L'automne est la saison de choix pour la vaccination :

- *indications :* sujet âgé ou atteint d'affection chronique (insuffisance respiratoire chronique surtout), femmes enceintes, professions exposées ou personnes vivant en collectivité ;
- *contre-indications temporaires :* maladie infectieuse en cours, injection de gammaglobulines datant de moins de 3 mois ;
- *contre-indication définitive :* allergie à l'ovalbumine parce que le vaccin est cultivé sur embryons de poulet.

Prévention de l'entourage d'un malade atteint de grippe A (virus *Myxovirus influenzae A*)

Chez l'adulte sain de moins de 65 ans : amantadine (Mantadix®), 200 mg/24 h en 1 ou 2 prises (gélules 100 mg) ; chez l'adulte de plus de 65 ans : 100 mg.

Chez l'enfant : rimantadine (Rofluai®), 5 mg/kg/j en 1 ou 2 prises (comprimés 100 mg ou suspension buvable 1 cc = 50 mg).

Il existe des contre-indications : grossesse et insuffisance hépato-cellulaire. Ces médicaments peuvent entraîner des effets secondaires dont les plus marqués sont une atteinte du système nerveux central (vue chez 5 à 10 % des sujets) avec troubles de la concentration, confusion, hallucinations et photophobie. Peuvent survenir aussi une rétention d'urines et un syndrome sec de type auto-immun : disparition des sécrétions (larmes). Des troubles gastro-intestinaux sont parfois présents.

vous devez savoir faire...

Actes infirmiers

- Rassembler les informations et participer aux techniques employées ou prescrites par le médecin pour poser son diagnostic.
- Informer la famille ou le patient des prélèvements à effectuer.
- Prévenir les complications dues à la fièvre.
- Appliquer au malade les recommandations d'hygiène standard et spécifiques.
- Empêcher la transmission nosocomiale.
- Évaluer un dysfonctionnement organique.
- Savoir assurer l'isolement respiratoire d'un patient.
- Éclairer la famille ou le patient sur sa maladie.
- Effectuer les prélèvements à but diagnostique et de suivi.
- Expliquer le mode de prise des médicaments.
- Administrer en aérosol les produits de traitement.
- Surveiller un patient en ventilation assistée.

... donc vous devez savoir :

Connaissances requises

- Nommer l'agent responsable et les modes de contamination.
- Indiquer les examens utiles au diagnostic bactériologique.
- Citer les principes des traitements et décrire leur surveillance.
- Décrire les règles de prévention des infections nosocomiales.
- Énoncer les signes révélateurs d'insuffisance respiratoire.
- Justifier les règles de l'isolement respiratoire septique ou protecteur.
- Expliquer le traitement le plus courant.
- Citer les complications.

Les infections à VRS

Définition

Ce sont des infections aiguës des voies respiratoires, fréquemment épidémiques.

Rappel physiopathologique
Le virus respiratoire syncytial a un tropisme pour les cellules ciliées de l'épithélium respiratoire qu'il va rendre inefficaces en les fusionnant (syncytium).

Épidémiologie

Répandue dans le monde entier, l'infection à virus respiratoire syncytial (VRS) est la principale cause de pneumonie virale chez l'enfant de moins de 5 ans. Le virus est responsable d'épidémies hivernales qui atteignent surtout le nourrisson et le jeune enfant. Mais des études récentes montrent que le VRS peut causer des maladies graves chez les patients immunodéprimés et les personnes âgées, entraînant morbidité et mortalité élevées dans ces populations.
La transmission est le plus souvent directe par les sécrétions respiratoires, mais aussi indirecte par les mains ou les vêtements. L'élimination du virus peut se poursuivre pendant plusieurs semaines après la disparition des symptômes.
Les infections à virus respiratoire syncytial (VRS) peuvent représenter jusqu'à 30 % des infections nosocomiales dans les services de pédiatrie.
L'infection ne conférant aucune immunité, la réinfection est fréquente.

Clinique

Après une incubation de 2 à 4 jours, la phase d'état s'exprime par une rhinite qui peut évoluer vers une sinusite, une otite moyenne, une laryngite, une bronchite ou une pneumonie.
Chez le nourrisson, le VRS est fréquemment la cause d'une bronchiolite dont la gravité est due au bronchospasme et à l'encombrement bronchique. La mortalité par détresse respiratoire aiguë atteint 0,5 % des cas. Dans les autres cas, on rencontre des séquelles à type d'allergie ou d'anomalies de la fonction respiratoire.

Causes

Virus responsable

Le virus respiratoire syncytial (VRS) est un virus à ARN enveloppé qui appartient aux Paramyxovirus.

Facteurs de risque

Il peut s'agir de l'âge précoce, de la prématurité, d'anomalies pulmonaires et du déficit immunitaire chez le nouveau-né, de contacts avec des patients infectés, de mucoviscidose.
Dans des sécrétions nasales exposées à la température de la pièce, le virus peut survivre jusqu'à 8 heures sur des serviettes en papier, des tissus, des gants en caoutchouc.

Examens

En période d'épidémie, le diagnostic est facile. Si besoin à partir d'un prélèvement nasal recueilli par aspiration ou écouvillonnage, la présence de VRS peut être confirmée par immunofluorescence ou par examen ELISA (test rapide en moins de 2 heures). En cas d'aggravation clinique, rechercher l'élévation de la CRP *(C Reactive Protein)* et des polynucléraires neutrophiles, assez bien corrélée à la colonisation bronchique bactérienne. Aux urgences, l'examen le plus important est la mesure de la SaO_2 (saturation en oxygène de l'hémoglobine) à l'oxymètre de pouls (valeurs seuils d'hospitalisation : entre 92 et 95 %).

Traitement

Le traitement est symptomatique : hospitalisation, kinésithérapie respiratoire, traitements bronchodilatateurs, antibiotiques.
En cas de bronchiolite sévère chez l'enfant (cas du bébé « siffleur », récidiviste), avec parfois des signes de détresse respiratoire, la prescription de bronchodilatateurs, de corticoïdes, d'antibiotiques et la kinésithérapie peuvent être prescrits. Le recours aux antiviraux est toujours discuté : Ribavirine® en aérosol à la dose de 10 mg/kg en 12 heures pendant 5 jours.

Prise en charge infirmière

Soins techniques

L'infirmière :
- surveille l'état général et nutritionnel ;
- assure le dégagement des voies respiratoires ;
- prend en charge l'insuffisance respiratoire ;
- réalise selon les bonnes pratiques les prélèvements naso-pharyngés par écouvillonnage.

Nutrition et hydratation

- Hydratation : apports hydriques recommandés : 100 à 110 ml/kg/j pour le nourrisson de moins de 6 mois et 80 ml/kg/j au-delà.
- Nutrition : désobstruction nasopharyngée avant alimentation, fractionnement des repas, voire épaississement des biberons.
- Couchage en position idéale : proclive dorsal à 30°.
- Désobstruction nasale : il est essentiel de maintenir la liberté des voies aériennes supérieures car la respiration du nourrisson est à prédominance nasale. Utiliser des instillations nasales avec du sérum physiologique.
- Environnement : aérer correctement la chambre de l'enfant.

Prévention

Il est difficile d'assurer un isolement respiratoire protecteur, mais les principes d'hygiène standard doivent être maintenus et renforcés en cas d'épidémie.

Critères d'hospitalisation d'après l'ANAES

L'hospitalisation s'impose en présence d'un des critères de gravité suivants :
- aspect «toxique» (altération importante de l'état général) ;
- survenue d'apnée, présence d'une cyanose ;
- fréquence respiratoire > 60/min ;
- âge < 6 semaines ;
- prématurité < 34 SA, âge corrigé < 3 mois ;
- cardiopathie sous-jacente, pathologie pulmonaire chronique grave ;
- saturation artérielle transcutanée en O_2 < 94 % sous air et au repos ou lors de la prise des biberons ;
- troubles digestifs compromettant l'hydratation, déshydratation avec perte de poids > 5 % ;
- difficultés psychosociales ;
- présence d'un trouble de ventilation confirmé par une radiographie thoracique pratiquée d'après des arguments cliniques.

vous devez savoir faire...

Actes infirmiers

- Rassembler les informations et participer aux techniques employées ou prescrites par le médecin pour poser son diagnostic
- Assurer la surveillance d'un malade sévèrement infecté.
- Pratiquer les examens correctement et au bon moment.
- Informer le patient des prélèvements à effectuer.
- Prévenir les complications dues à la fièvre.
- Dispenser des soins et surveiller un patient avec traitement particulier.
- Effectuer les prélèvements à but diagnostique et de suivi.
- Expliquer le mode de prise des médicaments.
- Éduquer le patient à la connaissance de sa maladie.
- Prévenir et éduquer en matière de prévention des infections sexuellement transmissibles.
- Mettre en garde sur les dangers de la maladie pour les partenaires, en cas de grossesse.
- Exposer les complications ; décrire la gravité des tableaux.
- Perturbation des relations familiales et sociales.
- Anxiété et perte d'espoir.

... donc vous devez savoir :

Connaissances requises

- Nommer les virus responsables.
- Indiquer les examens utiles au diagnostic bactériologique.
- Citer les principes des traitements et décrire leur surveillance.
- Citer les modes de contamination par l'herpès virus.

Les infections à virus *Herpes simplex*

Définition

Les infections à virus *Herpes simplex* sont multiformes en fonction des sites de localisation du virus. Leur gravité s'exprime, en néonatal, dans les formes oculaires et cérébrales. Elles sont caractérisées par un phénomène de récurrence.

Rappel physiopathologique

Quel que soit son point de pénétration, le virus diffuse le long des troncs nerveux vers les ganglions nerveux sensitifs spinaux qui seront les gîtes de latence virale. Après guérison, le virus reste définitivement au niveau de ces ganglions et, sous l'influence de facteurs divers, provoquera des récurrences symptomatiques ou non *(fig. 13)*. Le plus souvent, le virus suit la voie nerveuse centrifuge vers la peau, parfois vers d'autres organes. L'évolution de l'élément qui en résulte est identique : macule puis vésicule, ulcération puis croûte cicatricielle qui tombe en quelques jours sans séquelles sauf en cas de grattage et de surinfection.

L'HSV1 infecte plutôt la sphère buccale et l'HSV2 se localise au niveau de l'appareil génital (quoique 10 % des herpès génitaux soient dus à HSV1).

Épidémiologie

L'homme est le seul réservoir du virus de l'herpès. La transmission se fait par contact direct à partir des lésions cutanées, cutanéo-muqueuses ou de la salive. Le passage transplacentaire et par allaitement est très rare.

La primo-infection à HSV1survient le plus souvent avant 5 ans. La primo-infection à HSV2 survient à partir de la puberté sauf en cas d'herpès néonatal. La prévalence des anticorps anti-HSV est très élevée chez l'adulte. L'herpès néonatal touche de 1 à 5 nouveau-nés pour 10 000 grossesses.

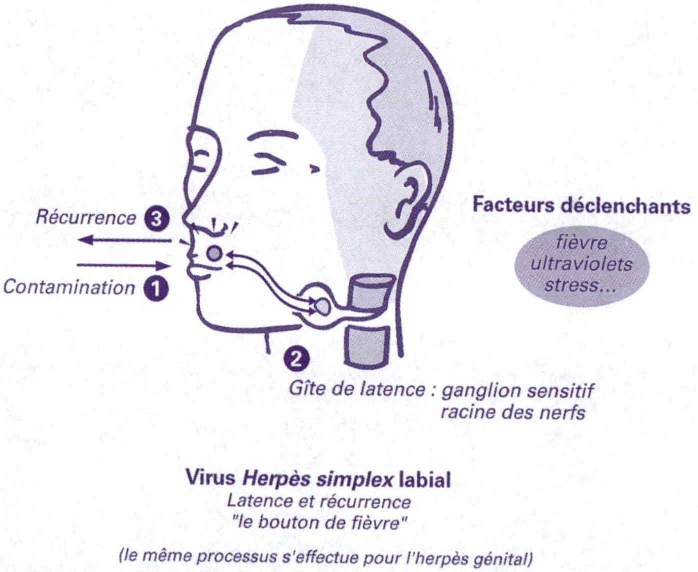

Figure 13 : *Latence et récurrence herpétique.*

Clinique

Primo-infection à HSV1

C'est une maladie de l'enfant (entre 1 et 4 ans) passant le plus souvent inaperçue. Parfois, après une incubation de 2 à 12 jours, peut s'installer une gingivo-stomatite vésiculeuse entraînant une dysphagie majeure en raison du caractère douloureux. Il peut y avoir des adénopathies cervicales avec une fièvre à 39 °C. La guérison est habituelle en 7 à 15 jours.

Primo-infection à HSV2

L'incubation dure de 3 à 7 jours. La primo-infection qui court sur 1 mois environ s'exprime par des signes généraux (fièvre, myalgies), puis par l'apparition de vésicules groupées sur une base érythémateuse, localisées au niveau du col ou vulvo-vaginales chez la femme, au niveau du fourreau ou du gland chez l'homme. Elles entraînent prurit ou sensations de brûlure. Le sujet est contagieux pendant 14 jours.

Herpès récurrent

À la suite d'un facteur déclenchant (stress, exposition au soleil, menstruation, certaines infections bactériennes, baisse de l'immunité cellulaire), le virus est réactivé. L'éruption cutanéo-muqueuse réapparaît toujours dans le même territoire. Après quelques signes annonciateurs (brûlures, paresthésies), on assiste à la formation d'un bouquet de vésicules parfois confluentes qui s'ulcèrent.

Formes graves

L'herpès oculaire est surtout dû à HSV1, sa gravité est liée aux récurrences. Il se développe souvent unilatéralement sous forme de conjonctivite, voire de kératite pouvant évoluer vers la nécrose et la cécité. Les corticoïdes locaux et les anesthésiques sont formellement contre-indiqués.

L'encéphalite herpétique à HSVI ou HSV2 est gravissime, aiguë et nécrosante. Le début est rapide (moins de 48 heures) avec fièvre élevée (40 °C) et peut aboutir en phase d'état au coma. Tout patient suspect d'encéphalite herpétique doit recevoir immédiatement un traitement antiviral, seul moyen de réduire la mortalité et les séquelles neuropsychiatriques.

L'herpès néonatal entraîne une mortalité dans 85 % des cas sans traitement. La contamination se produit pendant l'accouchement au niveau de la filière génitale où se trouve le virus (HSV2). Quelques jours après, une éruption vésiculeuse ou nécrotique généralisée apparaît, avec hépatite et encéphalite nécrosantes évoluant rapidement vers le décès ou laissant des séquelles neuropsychiatriques importantes.

Chez l'immunodéprimé, les lésions prennent un aspect extensif et disséminé (ulcérations digestives œsophagiennes ou périanales, pneumonie interstitielle, hépatite) qui mettent en jeu le pronostic vital.

Causes

Virus responsables

L'HSV appartient au groupe des *Herpes virus* à ADN et enveloppés. Les deux sérotypes HSV1 et HSV2 ont des antigènes distincts. Une primo-infection à HSV1 ne protègera pas d'une primo-infection à HSV2 et inversement.

Facteurs de risque

La séroprévalence à HSV est plus marquée dans les milieux défavorisés. Les facteurs de récurrence sont nombreux et variés : immunodépression cellulaire, infections de tous types (méningocoque, pneumocoque, grippe, etc.) mais aussi exposition au soleil, stress, règles, rapports sexuels.

Les facteurs de risque néonatals sont la prématurité, une rupture prolongée de la poche des eaux, des lésions du scalp (forceps), une infection locale maternelle importante.

Examens

Une atteinte de l'œil impose l'examen ophtalmologique à la lampe à fente. Dans les encéphalites seront pratiqués un fond d'œil (pour dépister une hypertension intracrânienne), un scanner puis une PL. Dans le LCR, on trouve une lymphocytose modérée, avec protéinorachie variable et des hématies traduisant la nécrose. L'EEG peut être évocateur.

Diagnostic direct

Il faut prélever du liquide de vésicule ou procéder au raclage du plancher de vésicules récentes pour récupérer des cellules qui seront colorées ou, mieux, soumises à l'action d'anticorps monoclonaux.
L'isolement du virus par culture est plus spécifique mais plus long et nécessite des milieux de transport spéciaux.

Diagnostic indirect

Le diagnostic indirect par la sérologie est peu utile et d'aucune aide dans les récurrences. Il n'est demandé que pour les primo-infections, à la recherche d'une séroconversion entre deux sérums prélevés à 15 jours d'intervalle. Il ne peut en routine différencier les types 1 et 2 et la présence d'IgM ne signe pas obligatoirement une primo-infection.

Traitement

Plusieurs antiviraux sont disponibles pour réduire la durée d'évolution de l'herpès mais sans agir sur la fréquence des récidives.

Gingivostomatite herpétique

Elle nécessite une prise en charge symptomatique : réhydratation par voie orale, bains de bouche avec eau bicarbonatée et aspirine, aliments froids semi-liquides et surtout hydratation régulière par voie orale. La réhydratation par voie intraveineuse en milieu hospitalier est rarement nécessaire.

Herpès génital

On prescrit de l'aciclovir (Zovirax®) *per os :* 1 comprimé à 200 mg 5 fois/jour pendant 10 jours pour la primo-infection et pendant 5 jours pour la récurrence. Dans les formes graves, on augmente à 5 comprimés à 200 mg/j. On peut y associer un traitement par voie locale sous forme de crème dermique (5 applications par jour pendant 5 à 10 jours). Ce traitement ne prévient pas les récidives. En cas de récurrences fréquentes, on peut proposer un traitement sur plusieurs mois.
Le valaciclovir (Zélitrex®) à 1 000 mg/j est aussi efficace que l'aciclovir, avec l'avantage de 2 prises seulement par jour. La durée est identique : 10 jours pour primo-infection et 5 jours pour récurrence.
En cas de forme extensive chez l'immunodéprimé : aciclovir 5mg/kg/8 h en intraveineux pendant 5 jours. En cas de forme résistante, on peut utiliser du foscarnet (Foscarvir®).
Les rapports sexuels seront protégés pendant toute la durée d'évolution de la primo-infection ou des récurrences génitales.
Chez les sujets présentant plus de 6 poussées annuelles, on peut proposer un traitement préventif : aciclovir, 4 comprimés par jour en 2 prises pendant 6 mois.

Herpès cornéen

La corticothérapie et les anesthésiques locaux sont formellement contre-indiqués. L'herpès cornéen peut être traité par aciclovir en pommade ophtalmique (Iduviran® collyre ou Vidarabine® collyre) à raison de 5 applications par jour pendant 5 à 10 jours avec pansement occlusif, à poursuivre pendant 3 jours après guérison. Une kératite profonde relève d'un traitement antiviral intraveineux par aciclovir.

Encéphalite herpétique

C'est une urgence thérapeutique qui doit être traitée par aciclovir : 15 mg/kg/8 h pendant au moins 15 jours.

Herpès génital et grossesse

En cas de primo-infection génitale vraie avec lésions d'herpès présentes au terme, la césarienne est incontournable ; un traitement par aciclovir IV

(de 5 à 10 mg/kg/8 h pendant 10 jours) est administré au nouveau-né et à la mère (pour prévenir une dissémination). Si la césarienne n'a pas été réalisée, un traitement est institué chez le nouveau-né par aciclovir IV à la posologie de 30 mg/kg/j pendant au moins une dizaine de jours.
Dans le cas d'une femme enceinte avec antécédents d'herpès génital, l'aciclovir en fin de grossesse pourrait réduire le risque de récurrence à l'accouchement et éviter la césarienne.

Sujets immunodéprimés

En particulier au cours du Sida quand les manifestations herpétiques sont graves, on utilise l'aciclovir comme dans l'encéphalite herpétique jusqu'à guérison complète.

Prise en charge infirmière

Soins relationnels et éducatifs

Ils sont variables et adaptés en fonction des tableaux cliniques observés ; ils vont de la prise en charge symptomatique jusqu'à la mise en œuvre et à la surveillance de techniques de soins intensifs :

- savoir déceler et évaluer l'anxiété des patients atteints notamment au niveau génital ;
- prendre en charge la détresse de la mère en cas d'herpès néonatal ;
- expliquer les mécanismes de survenue des récurrences ;
- délivrer les conseils de prévention et de traitement.

Prévention

Il n'y a pas de vaccin disponible ni d'immunoglobulines hyperimmunes.
La prévention de la transmission de l'herpès génital repose sur les principes de prévention des infections sexuellement transmissibles. Les récurrences sont difficiles à éviter compte tenu de la multiplicité des facteurs déclenchants, mais chez les sujets à plus de 6 poussées annuelles on peut proposer un traitement préventif : aciclovir, 4 comprimés par jour en 2 prises pendant 6 mois.

vous devez savoir faire...

Actes infirmiers

- Rassembler les informations et participer aux techniques employées ou prescrites par le médecin pour poser son diagnostic.
- Assurer la surveillance d'un malade sévèrement infecté.
- Pratiquer correctement les prélèvements au bon moment.
- Informer le patient des prélèvements à effectuer.
- Prévenir les complications dues à la fièvre, aux adénopathies.
- Appliquer au malade les recommandations d'hygiène standard et spécifiques.
- Évaluer un dysfonctionnement organique.
- Déceler l'apparition d'une complication.
- Éclairer le patient sur sa maladie.
- Effectuer les prélèvements à but diagnostique et de suivi.
- Éduquer dans la prévention des infections sexuellement transmissibles.
- Dépister la survenue d'anomalies.
- Administrer et surveiller une corticothérapie.
- Surveiller l'efficacité d'un traitement antalgique.

... donc vous devez savoir :

Connaissances requises

- Nommer l'agent responsable.
- Donner des éléments de physiopathologie.
- Indiquer les examens utiles au diagnostic.
- Citer les principes des traitements et décrire leur surveillance.
- Citer les modes de contamination par l'EBV.
- Expliquer le traitement le plus courant.
- Citer les complications.

Infections à virus d'Epstein-Barr

Définition

Chez l'immunocompétent, l'EBV n'a pas de traduction clinique ou est responsable de la MNI, le plus souvent bénigne. Chez le sujet immunodéprimé, l'infection par l'EBV peut être responsable de tableaux cliniques distincts, syndrome lymphoprolifératif B et syndrome d'activation lymphohistiocytaire. L'EBV est également mis en cause comme facteur associé au développement de deux tumeurs malignes : le lymphome de Burkitt et le carcinome du nasopharynx.

Rappel physiopathologique

Le virus d'Epstein-Barr (EBV), bien qu'appartenant au groupe des herpès virus, n'est pas susceptible de récurrence symptomatique chez le sujet sain.

Le virus introduit par la salive se multiplie dans l'oropharynx puis infecte les lymphocytes B du sang circulant (la transfusion ou les greffes sont un autre mode d'introduction). Au niveau de l'oropharynx, l'excrétion du virus dans la salive continue longtemps, même après guérison. Dans le sang, une partie des lymphocytes B reste infectée par le virus et ils se multiplient sous son action (expansion polyclonale) mais les lymphocytes T cytotoxiques annulent cette expansion et rien ne se passe. Lors d'une immunodépression, si les lymphocytes T cytotoxiques ne peuvent plus juguler son expansion, le processus viral pourra être réactivé. Le pouvoir pathogène est lié à la réponse immunitaire cellulaire s'exprimant sous forme de syndrome lymphoprolifératif.

Épidémiologie

La primo-infection survient généralement pendant l'enfance, en étant exceptionnelle avant 3 ans sous nos climats. Elle est asymptomatique et confère une immunité solide. C'est chez l'adolescent ou l'adulte qu'elle s'exprime le plus souvent sous la forme d'une mononucléose infectieuse (MNI). La population adulte possède des anticorps anti-EBV dans 80 % des cas et de 20 à 30 % excrètent le virus sans signes apparents. La transmission s'effectue par la salive, c'est « la maladie du baiser ou des fiancés », et exceptionnellement par le sang ou les greffes de moelle.

Clinique

L'infection est le plus souvent muette sur le plan clinique.

Forme typique : la mononucléose infectieuse

Elle commence par une asthénie souvent prononcée avec une fièvre modérée (38 °C). Puis on observe l'apparition d'une angine érythémateuse ou érythémato-pultacée. L'examen révèle une polyadénopathie parfois accompagnée d'une splénomégalie, d'un ictère, voire d'un exanthème du tronc et des membres apparu spontanément ou à la suite de prise d'ampicilline. La maladie guérit spontanément en 3 à 4 semaines mais l'asthénie résiduelle peut persister plusieurs semaines.

Autres formes cliniques

L'angine peut prendre un aspect pseudo-diphtérique : présence de pseudo-membranes, mais elles ne touchent pas la luette. Une atteinte hépatique est possible, exprimée le plus souvent uniquement par la biologie. Les formes compliquées dont la classique rupture de rate sont très rares.

Dans l'infection à VIH, l'EBV peut entraîner la constitution d'un lymphome malin non hodgkinien B ou d'une leucoplasie chevelue de la langue. Des lymphoproliférations induites par l'EBV peuvent se voir au cours d'une immunosuppression prolongée (après greffe de moelle osseuse, transplantation d'organe, infection par le VIH).
La fièvre est constante avec altération de l'état général et syndrome tumoral (hépato-splénomégalie, polyadénopathie, parfois infiltration du cavum).
Le syndrome d'activation lymphohistiocytaire avec hémophagocytose associe chez l'immunodéprimé une fièvre, un syndrome tumoral (hépato-splénomégalie, adénopathie) et des troubles neurologiques (méningite et encéphalite) avec des œdèmes.

Maladies associées à l'EBV

Le *lymphome de Burkitt* est associé dans 96 % des cas à l'EBV. C'est une prolifération maligne de lymphocytes B qui se développe au niveau du maxillaire ou dans l'abdomen, surtout chez l'enfant en Afrique de l'Est.
Le *carcinome du nasopharynx* est associé dans 100 % des cas à l'EBV. C'est une tumeur se développant chez l'adulte. Sa grande fréquence en Chine en fait un problème de santé publique.

Causes

Germes responsables

L'EBV est un virus à ADN du groupe des herpès virus. Il possède des antigènes de capside (VCA ou *Virus Capsid Antigen*), des antigènes nucléaires (EBNA ou *Epstein Barr Nuclear Antigen*) et des antigènes précoces.

Facteurs de risque

Ils sont essentiellement liés aux contacts salivaires. Les affections liées à l'EBV concernent les populations à risque (Afrique, Chine).

Examens

L'hémogramme est l'examen révélateur sur le plan biologique du syndrome mononucléosique constant au cours de la MNI, constitué par une inversion de la formule sanguine avec apparition de grands lymphocytes atypiques hyperbasophiles.
Ce syndrome n'est pas spécifique de la MNI et peut être observé dans les primo-infections à virus de la rubéole, à cytonégalovirus (CMV), à VIH, à toxoplasmes.
Un dépistage des troubles hépatiques sera réalisé : élévation des transaminases et étude des facteurs de coagulation.
En cas de purpura thrombotique, la numération des plaquettes sera utile et, dans les formes avec anémie hémolytique, un test de Coombs sera effectué.
Dans le syndrome d'activation histiolymphocytaire, on recherche l'hyponatrémie, la pancytopénie, la cytolyse et la cholestase hépatiques, et la fibrinolyse. Un myélogramme montre en général une hémophagocytose.

Examens à visée étiologique d'orientation

Ce sont le MNI-test et la réaction de Paul et Bunnell Davidson (PBD). Ces examens recherchent dans le sérum du patient des IgM pouvant agglutiner les hématies hétérologues. Bien que non spécifiques de l'EBV, ces anticorps évoquent la MNI lorsqu'ils existent. En pratique, lorsque le MNI-test (rapide et simple à faire) est positif, on contrôle par la réaction de PBD (positive vers le 7e jour, si le titre est supérieur à 1/80).
Ces tests peuvent être en retard de 2 à 3 semaines sur la clinique.

Examen spécifique (sérologie EBV)

La recherche d'anticorps IgM anti-VCA est la technique la plus sensible et la plus spécifique, on l'effectue quand le PBD est négatif. Ces anticorps sont présents dans toutes les primo-infections à EBV et témoignent d'une infection récente ; ils disparaissent en 3 mois alors que les IgG persistent toute la vie. L'évolution des anticorps anti-EBNA et anti-EA *(Early Antigen)* reflète le pronostic et est utile chez l'immunodéprimé.

Traitement

Le traitement symptomatique préconise le repos au lit et l'arrêt du sport.

Il n'y a pas de thérapeutique spécifique. Les corticoïdes peuvent être indiqués en cas de formes cliniques compliquées avec tuméfaction amygdalienne et troubles respiratoires, ou lors de complications hématologiques, neurologiques ou cardiaques.
Dans les formes liées aux processus d'activation et de lymphoprolifération, les traitements relèvent de services hautement spécialisés.

Prise en charge infirmière

Soins relationnels et éducatifs

Pour les infections classiques (MNI), il faut :
- expliquer la nécessité du traitement symptomatique et du repos ;
- informer des éventuelles complications ;
- avertir de l'interdiction de la prise d'ampicilline ;
- assurer les soins d'hygiène standard et prendre en charge les douleurs et la fièvre ;
- participer à la mise en œuvre et à la surveillance des formes compliquées ;

L'infirmière peut profiter de l'information sur le mode de transmission pour éduquer sur la prévention des infections sexuellement transmissibles.

Prévention

Il n'existe pas d'immunoglobulines spécifiques ni de vaccin contre l'EBV.
Ne pas administrer d'ampicilline qui peut provoquer une éruption cutanée.
Des mesures spécifiques existent pour la prévention de la transmission par greffe.

Notes

vous devez savoir faire...

Actes infirmiers

- Rassembler les informations et participer aux techniques employées ou prescrites par le médecin pour poser son diagnostic.
- Appliquer au malade les recommandations d'hygiène standard et spécifiques.
- Empêcher la transmission nosocomiale.
- Évaluer un dysfonctionnement organique.
- Déceler une décompensation.
- Dispenser des soins et surveiller un patient avec traitement particulier.
- Déceler les problèmes psychologiques.
- Veiller au respect de l'application du traitement.
- Encourager le maintien, l'insertion ou la réinsertion des personnes dans le cadre familial, professionnel ou social.
- Convaincre le patient d'aller au bout de la durée prévue du traitement.
- Éclairer le patient sur sa maladie.
- Effectuer les prélèvements à but diagnostique et de suivi.
- Expliquer le mode de prise des médicaments.

... donc vous devez savoir :

Connaissances requises

- Nommer les agents viraux responsables.
- Indiquer les examens utiles au diagnostic bactériologique.
- Énoncer les principes des traitements et décrire leur surveillance.
- Décrire les règles de prévention des infections nosocomiales.
- Citer les modes de contamination des hépatites virales.
- Justifier les règles de l'isolement septique.
- Expliquer le traitement le plus courant.
- Citer les complications.
- Justifier la durée du traitement.
- Prévenir, évaluer l'anxiété du patient et aider à son soulagement.
- Administrer et surveiller une corticothérapie.
- Administrer et surveiller un traitement par interféron.
- Prévenir les complications liées à l'immobilité.

L'hépatite virale

Définition

Le terme hépatite virale est réservé aux hépatites provoquées par des virus à hépatotropisme prédominant : virus A, B, C, D (delta), E et G. Tous peuvent donner une hépatite aiguë ; les virus B, D et C sont responsables de formes chroniques pouvant dégénérer en cirrhose et cancer (carcinome hépato-cellulaire).

Rappel physiopathologique

Une hépatite correspond à une inflammation du parenchyme hépatique, survenant en réponse à une agression et pouvant aboutir à une nécrose hépatocytaire.

Épidémiologie

Hépatite A

Cette hépatite est liée au manque d'hygiène, aux mains sales, la transmission est oro-fécale. L'éventualité d'une transmission par le sang provenant d'un donneur en phase virémique est exceptionnelle et il n'y a pas de transmission sexuelle ni de transmission materno-fœtale.

En pays à niveau d'hygiène élevé, le premier contact avec le virus (primo-infection) apparaît de plus en plus tard : la séroprévalence chez l'adulte jeune en France est seulement d'environ 20 %. La maladie survient sous forme de cas sporadiques ou provoque de rares épidémies familiales ou de collectivité.

Hépatite B

Sa transmission s'effectue selon trois modes bien définis : par voie sexuelle, par voie parentérale (toxicomanie intraveineuse, blessures accidentelles dans l'entourage d'un cas, en particulier chez les soignants) et par voie materno-fœtale en fin de grossesse (lors de l'accouchement ou au cours de l'allaitement).

L'endémie est faible en Europe du Nord et en Amérique du Nord alors que dans les pays émergents, l'évolution est endémique et la primo-infection très précoce : l'Afrique noire et l'Asie du Sud-Est ont des taux de séroprévalence à anticorps anti-HBs très élevés, de 70 à 95 %, et un portage chronique de l'antigène HBs de 8 à 20 %. Les cas de transmission materno-fœtale y sont nombreux.

Hépatite C

La transmission est essentiellement sanguine et les autres modes de transmission ne sont pas totalement élucidés ; la voie sexuelle est mal connue et le risque materno-fœtal semble peu élevé.

En France, la séroprévalence dans la population générale serait autour de 1,2 % dont les 3/4 ignorent leur infection. Elle très élevée chez les toxicomanes par voie veineuse (70 %), les hémophiles et les hémodialysés.

Depuis que le virus de l'hépatite B est parfaitement contrôlé dans le circuit de la transfusion sanguine, le virus C est devenu le premier responsable des hépatites transfusionnelles. La mise en place d'un dépistage obligatoire de l'anticorps anti-VHC dans les dons de sang a fait décroître en France l'incidence des hépatites après transfusion de 10 % à moins de 0,5 %.

Hépatite D

Le virus de l'hépatite D se transmet par les mêmes modes que ceux du virus B. Elle est répandue dans le monde, mais le bassin méditerranéen est une zone de forte endémie. En France, de 2 à 3 % de porteurs du VHB ont le VHD.

Hépatite E

L'hépatite E est rare sous nos climats ; son mode de transmission est proche de celui de l'hépatite A, elle survient essentiellement en Afrique noire et en Asie sous forme de cas isolés ou parfois épidémiques.

Clinique

La *période d'invasion* est brève, souvent sous la forme d'un banal syndrome pseudo-grippal, puis l'hépatite aiguë se développe avec une altération de l'état général, des troubles digestifs et un ictère cutanéo-muqueux. L'évolution et le pronostic dépendent de l'installation ou non d'une insuffisance hépato-cellulaire.

Les *hépatites fulminantes* sont dues à la survenue précoce d'une insuffisance hépato-cellulaire grave.

Les *hépatites chroniques*, quand elles évoluent sans complications, présentent rarement de signes cliniques ou sont paucisymptomatiques (asthénie, hépatalgie). Dans les hépatites chroniques actives, la survenue d'une complication, signe de poussée évolutive, se traduit par l'apparition d'une altération de l'état général, d'un ictère, de signes d'insuffisance hépato-cellulaire et/ou d'hypertension portale, de cirrhose ou de cancer du foie (hépatome).

Hépatite A

Son incubation est de courte durée (de 2 à 6 semaines). L'enfant présente plus souvent des formes asymptomatiques que l'adulte. À la phase aiguë, on distingue une phase pré-ictérique de 1 à 3 semaines et une phase ictérique. Les formes fulminantes sont rares (1 pour 10 000 cas) et bien que des formes prolongées puissent durer plusieurs semaines, il n'existe pas de passage à la forme chronique. L'évolution est rapidement favorable et sans séquelles.

Hépatite B

L'incubation est plus longue, atteignant de 60 à 120 jours en moyenne et passant inaperçue dans 90 % des cas. Les formes fulminantes surviennent dans 1 % des cas.

Le passage à la chronicité révélé par la persistance de l'Ag HBs pendant plus de 6 mois se produit dans 10 % des cas. On distingue alors, d'une part, un portage chronique asymptomatique et, d'autre part, l'existence d'une hépatite chronique qui peut

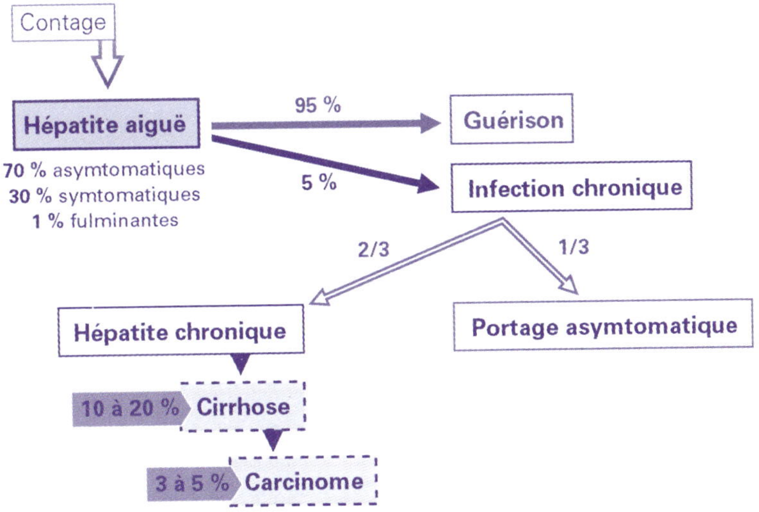

Figure 14 : *Évolution naturelle des hépatites B.*

être soit chronique persistante (40 %) avec une guérison obtenue en 7 à 10 ans, soit chronique active (30 %) évoluant vers la cirrhose et le risque de cancérisation *(fig. 14)*.

Hépatite C

La durée d'incubation est difficile à préciser, elle est estimée à 6 à 8 semaines en moyenne (extrêmes : 2 de 26 semaines). Les formes asymptomatiques sont prédominantes (3/4 des cas), sans ictère dans 90 % des cas. La chronicité s'installe très fréquemment (80 %) avec une bonne tolérance, mais la transformation en cirrhose dans 20 % des cas survient au bout d'une quinzaine d'années.

Hépatite D

Il faut une co-infection par le virus de l'hépatite B pour que l'hépatite D se développe. Cette infection simultanée augmente le risque de forme fulminante (de 1 à 5 %). Quand une hépatite aiguë D s'est installée, elle évolue vers la chronicité dans 80 % des cas, le plus souvent sous forme active (70 %), passant à la cirrhose dans 40 % des cas, avec une lourde mortalité.

Hépatite E

L'incubation est brève (de 20 à 60 jours) et aboutit à des formes sévères notamment chez les femmes enceintes (en particulier au 3e trimestre). L'évolution est bénigne, sans passage à la chronicité ni complication cancéreuse.

Causes

Virus responsables

Les virus responsables des hépatites sont le virus A, le virus B et, plus récemment isolés, le virus C et le virus E. Le virus delta de l'hépatite D est un virus défectif, c'est-à-dire qu'il n'est pas capable de se reproduire seul, sa réplication implique la présence du virus B.

Un virus de l'hépatite G a été découvert en 1995 mais son pouvoir pathogène n'a pas été réellement défini. La voie sanguine semble être le mode majeur de transmission. Il ne sera pas traité ici.

Le *VHA* est un virus à ARN sans enveloppe. Au cours de la phase aiguë, il est mis en évidence dans le sang (virémie) environ 2 semaines avant et 1 semaine après le début de l'ictère ; il est présent dans les selles avant l'apparition des signes cliniques et l'excrétion fécale disparaît dans les 10 jours qui suivent le début de l'ictère.

Le *VHB* est un virus à ADN avec une capside qui porte l'Ag HBc et l'Ag Hbe et une enveloppe qui porte l'Ag HBs. Il possède une ADN-polymérase. Le virus se réplique dans les hépatocytes mais se trouve présent aussi dans de nombreuses sécrétions dont les sécrétions vaginales, la salive et le lait.

Le *VHC* lui-même n'a pas encore été isolé mais son génome à ARN a été identifié par biologie moléculaire. La virémie est détectable chez 80 % des sujets infectés.

Le *virus D* (delta) est un virus défectif à ARN qui a une capside propre portant l'Ag HD mais qui utilise l'enveloppe du virus B porteuse d'Ag HBs.

Le *VHE*, virus à ARN, est éliminé en abondance dans les selles des patients infectés.

Facteurs de risque

Hépatite A : le risque est élevé pour le voyageur non immunisé ; l'hépatite virale A est une des premières causes de fièvre au retour d'outre-mer.

Hépatite B : la transmission parentérale est favorisée par la quantité de virus présente dans le sérum (jusqu'à 10^8 particules infectieuses par millilitre). L'exposition est particulièrement marquée lors de transfusions (sang et dérivés) et lors des injections parentérales (hémodialysés, toxicomanes IV). Le personnel paramédical et médical est particulièrement exposé, avec en premier lieu les services d'hémodialyse et les laboratoires.

Les relations sexuelles non protégées sont également un facteur de risque car c'est aussi une infection sexuellement transmissible, le virus étant présent au niveau du sperme et des sécrétions vaginales.

Enfin, la transmission materno-fœtale est grave. Quand la mère est porteuse de l'Ag HBe, le risque d'infection du nouveau-né atteint 90 %.

Hépatite C : comme pour l'hépatite B, les risques sont essentiellement liés à la transfusion sanguine, à la toxicomanie et aux accidents d'exposition au sang pour le personnel soignant. La transmission sexuelle et périnatale paraît très faible. Des risques de transmission sont suspectés pour les endoscopies avec biopsie, l'acupuncture, le rasoir du coiffeur, les tatouages, le piercing. La consommation d'alcool accentue nettement le risque de passage à la cirrhose.

Hépatite D : les facteurs de risque sont identiques à ceux de l'hépatite B. La co-infection VHB/VHD provoque de 10 à 20 fois plus d'hépatites fulminantes que l'infection à VHB seule. La surinfection d'une hépatite B par le VHD accentue le risque d'évolution vers l'hépatite chronique active et la cirrhose.

Hépatite E : les facteurs de risque de contamination sont liés aux mauvaises conditions d'hygiène avec absence de gestion des excreta et carence en lavage des mains, donc aux voyages en pays d'endémie. Le facteur de gravité est lié à l'infection pendant une grossesse.

Examens

Hépatite A

Les examens pratiqués sont les suivants :

- numération formule : leucopénie avec parfois syndrome mononucléosique ;
- exploration hépatique : cytolyse marquée (transaminases ALAT et ASAT multipliées par 20 ou 40), avec cholestase : bilirubinémie augmentée mais pas d'insuffisance hépato-cellulaire (taux de prothrombine normal) ;
- sérologie (diagnostic virologique indirect) : elle confirme l'infection en mettant en évidence des anticorps anti-VHA dès les premiers signes cliniques. Les anticorps de la classe des IgM signent l'infection récente et ceux de la classe des IgG témoigneront du contact avec le virus et de l'immunité installée *(fig. 15)*. Le diagnostic virologique direct n'est pas effectué.

Hépatite B

Les examens pratiqués sont les suivants :

- numération formule : leucopénie avec parfois syndrome mononucléosique ;
- exploration hépatique : cytolyse constante (transaminases ALAT et ASAT multipliés par 20 ou 40), avec cholestase : bilirubinémie augmentée ;

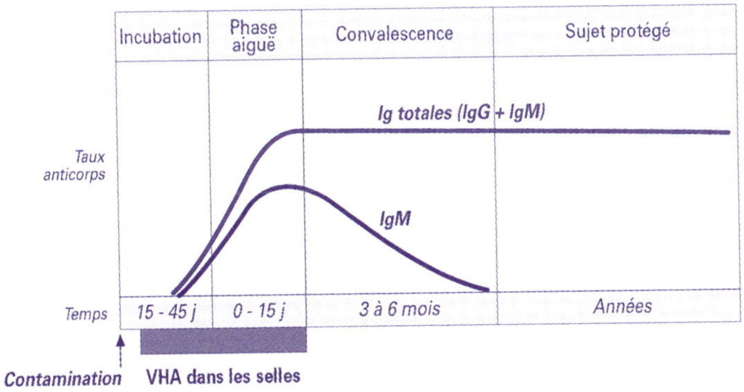

Figure 15 : *Évolution de l'hépatite A.*

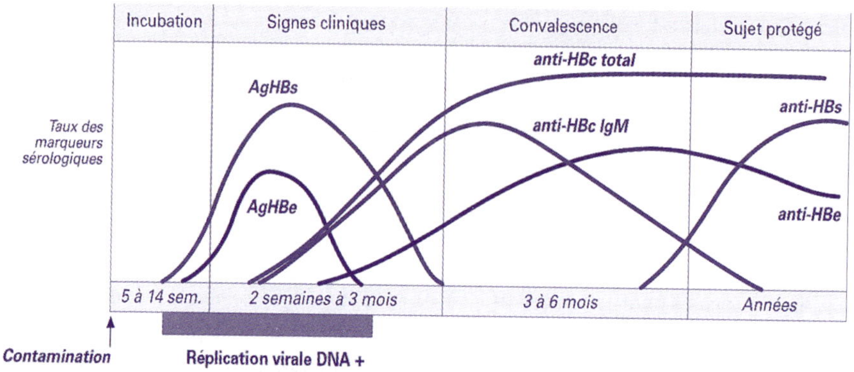

Figure 16 : *Évolution de 85 à 95 % des hépatites B.*

- TP : dans les formes simples, il n'y a pas d'insuffisance hépato-cellulaire et le taux de prothrombine reste normal, supérieur à 60 %. Dans les formes aiguës sévères, l'atteinte hépatique est marquée avec TP < 50 % et, dans les formes fulminantes, elle est grave, avec un TP qui s'effondre à moins de 30 %. Le dosage des facteurs de la coagulation, notamment le V, est indispensable ;
- sérologie : chaque antigène présent sur les composants du virus induit la production d'anticorps correspondants *(fig. 16) :*
  - l'Ag HBs traduit une infection en cours aiguë ou chronique ;
  - les Ac anti-HBs témoignent de la guérison ou de l'efficacité d'une vaccination ;
  - les Ac anti-HBc mis en évidence 1 à 2 semaines après l'apparition de l'Ag HBs, de type IgM, signent une infection récente ; ceux de type IgG confirment la guérison. Les Ag HBc ne sont pas recherchés ;
  - l'Ag Hbe est un des marqueurs de la réplication active du VHB ; la mise en évidence des Ac anti-HBe traduit l'absence de cette réplication active et apporte un argument de pronostic favorable.

La réplication active du VHB est également explorée par la détection de l'ADN viral ou d'une activité de l'ADN-polymérase.

Hépatite C

La sérologie repose sur des tests immunologiques de type ELISA de 3e génération, plus sensibles que les autres. En cas de positivité, un 2e test de confirmation est obligatoire pour éliminer un faux positif. Si le test ELISA est douteux, une recherche de l'ARN viral qualitative par amplification génique (PCR) est pratiquée. Une PCR positive fera rechercher le génotype et certains laboratoires pourront effectuer une mesure quantitative (charge virale).

Hépatite D

La sérologie repose sur la recherche des Ac anti-VHD dans le sérum d'un sujet ayant un Ag HBs positif. Les IgM apparaissent précocement et persistent en cas d'évolution vers la chronicité. Les IgG anti-VHD témoignent d'une infection antérieure par le VHD.

Hépatite E

Seuls certains laboratoires spécialisés réalisent en France la recherche des anticorps anti-VHE.

Traitement

Hépatite aiguë

Seules des mesures hygiéno-diététiques sont indiquées : repos, éviction de tous les hépatotoxiques. Pour les formes fulminantes, la prise en charge est symptomatique : traitement de l'œdème cérébral, prévention de l'hypoglycémie, du collapsus, maîtrise de la diurèse, de l'équilibre hydro-électrolytique et de la coagulation. La décision de transplantantion hépatique a bouleversé le pronostic de ces formes, elle peut être indiquée en urgence en cas de coma et d'un facteur V inférieur à 30 %.

Hépatite chronique

Les hépatites chroniques B où l'Ag Hbe et l'ADN VHB sont présents dans le sérum justifient un traitement par l'interféron alpha ou éventuellement par lamivudine. Il faut traiter précocément mais les résultats sont inconstants.

Pour les hépatites chroniques à VHC, l'indication du traitement par interféron alpha doit s'appuyer sur un bilan d'évolutivité, le génotype du VHC, l'âge et le terrain. L'hépatite chronique active et un génotype 2 ou 3 (bon répondeur) autorisent la thérapeutique.

Le traitement actuel de l'hépatite chronique associe l'interféron pégylé et la ribavirine permettant de guérir plus d'un patient sur deux. Les doses sont adaptées au poids : peginterféron alfa-2b = 1,5 µg/kg et ribavirine = plus de 10,6 mg/kg.

Prise en charge infirmière

Soins techniques et relationnels

Pour l'hépatite A (et E)

Il faut :

- empêcher la transmission nosocomiale ou communautaire en assurant l'isolement septique entérique, en renforçant les mesures d'hygiène standard et notamment le lavage des mains, sans oublier la désinfection des sanitaires après chaque selle ;
- évaluer le degré d'asthénie (aider pour la toilette), prendre en charge les douleurs éventuelles et l'anxiété du patient ;
- évaluer le degré de prurit et participer à son apaisement : placer un cerceau sur le lit pour diminuer le prurit dû aux draps, conseiller le port de linge en coton et donner les éventuels antiprurigneux selon la prescription ; veiller à un apport alimentaire correct ;
- expliquer au patient le modes de transmission et les raisons des mesures qui sont prises.

Pour l'hépatite B

Il faut :

- empêcher la transmission en assurant l'isolement septique technique (l'isolement géographique n'est pas une obligation), en renforçant les mesures d'hygiène standard avec utilisation de matériel à usage unique pour tous les prélèvements sanguins, port de gants avant tout prélèvement, couverts à usage unique ;
- évacuer les déchets selon les procédures du circuit « risque infectieux », et mêmes dispositions pour le linge (circuit septique) ;
- acheminer les prélèvements sanguins sous double emballage hermétique.

L'infirmière doit également :

- dépister les complications en surveillant l'état de conscience (encéphalopathie hépatique), les trouble de coagulation (hématomes, saignements anormaux), la peau (ictère, lésions de grattage par prurit), le poids et l'alimentation ;
- évaluer le degré d'asthénie, prendre en charge les douleurs éventuelles et l'anxiété du patient ; évaluer le degré de prurit et participer à son apaisement comme pour l'hépatite A ; veiller à un apport alimentaire correct (aider à choisir des repas légers), à une bonne hydratation ;
- expliquer la nécessité d'une surveillance à l'hôpital et après la sortie en raison de possibles complications, mais rassurer sur l'évolution le plus souvent favorable ;
- faire une information sur les infections sexuellement transmissibles (une sérologie VIH aura été proposée), en rappelant au patient la nécessité de l'utilisation du préservatif et l'intérêt de la vaccination si son (ses) partenaire(s) ne sont pas vaccinés ou déjà immunisés.

Pour l'hépatite C

Les soins seront fonction du tableau clinique. La surveillance consistera à mesurer les ALAT tous les mois pendant le traitement et, après l'arrêt, tous les 2 mois pendant 6 mois, puis tous les 3 mois dans les 6 mois suivants, et par la suite 2 fois par an. L'étude de l'ARN viral par PCR est faite à 3 mois et 12 mois pendant le traitement et à 6 mois après l'arrêt.

Surveiller un traitement par interféron

Les effets secondaires prennent la forme d'un syndrome pseudo-grippal survenant le plus souvent en début de traitement chez 1 patient sur 2. Une prise de paracétamol avant l'injection permet de le prévenir. On doit être attentif pour déceler aussi une dépression, des troubles de la vigilance, une dysthyroïdie, des troubles du rythme avec modifications tensionnelles et des troubles digestifs.

Il faut encourager la poursuite du traitement abandonné dans 10 à 20 % des cas par intolérance avant le 6e mois.

Attention : l'action de l'interféron peut être inhibée par utilisation d'AINS et de salicylés. Le traitement par interféron est contre-indiqué en cas d'insuffisance cardiaque, hépatique ou rénale sévère, d'antécédents d'épilepsie ou d'atteinte du système nerveux central, de dépression sévère, de grossesse.

Prévention

VHA

L'immunité acquise au cours de l'infection par le VHA induisant l'apparition d'anticorps protecteurs (Ac anti-HA) est définitive. Les mesures habituelles d'hygiène pour prévenir la transmission fécale sont efficaces.

Tout voyageur partant en zone d'endémie, sans antécédent d'hépatite A et de moins de 40 ans doit faire une recherche d'IgG anti-VHA ou recevoir une immunisation active par un vaccin viral inactivé type Havrix® adulte 1440 ou Avaxim® (un rappel à 6 mois et tous les 10 ans) ; pour les enfants : Havrix® 360.

VHB

On doit limiter les actes à risque : infections, AES, toxicomanies IV, soins avec matériel non contrôlé ; il faut également rechercher le portage familial et pratiquer l'immunoprophylaxie de l'entourage.

➔ Vaccination

Le vaccin anti-hépatite B donne une protection efficace. Le taux sérique d'anticorps anti-HBs obtenu par les protocoles classiques de vaccination est protecteur quand il est supérieur à 10 UI/ml. Seuls 4 à 10 % de sujets sont « non répondeurs ».

Les vaccins contre l'hépatite B ne contiennent que l'Ag HB, et les sujets vaccinés ne fabriquent que des anticorps anti-HBs protecteurs. Différents types de vaccins sont disponibles, à titre indicatif :

GenHevac B® (adulte ou enfant), HB Vax DNA® 5 µg (enfant), HB Vax DNA® 10 µg (adulte), HB Vax DNA® 40 µg (hémodialysé), Engerix B® 10 µg (enfant), Engerix B® 20 µg (adulte).

Les principes de la vaccination contre le virus de l'hépatite B ont été édictés par l'avis du Conseil supérieur d'hygiène publique de France (section des maladies transmissibles) du 12 mai 2000 : « La vaccination contre l'hépatite B est recommandée pour les nourrissons (à partir de 2 mois), pour les adolescents et pour les personnes qui présentent des risques individuels de contamination par le virus de l'hépatite B à cause de leurs comportements ou à cause d'une exposition à risque particulière ».

- *Schéma vaccinal :* unique en 3 injections, mois n° 0, 1 et 6, avec un intervalle d'au moins 1 mois entre la 1re et la 2e injection, et un intervalle compris entre 5 et 12 mois entre la 2e et la 3e injection.
- *Cas particuliers :* en cas ce vaccination en urgence (étudiants non vaccinés des filières médicales et paramédicales, départ imminent pour un séjour prolongé en zone de moyenne ou de forte endémie) : 3 doses rapprochées et une 4e dose 1 an plus tard.

Pour les enfants nés de mère antigène HBs positif, vaccination à la naissance, plus injection d'immunoglobulines anti-HBs.

- *Recommandations particulières :* la vaccination contre l'hépatite B concerne principalement :
  - les patients hémophiles, dialysés, insuffisants rénaux, candidats à une greffe d'organe... ; l'entourage d'un sujet infecté par le virus de l'hépatite B ou porteur chronique Ag HBs (famille vivant sous le même toit) ; les partenaires sexuels d'un sujet infecté par le virus de l'hépatite B ou porteur chronique Ag HBs ; les enfants accueillis dans les services et institutions pour handicapés ; les enfants et adultes en institution psychiatrique ; les enfants d'âge préscolaire accueillis en collectivité ;
  - les personnes à partenaires sexuels multiples ; les toxicomanes par voie parentérale ;
  - les voyageurs en pays d'endémie (Afrique subsaharienne, Asie, certains pays du continent américain) ;
  - les professionnels ou bénévoles susceptibles d'être exposés aux patients, au sang et autres produits biologiques, soit directement (contact direct, projections), soit indirectement (manipulation et transport de dispositifs médicaux, de prélèvements biologiques, de linge, de déchets), les professionnels de santé libéraux, pompiers, secouristes, gardiens de prison, éboueurs, égoutiers, policiers... (indicatif et non limitatif).
- *Question des rappels :* au-delà des 3 injections de la vaccination initiale, les rappels systématiques ne restent prévus que dans des situations particulières : risques professionnels et recommandations particulières.

La suppression des rappels systématiques ne s'applique pas aux insuffisants rénaux chroniques dialysés chez qui une sérologie annuelle est recommandée, avec rappel dès que le taux d'anticorps descend au-dessous du seuil protecteur.

- *Cas des professionnels de santé* (article L.10 du Code de la santé publique, loi du 18 janvier 1991) : vaccination obligatoire par 3 injections et stratégie de contrôle de l'immunité chez les personnes vaccinées après l'âge de 25 ans.

Si la primovaccination a été pratiquée avant l'âge de 25 ans, il n'y a pas de rappel à faire.

Si la primovaccination a été effectuée après l'âge de 25 ans :

- sans résultats de dosage des anticorps anti-HBs : le rappel à 5 ans doit être effectué suivi d'un contrôle sérologique 1 à 2 mois plus tard ;
- si le taux d'anticorps anti-HBs est supérieur au seuil considéré comme protecteur (en pratique 10 mUI/ml) : pas d'autre rappel à prévoir ;
- si le taux d'anticorps anti-HBs est inférieur à ce seuil, le médecin du travail évaluera l'opportunité de doses additionnelles, sans excéder 6 injections au total (y compris les 3 injections de la première série vaccinale).

➡ Sérothérapie

Des immunoglobulines peuvent être employées dans certains cas, il est nécessaire de les associer à la vaccination : enfant né de mère Ag HBs positif, AES pour un sujet non vacciné, transplantation hépatique chez un sujet Ag HBs positif.

VHC

Un test est effectué chez les donneurs de sang depuis mars 1990 et est complété par l'élimination des dons de ceux qui ont des ALAT élevées.

Les protocoles de désinfection des endoscopes tiennent compte du risque de transmission du VHC.

Chez les toxicomanes IV, la prévention passe par le sevrage, le traitement de substitution ou, à défaut, les seringues à usage unique.

Notes

vous devez savoir faire...

Actes infirmiers

- Rassembler les informations et participer aux techniques employées ou prescrites par le médecin pour poser son diagnostic.
- Informer le patient des prélèvements à effectuer.
- Prévenir les complications dues à la fièvre.
- Dispenser une antibiothérapie et surveiller son efficacité.
- Empêcher la transmission aux partenaires ou aux receveurs.
- Évaluer un dysfonctionnement organique.
- Dispenser des soins et surveiller les traitements antiviraux.
- Déceler les problèmes psychologiques liés aux traitements.
- Veiller au respect de l'application du traitement.
- Effectuer les prélèvements à but diagnostique et de suivi.
- Expliquer au patient le mode de prise des médicaments.
- Réaliser les administrations de médicaments antiviraux.
- Éduquer le patient et son entourage sur la maladie.
- Aider à prendre en charge la détresse des femmes enceintes infectées.
- Administrer et surveiller une thérapie antivirale.
- Prévenir les complications liées aux traitements.

... donc vous devez savoir :

Connaissances requises

- Nommer le virus en cause et expliquer sa possibilité de latence.
- Indiquer les examens utiles au diagnostic virologique.
- Énoncer les principes des traitements et décrire leur surveillance.
- Citer les modes de contamination.
- Expliquer l'action et les toxicités des médicaments.
- Exposer les complications ; décrire la gravité des tableaux.
- Dépister la survenue de complications.

Infections à cytomégalovirus

Définition

Le cytomégalovirus humain (CMV) est un virus répandu qui cause habituellement des infections asymptomatiques chez les hôtes immunocompétents mais des affections sérieuses ou graves chez les immunodéprimés ainsi que chez les nouveau-nés infectés par leur mère.

Rappel physiopathologique

Après l'introduction du virus dans l'organisme (primo-infection) le génome du CMV persiste à l'état latent dans différentes cellules, notamment celles des glandes salivaires et dans certains leucocytes. De cette façon il peut être réactivé, notamment en cas de baisse de l'immunité. Il a un pouvoir cytopathogène provoquant l'apparition de cellules de grande taille caractéristiques (*cyto :* cellule ; *mégalo :* grande).

Épidémiologie

La maladie touche tous les âges mais plus particulièrement les adultes jeunes en période d'activité sexuelle. En France, de 50 à 80 % des adultes (40 ans) ont des anticorps anti-CMV. La prévalence est encore plus élevée chez les homosexuels et les hétérosexuels à partenaires multiples. L'infection à CMV touche de 20 à 30 % des séropositifs VIH. Le virus est excrété de manière continue ou intermittente dans les urines, les sécrétions génitales, le lait, la salive et les larmes chez 20 % des adultes. La transmission se fait le plus souvent par voie respiratoire mais aussi par voie sexuelle, par les transfusions sanguines et la transplantation d'organe.
Lors d'une infection de la femme enceinte séronégative au CMV avant la conception, la transmission est de l'ordre de 35 à 50 % et s'effectue plus par voie transplacentaire qu'au moment de l'accouchement.

Clinique

Primo-infection

La primo-infection chez les sujets immunocompétents est le plus souvent inapparente. Dans certains cas, elle se manifeste par une fièvre prolongée isolée entre 38 et 40 °C. Plus rarement, après 30 à 40 jours d'incubation, on observe l'installation d'un état (pouvant durer jusqu'à 6 semaines) pseudo-grippal composé d'hyperthermie avec frissons quelquefois, asthénie et malaises. S'y associent également des myalgies, des céphalées et une splénomégalie. On ne trouve pas de pharyngite ni d'adénopathies. Il existe souvent un rash maculo-papuleux du tronc et des membres. La guérison arrive en 3-4 semaines mais, par la suite, asthénie et anomalies biologiques peuvent demeurer présentes plus longtemps.

CMV chez l'immunodéprimé

La baisse des défenses immunitaires de type cellulaire favorise l'infection à CMV sous forme de primo-infection, de réactivation ou de surinfection.
Dans les suites de transplantation d'organe, l'infection à CMV est très fréquente : elle atteint de 30 à 50 % des cas et sa gravité est majeure, entraînant notamment des pneumopathies interstitielles sévères particulièrement lors des greffes de moelle ; la mortalité était élevée avant les traitements antiviraux. Le CMV est le premier responsable du rejet de greffe du rein.
Cette infection peut provoquer également un tableau de fièvre, une cytolyse et une pancytopénie.
Après transfusion contaminante à un sujet non immunisé, il faut de 4 à 6 semaines pour voir apparaître les manifestations.
Au cours du Sida, l'infection à CMV survient très souvent en phase terminale (taux de CD4 $< 50/mm^3$) et provoque une rétinite nécrosante rapidement bilatérale et une atteinte disséminée polyviscérale (notamment digestive).

CMV et grossesse

Le plus souvent, la réactivation est sans conséquence pour le nouveau-né. Dans les primo-infections, la maladie des inclusions cytomégaliques survient dans 1 à 5 cas pour 10 000. L'infection est généralisée avec ictère et hémorragies sur hépato-splénomégalie chez un nourrisson hypotrophique, souvent prématuré ; le tableau peut se compléter par : microcéphalie, pneumopathie interstitielle, choriorétinite, voire encéphalite avec surdité et retard mental sévère dont le pronostic est très sombre. Près de 12 % des jeunes enfants symptomatiques décèdent au cours de la période néonatale et de 80 à 90 % des survivants gardent des séquelles à vie.

Causes

Virus responsable

Le CMV est un virus à ADN, appartenant à la famille des herpès virus, qui persiste à l'état latent dans certaines cellules après le premier passage dans l'organisme.

Facteurs de risque

Ce peut être : transplantation, immunodépression cellulaire, primo-infection au cours de la grossesse, relations intimes.

Examens

L'hémogramme montre un syndrome mononucléosique comme dans la MNI. L'exploration du fonctionnement hépatique révèle des anomalies : ALAT augmentées. Une électrophorèse des protéines rend compte d'une hypergammaglobulinémie à IgM, polyclonale.

Mise en évidence du virus

Elle se fait :

- par biopsie tissulaire (examen histopathologique) : observation de cellules à grosses inclusions intranucléaires et/ou utilisation d'Ac monoclonaux. C'est l'examen de certitude chez l'immunodéprimé ;
- par culture à partir du sang, des urines ou de tissus : c'est la méthode de référence, mais elle demande de 2 à 3 semaines et n'est pas utilisable en clinique. De manière plus récente, la recherche d'antigène précoce peut être obtenue après 2 ou 3 jours de culture ;
- par mise en évidence d'antigènes CMV intracellulaires précoces (Ag pp65) révélés par des Ac monoclonaux utilisés pour les transplantés et dans le Sida ;
- par la détection du génome par PCR.

La présence du virus dans les urines (virurie), dans le sang (virémie) ou dans la salive chez le sujet immunocompétent ne confirme pas obligatoirement la responsabilité du CMV dans l'infection aiguë (récente) car le virus peut résider dans les liquides de l'organisme pendant des mois, voire des années après la maladie.

Sérologie

Il existe plusieurs tests : la recherche des IgM permet d'attester une primo-infection virale récente et celle des IgG permet de connaître le statut immunitaire d'un donneur de sang ou d'organe et des receveurs.

Les anticorps peuvent faire défaut chez les immunodéprimés ou manquer de spécificité.

Traitement

Deux produits sont actifs sur le cytomégalovirus : le ganciclovir (Cymévan®) et le foscarnet (Foscavir®). Ces produits sont essentiellement utilisés chez l'immunodéprimé (hémopathies malignes, Sida, transplantation). Les immunoglobulines intraveineuses sont administrées systématiquement chez l'allogreffé de moelle pour diminuer l'incidence des infections à CMV.

Le ganciclovir est contre-indiqué en cours d'allaitement, de grossesse, quand les plaquettes sont inférieures à 25 000/mm^3. La posologie doit être adaptée chez l'insuffisant rénal. *Attention :* dans le flacon pour IV, le pH est de 11 et impose une manipulation attentive avec gants et lunettes et une injection stricte en IV. Les effets indésirables cliniques sont de type asthénie, fièvre, éruptions cutanées, troubles digestifs et neuropsychiques (étourdissements, somnolence, psychose). Sur le plan biologique, on peut observer principalement une anémie, une neutropénie.

Le foscarnet est toxique pour les reins et entraîne une hypomagnésémie, une hypokaliémie, une hypocalcémie, des convulsions, des éruptions cutanées. Son administration se fait par l'intermédiaire d'une pompe à perfusion et nécessite une surveillance médicale stricte.

Prise en charge infirmière

Soins techniques et relationnels

L'infirmière :
effectue les prélèvements en fonction des prescriptions médicales, surveille la survenue de complications ou de dissémination virale, aide à prendre en charge le suivi de la grossesse sur le plan clinique et psychologique.

En cas de traitement par antiviraux :

- par ganciclovir : contrôle du bilan hématologique et prévoyance de la surveillance ophtalmique tous les 15 jours, créatinine toutes les 2 à 4 semaines ;
- administration en IV stricte ;
- vérifier l'absence de troubles digestifs avec la voie orale ;
- par foscarnet : contrôler la créatinine tous les 2 jours (traitement d'attaque) puis 1 fois par semaine, contrôler la calcémie ; maintenir une hydratation efficace ; s'assurer que le rinçage après miction est correctement effectué (risques d'ulcérations génitales sans hygiène locale rigoureuse).

Prévention

Le traitement préventif est *efficace* chez les transplantés ou pour la tranfusion :

- pour un receveur séronégatif CMV, on choisit un donneur séronégatif CMV ;
- pour un receveur (quel que soit son statut) d'un greffon (poumon ou moelle) séropositif CMV, on donnera du ganciclovir en IV dès le début de la transplantation et pendant 3 à 4 mois. Le ganciclovir par voie orale n'a pas montré son efficacité.

La surveillance du traitement préventif est impérative compte tenu des difficultés d'administration du produit par IV de façon prolongée et des toxicités hématologique ou rénale.

La prévention est *difficile* au cours du Sida : les médicaments n'ont pas montré leur efficacité. Une surveillance du fond d'œil est instituée tous les mois quand le taux des CD4 s'abaisse en dessous de $50/mm^3$.

Les femmes enceintes, les nouveau-nés, les immunodéprimés, les receveurs de greffe, les splénectomisés, surtout s'ils sont séronégatifs, ne doivent recevoir que du sang séronégatif ou déleucocyté.

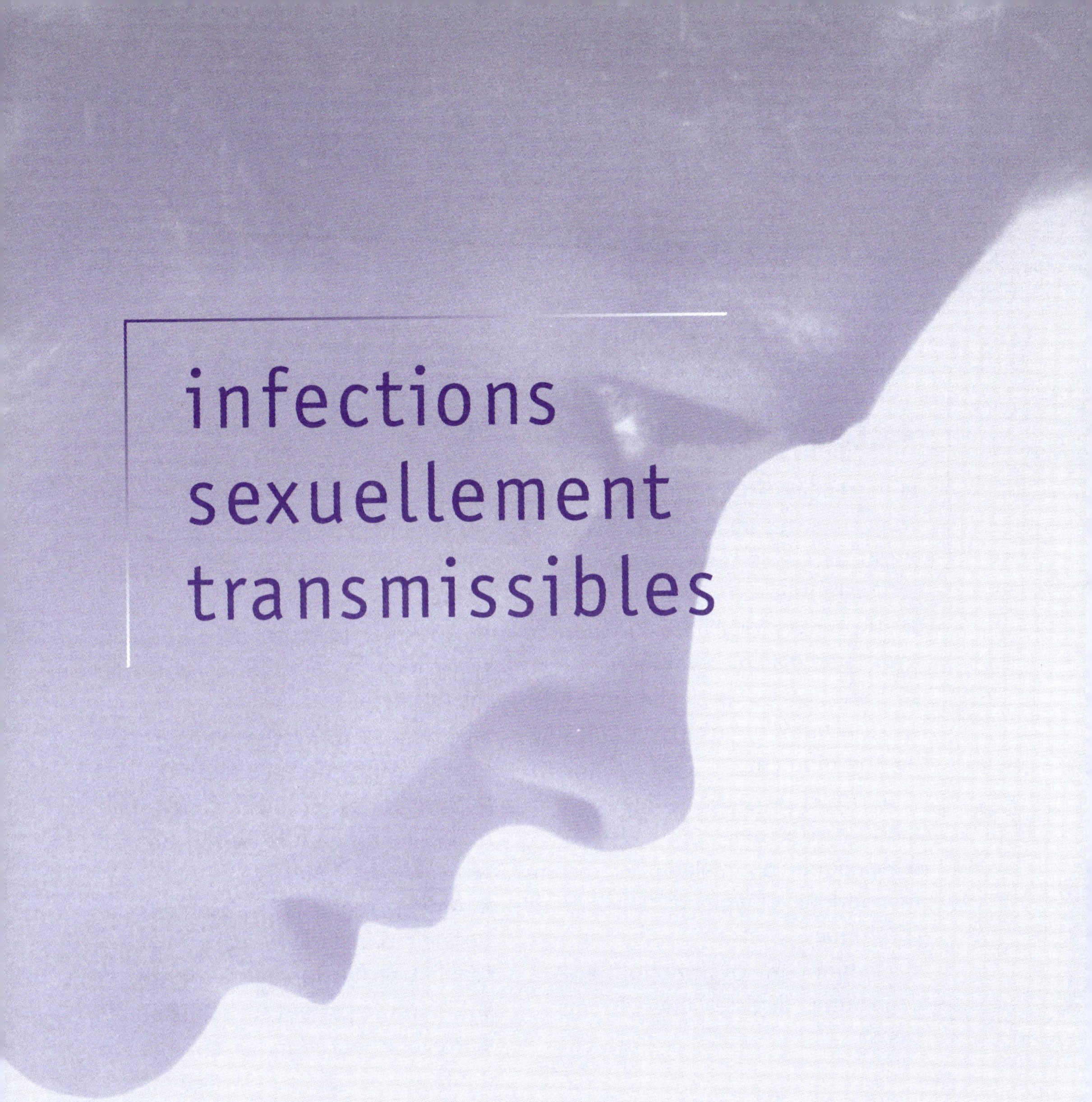

infections sexuellement transmissibles

vous devez savoir faire...

Actes infirmiers

- Rassembler les informations et participer aux techniques employées ou prescrites par le médecin pour poser son diagnostic.
- Assurer la surveillance d'un patient ayant une maladie évoluée.
- Pratiquer les prélèvements adéquats à but diagnostique et de suivi au bon moment.
- Informer le patient des prélèvements à effectuer.
- Appliquer au malade les recommandations d'hygiène standard et spécifiques.
- Évaluer un dysfonctionnement organique, dépister une dissémination.
- Dispenser une antibiothérapie, un traitement antifongique, antiparasitaire ou antiviral et surveiller son efficacité.
- Expliquer la façon de prendre le traitement et le mode de prise des médicaments.
- Veiller au respect de l'application et de la durée du traitement.
- Déceler les problèmes psychologiques empêchant le respect du traitement.
- Aider à régler les problèmes relationnels des patients dans le cadre familial, professionnel ou social.
- Éclairer le patient sur sa maladie.
- Prévenir et éduquer en matière d'IST.

… donc vous devez savoir :

Connaissances requises

- Nommer les agents pathogènes responsables.
- Décrire les différents stades de la maladie.
- Indiquer les examens utiles au diagnostic microbiologique.
- Citez les modes de contamination.
- Exposer les complications possibles, décrire la gravité des tableaux.
- Dépister la survenue d'anomalies.
- Connaître les principes des traitements et leur surveillance.
- Expliquer le traitement le plus courant.
- Légitimer la durée du traitement.
- Citer et prévenir les complications du traitement.
- Expliquer l'interdiction de rapports non protégés.
- Aider à prendre en charge l'anxiété ou la détresse des patients.
- Mettre en garde sur les dangers de la maladie pour les partenaires, en cas de grossesse.

Dans les infections sexuellement transmissibles, on distingue :

- les **infections bactériennes** : syphilis, gonococcie, chlamydiose, mycoplasmes ;
- les **infections virales** : herpès génital ;
- les **infections parasitaires et fongiques** : candidose génitale et trichomonase.

La syphilis

Définition

La syphilis (ou, trivialement, la vérole) est une infection sexuellement transmissible (IST) évoluant de manière chronique avec des périodes asymptomatiques.

Rappel physiopathologique

La dissémination des tréponèmes après inoculation au niveau des muqueuses se fait par voie sanguine et lymphatique et peut atteindre n'importe quel organe, en particulier le système nerveux central. L'immunité conférée par une infection non traitée est incomplète ; en cas de réinfection, il n'y aura pas de chancre d'inoculation mais le tréponème persiste dans les ganglions.

Épidémiologie

La syphilis n'a pas disparu ! Elle très fréquente dans le monde entier et actuellement en recrudescence dans nos hôpitaux. Seule la syphilis dans sa phase évolutive ultime « tertiaire » décline. La venue de prostituées de zones d'endémie (du continent africain et, récemment, des pays de l'Est) contribue à la propagation de la maladie.

Clinique

La facilité actuelle d'accès et d'emploi des antibiotiques est un facteur qui peut masquer la maladie et favorise les expressions cliniques atypiques.

Il est donc important :

- de rechercher une syphilis latente au cours du 1er trimestre d'une grossesse ;
- d'évoquer la syphilis devant toute ulcération génitale ou lors d'une éruption cutanée (corps, paumes, plantes des pieds) chez l'adulte ;
- de chercher une syphilis chez les sujets à risque ;
- de demander une sérologie syphilitique pour chaque découverte de séropositivité VIH.

L'incubation dure environ 3 semaines (de 14 à 30 jours), puis on décrit 3 phases d'évolution (non compris la syphilis congénitale).

Syphilis primaire

C'est le stade du chancre syphilitique qui est une ulcération développée au point d'inoculation, ayant des contours réguliers, une base indurée à fond propre et laissant sourdre une sérosité claire. Le chancre est indolore et le plus souvent placé au niveau du sillon balano-préputial ou du méat chez l'homme ; chez la femme, on le trouve au niveau des lèvres ou du col et il passe souvent inaperçu. Plus rarement il est ano-rectal ou bucco-pharyngé. Une adénopathie satellite indolore complète le tableau.

L'évolution locale se fait vers la cicatrisation spontanée sans séquelles en 1 à 8 semaines.

Syphilis secondaire

Sans traitement, la maladie évolue vers la forme secondaire qui est liée à une dissémination septicémique. Elle s'étend de 2 mois à 4 ans.

On observe l'association d'un syndrome pseudogrippal, d'une polyadénopathie, d'une hépatite granulomateuse avec cholestase et de manifestations cutanées.

Les signes cutanés sont répartis en 2 floraisons.

➡ Première floraison

Les signes sont alors :

- une roséole qui débute et prédomine sur le tronc. Il s'agit de macules de couleur rose pâle ayant de 3 à 10 mm de diamètre, séparées par des zones de peau saine, non prurigineuses ;
- des plaques muqueuses qui sont des érosions superficielles, rouge vif, indolores, très contagieuses ; elles sont proches du site de la primo-infection ;
- une alopécie en plaques de 2 à 4 cm de diamètre.

➡ Deuxième floraison

C'est le stade de la syphilide papulo-squameuse : lésion typique rouge sombre, de 3 à 5 mm de diamètre, saillante, à base indurée et toujours non prurigineuse. On peut observer les syphilides sur tout le corps, mais elles sont fréquentes au niveau des paumes et de la plante des pieds. L'évolution va vers la régression spontanée.

Syphilis tertiaire

Elle est très rare, faite de complications tardives survenant de 2 à 20 ans après la contamination et caractérisée par une destruction et une sclérose des tissus amenant au décès.

Schématiquement apparaissent des manifestations cardio-vasculaires (anévrismes), des manifestations cutanées (gommes syphilitiques), des manifestations neurologiques (détérioration intellectuelle rapide, tabès).

Syphilis congénitale

La contamination du fœtus peut se faire par voie transplacentaire entre le 4e mois de grossesse et l'accouchement. La syphilis congénitale crée de nombreuses malformations et la mort *in utero* peut survenir.

L'appellation *syphilis récente* est donnée aux syphilis primaire, secondaire et latente de moins de 1 an, celle de *syphilis tardive* à la syphilis tertiaire et latente de plus de 1 an.

Causes

Germes responsables

La syphilis est due à un spirochète, *Treponema pallidum* (tréponème pâle), qui n'est pas cultivable.

Facteurs de risque

Ce sont les relations sexuelles à risque non protégées. Il existe un lien VIH-syphilis : le chancre favorise la contamination par le VIH et l'infection à VIH aggrave la symptomatologie de la syphilis primo-secondaire.

Examens

Bactériologie

Elle repose sur la mise en évidence au microscope à fond noir des tréponèmes récoltés dans un prélèvement de la sérosité du chancre. C'est le seul examen positif avant le 10e jour.

Cette recherche est inutile pour les chancres buccaux à cause de spirochètes saprophytes présents dans la bouche.

Sérologies

Le chancre ayant souvent cicatrisé, les examens sérologiques permettent de diagnostiquer la syphilis et de suivre son évolution sous traitement.

➡ Types de tests

Plusieurs types de tests sont utilisés :

- le VDRL utilise des antigènes non spécifiques et de ce fait peut donner des résultats faussement positifs. Il est utile en quantitatif pour apprécier l'efficacité du traitement ;
- les tests à antigènes spécifiques sont donc utilisés en parallèle : TPHA spécifique, sensible ; le FTA, premier test à se positiver, est très sensible mais moins spécifique : sa spécificité est améliorée dans le test FTA-Abs.

➡ Interprétation des sérologies syphilitiques

Plusieurs situations sont envisageables :

- VDRL et TPHA négatifs : pas de syphilis, ou syphilis primaire dans les premiers jours du chancre (moins de 5 jours), ou syphilis traitée précocement et guérie ;
- TPHA et VDRL positifs : il s'agit d'une tréponématose. Les aspects quantitatifs des tests permettent d'estimer le stade de l'infection ;
- TPHA négatif et VDRL positif : c'est le cas du VDRL faussement positif comme on peut le voir dans les viroses (infection à VIH), les parasitoses, diverses maladies bactériennes, mais aussi lors de maladies systémiques, de dysglobulinémies ou d'hépatopathies chroniques. On peut aussi l'observer au cours de la grossesse ou chez les toxicomanes (IV) ;
- VDRL négatif et TPHA positif : ce tableau évoque la trace sérologique d'une tréponématose non vénérienne, une syphilis tertiaire, une cicatrice sérologique d'une syphilis (guérie).

En cas de neurosyphilis, le diagnostic s'appuie sur la présence dans le liquide céphalo-rachidien d'une hyperprotéinorachie et d'une lymphocytose avec positivité du VDRL ou du FTA-Abs dans ce LCR.

Il faut remarquer que :

- des sérologies peuvent être faussement négatives dans les formes évoluées de l'infection à VIH ;
- la positivité des tests sérologiques syphilitiques n'est pas synonyme de syphilis chez les patients originaires d'un pays tropical, en raison de la présence de tréponématoses non vénériennes (béjel, pian, caraté).

Traitement

La pénicilline G est le traitement de référence car elle est bactéricide sur le tréponème. Il est classique d'employer la forme retard (Extencilline®).

En cas d'allergie aux pénicillines, les cyclines ou les macrolides sont utilisés.

Après traitement, la surveillance se fait sur la décroissance du titre du VDRL quantitatif à 3 mois, 6 mois, 1 an et 2 ans. Dans les syphilis primaires, le VDRL est négatif 1 an après le traitement et, en cas de syphilis secondaire, au bout de 2 ans.

Les modalités du traitement sont les suivantes :

- dans les syphilis récentes, le traitement de première intention repose sur l'Extencilline® IM à la posologie de 2 ou 3 fois 2,4 MU à 7 jours d'intervalle ou, en cas d'allergie à la pénicilline, sur la doxycycline à la posologie de 200 mg/j durant 15 jours ou sur l'érythromycine (2g/j) pendant 15 jours chez la femme enceinte ;
- dans les syphilis tardives, le traitement de première intention repose sur l'Extencilline® 2,4 millions d'unités par voie intramusculaire à une semaine d'intervalle pendant 3 semaines et, en cas d'allergie à la pénicilline, sur la doxycycline (Vibramycine®) 200 mg/j durant 28 jours ;
- dans les neurosyphilis, le traitement repose sur la pénicilline G 24 MU par voie intraveineuse pendant 14 jours. En cas d'allergie à la pénicilline, une cure de désensibilisation peut être proposée. Les traitements par céphalosporines de 3e génération (Rocéphine) ont également prouvé leur efficacité.

Une réaction de Jarish Herxheimer peut survenir au début du traitement antibiotique avec fièvre, éruption, poussée ganglionnaire et chute de tension. Elle semble d'origine allergique, en relation avec la lyse brutale des tréponèmes. Elle doit être prévenue par l'administration conjointe de prednisone à la posologie de 0,5 mg/kg/j la veille et pendant les 3 premiers jours du traitement.

La réponse au traitement est diminuée en cas de co-infection à VIH.

Prise en charge infirmière

Soins techniques

Il faut dépister les allergies à la pénicilline, s'assurer de la bonne administration du traitement, vérifier que les consignes de suivi du traitement sont bien comprises.

Prévention

Le dépistage et le traitement du ou des partenaires seront provoqués systématiquement et, par ailleurs, on associera toujours la recherche d'une autre IST, en particulier l'infection à VIH

La gonococcie

Définition

Les gonococcies sont également appelées blennorragies, gonorrhées (ou trivialement « chaude pisse »). Leur gravité vient de certaines de leurs complications dont notamment le risque de stérilité qu'elles peuvent provoquer.

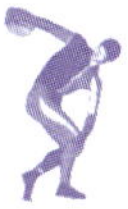

Rappel physiopathologique

Le germe introduit au contact des muqueuses se développe et provoque une suppuration localisée. Dans certains cas peut se produire une extension de proche en proche aux organes de voisinage, voire une diffusion par voie sanguine qui sera directement ou indirectement (manifestations réactionnelles) à l'origine d'atteintes cutanées ou articulaires

Épidémiologie

Les gonococcies sont placées actuellement au deuxième rang des causes d'urétrite, juste après *Chlamydia trachomatis.* Dans 1 cas sur 2, l'urétrite est mixte, due à l'association de ces 2 germes (gonocoque et Chlamydia). L'actuel relâchement dans l'emploi du préservatif fait craindre une recrudescence de cette affection.

Clinique

L'incubation est courte, de 4 à 15 jours, et laisse place à la phase d'état.

Chez l'homme, c'est une urétrite aiguë dans 90 % des cas avec écoulement urétral purulent et brûlures mictionnelles ; parfois s'ajoute une balanite. Plus rarement il s'agit d'une forme subaiguë et certains patients peuvent être porteurs asymptomatiques.

Les complications possibles sont une prostatite, une épididymite et d'exceptionnels rétrécissements urétraux.

Chez la femme, l'infection est en règle générale asymptomatique. Une cervicite peut s'exprimer par des leucorrhées jaunâtres non douloureuses. Un syndrome urétral discret peut exister. Mais surtout, l'infection peut gagner le haut appareil et donner une endométrite, une salpingite, une pelvipéritonite, voire un syndrome de Fitz-Hugh-Curtis (douleurs de l'hypochondre droit par périhépatite).

Des *formes cliniques extragénitales* ont été décrites :

- ano-rectales ou pharyngées par contamination sexuelle ;
- conjonctivite du nouveau-né contaminé lors de l'accouchement ;
- arthrites gonococciques : polyarthrite migratrice et atteinte tendineuse ;
- gonococcémie ou septicémie à gonocoque.

Causes

Germe responsable

Neisseria gonorrhoae est un diplocoque à Gram négatif, très fragile dans le milieu extérieur.

Facteurs de risque

Ce sont les relations sexuelles non protégées avec un partenaire contaminé (IST).

Examens

La bactériologie permet de mettre facilement en évidence le germe à l'examen direct (coloration de Gram ou au bleu de méthylène), moins aisément en culture (germe fragile et nécessité de milieux spéciaux).
Les prélèvements se font chez l'homme au niveau du méat et de l'urètre. Un massage prostatique peut aider dans les formes subaiguës. Chez la femme, l'écouvillonnage sera réalisé au niveau de l'endocol et/ou des glandes de Skène et de Bartholin, parfois également au niveau du méat urinaire.

Traitement

Un traitement minute est recommandé, sauf en cas de localisation extragénitale (anale, pharyngée ou systémique), pour son intérêt d'interrompre la contagiosité. On peut utiliser : ceftriaxone (Rocéphine®), 500 mg IM en 1 fois ; spectinomycine (Trobicine®), 2 g IM en 1 fois. Si l'on veut traiter simultanément *Chlamydia trachomatis* (souvent associée mais peu diagnostiquée) on fait appel à l'ofloxacine (Oflocet®), 400 mg *per os* en 1 fois, ou à la ciprofloxacine (Ciflox®), 1 g en 1 prise, mais le traitement devra se poursuivre au moins pendant 10 jours.
Pour les gonococcies oropharyngées ou rectales, on utilise les mêmes molécules pendant 5 jours.
Chez la femme enceinte, on prescrit la ceftriaxone ou un macrolide pendant 10 à 15 jours.

Prise en charge infirmière

Soins techniques et relationnels

Il faut respecter les bonnes pratiques pour le transport des prélèvements au laboratoire, dépister les allergies à la pénicilline, s'assurer de la bonne administration du traitement et vérifier que les consignes de suivi du traitement sont bien comprises.

Prévention

Elle consiste à :

- rechercher tous les contacts sexuels survenus dans les 15 jours qui ont précédé le début des symptômes ;
- inciter les partenaires à consulter et à se faire traiter ;
- parler du danger de la gonococcie chez la femme (stérilité, salpingite) même si elle est asymptomatique ;
- expliquer la nécessité de rapports protégés pendant le traitement et après.

La *conjonctivite du nouveau-né* est prévenue par l'administration à la naissance d'un collyre antibiotique ou au nitrate d'argent.

Les chlamydioses

Définition

Les chlamydioses à *Chlamidia trachomatis* provoquent des infections génitales sexuellement transmissibles (IST).

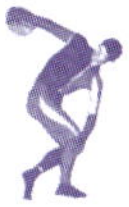

Rappel physiopathologique
Les Chlamydiae sont des bactéries incomplètes qui ne peuvent se développer qu'à l'intérieur des cellules qu'elles infectent. Leur diffusion se fait de proche en proche, très souvent de manière insidieuse. Elles peuvent entraîner également des manifestations réactionnelles.

Épidémiologie

Les chlamydioses constituent de 50 à 60 % des urétrites non gonococciques ou postgonococciques. C'est la première cause d'uréthrite et, dans 15 à 25 % des cas, il y a association avec *Neisseiria gonorhoeae*. Les complications secondaires de stérilité en font un problème de santé publique, notamment dans les pays émergents.

Clinique

L'incubation dure de 10 à 15 jours puis laisse s'installer la phase d'état.
Chez l'homme, on observe 1 fois sur 2 une urétrite subaiguë où l'écoulement est peu abondant et peu douloureux ; il peut cependant exister des brûlures urétrales. Dans près de 1/3 des cas, l'infection est totalement asymptomatique.
Les complications de l'urétrite surviennent sous forme de prostatite, d'épididymite, plus rarement de rétrécissement urétral.
Chez la femme, généralement l'infection est asymptomatique sous forme de cervicite latente ; parfois elle s'exprime par une leucorrhée sanguinolente ou une cystite à urines claires.
Souvent, c'est une complication qui révèle l'infection : salpingite, grossesse ectopique, douleurs pelviennes chroniques, syndrome de Fitz-Hugh-Curtis (pelvipéritonite).
D'autres formes cliniques sont possibles :
- extragénitales : localisation ano-rectale, voire pharyngée ou conjonctivale ;
- néonatales : conjonctivite, pneumonie ;
- syndrome de Fiessinger-Leroy-Reiter associant une urétrite à une conjonctivite et à une polyarthrite.

Causes

Germes responsables

Les chlamydioses sont dues à *Chlamydia trachomatis*. Les sérotypes D et K sont seuls responsables des infections uro-génitales. Rappelons que cette bactérie est responsable d'une maladie oculaire, le trachome, qui lui a donné son nom.

Facteurs de risque

Ce sont les relations sexuelles non protégées avec un partenaire infecté.

Examens

Bactériologie

On recherche le germe à l'examen direct après recueil de cellules par grattage au niveau de l'urètre préméatique chez l'homme ou, chez la femme, au niveau de l'urètre et de l'endocol. La mise en évidence fait appel à des anticorps monoclonaux spécifiques. Des prélèvements au niveau d'autres sites (anus, gorge) seront pratiqués à titre systématique. La culture est la technique de référence mais elle compliquée et chère, peu utilisée en pratique. Des techniques utilisant l'amplification génique permettent de mettre les germes en évidence dans les urines sur le premier jet.

Sérologie

Elle utilise des techniques d'immunofluorescence et permet de détecter des sous-classes d'anticorps (IgA, G et M), mais présente peu d'intérêt dans les infections génitales basses.

Traitement

Le traitement de référence repose sur des antibiotiques ayant un bon pouvoir de diffusion dans les cellules. On utilise les cyclines de type Doxycycline® à 100 mg (2 comprimés en 1 prise) pendant 7 jours ou d'autres antibiotiques comme l'azithromycine (posologie : 2 fois 2 gélules le même jour) ou les fluoroquinolones. Le traitement devra se poursuivre au moins pendant 10 jours.

Chez la femme enceinte, on utilise les macrolides pendant 15 jours.

Prise en charge infirmière

Soins techniques et relationnels

L'infirmière :

- respecte les bonnes pratiques pour le transport des prélèvements au laboratoire ;
- dépiste les allergies aux médicaments, s'assure de la bonne administration du traitement, vérifie que les consignes de suivi du traitement sont bien comprises ;
- donne les conseils de précautions à respecter en cas de prises de cyclines et de macrolides. Les cyclines sont contre-indiquées chez les enfants (elles noircissent l'émail des dents) et les personnes s'exposant au soleil (photosensibilisation).

Prévention

Elle consiste à :

- rechercher tous les contacts sexuels survenus dans les 15 jours qui ont précédé le début des symptômes ;
- inciter les partenaires à consulter et à se faire traiter ;
- parler du risque de stérilité chez la femme (salpingite) et chez l'homme même si la maladie est asymptomatique ;
- expliquer la nécessité de rapports protégés pendant le traitement et après.

Infections à mycoplasmes

Définition

Les mycoplasmes sont des bactéries incomplètes qui ne peuvent se développer qu'à l'intérieur des cellules qu'elles infectent. Leur diffusion se fait de proche en proche, très souvent de manière insidieuse. Elles peuvent entraîner également des manifestations réactionnelles.

Épidémiologie

La responsabilité des mycoplasmes est sous-évaluée, cependant on estime à 10 ou 20 % les urétrites non gonococciques dues à *Ureaplasma urealyticum.*

Clinique

Chez l'homme, les mycoplasmes sont responsables d'une urétrite subaiguë avec parfois des complications à type de prostatite ou d'épididymite.
Chez la femme, la cervicite est le plus souvent asymptomatique. Des infections génitales hautes sont également observées (salpingite, endométrite). Le rôle des mycoplasmes dans la stérilité masculine et féminine est confirmé. Ureaplasma peut être également responsable d'un syndrome de Fiessinger-Leroy-Reiter et des cas de lithiase rénale ont été rapportés.

Causes

Germes responsables

Parmi les mycoplasmes, seul *Ureaplasma urealyticum* est l'agent pathogène reconnu. Les autres mycoplasmes génitaux *(Mycoplasma hominis* et *M. genitalum)* sont plus souvent responsables d'une simple colonisation.

Facteurs de risque

C'est la pratique de relations sexuelles non protégées avec un partenaire contaminé (IST).

Examens

La recherche des mycoplasmes s'effectue par prélèvement urétral chez l'homme et à la fois urétral et endocervical chez la femme. Comme pour les Chlamydiae, un grattage est nécessaire pour récolter des cellules infectées par les germes. Le prélèvement sur écouvillon spécial est mis en milieu de transport adapté et adressé au laboratoire qui effectuera l'identification et un dénombrement des germes lors de la culture, étape obligatoire pour différencier colonisation et infection. Le seuil significatif d'une infection est obtenu si l'on dénombre au moins 10^4 UCC (unités de changement de couleur) par millilitre. Il est possible de les rechercher dans les urines sur le premier jet.

Traitement

Les antibiotiques doivent avoir une action intracellulaire comme pour les chlamydioses. Choisir des macrolides, des cyclines ou des fluoroquinolones (notamment l'ofloxacine). La durée du traitement recommandée est d'environ 2 semaines. En rappel, n'utiliser que les macrolides chez la femme enceinte.
Dans les cervicites, il est proposé la trovafloxacine à 200 mg/j pendant 5 jours.

Prise en charge infirmière

Soins techniques et relationnels

L'infirmière :

- suit les bonnes pratiques pour le transport des prélèvements au laboratoire ;
- dépiste les contre-indications aux médicaments prescrits, s'assurer de la bonne administration du traitement, vérifier que les consignes de suivi du traitement sont bien comprises ;
- donne les conseils de précautions en cas de prises de cyclines et de macrolides.

Prévention

Elle consiste à :

- inciter les partenaires à consulter et à se faire traiter ;
- parler du risque de stérilité chez la femme (salpingite) et chez l'homme même si la maladie est asymptomatique ;
- expliquer la nécessité de rapports protégés pendant le traitement et après.

L'herpès génital

Définition

Les infections à virus *Herpes simplex* sont multiformes en fonction des sites de localisation du virus. L'infection par *Herpes simplex virus* (HSV) au niveau de la sphère génitale est une véritable IST, sa gravité s'exprime par le risque néonatal, dans les récurrences et dans sa contagiosité.

Rappel physiopathologique

À la suite d'un premier contact (primo-infection), le virus s'établit de façon inapparente dans les ganglions nerveux sensitifs des racines postérieures de la moelle épinière. De cette situation de latence et dans certaines circonstances de stimulation, des réactivations endogènes pourront se produire et le virus redevient actif en périphérie.

Épidémiologie

L'homme est le seul réservoir du virus. C'est un virus très fragile, sa transmission implique donc un contact direct cutanéo-muqueux. Le passage transplacentaire et par allaitement est très rare.

La primo-infection à HSV2 survient à partir de la puberté, sauf en cas d'herpès néonatal. L'herpès néonatal touche de 1 à 5 nouveau-nés pour 10 000 grossesses.

Il existe de nombreux porteurs asymptomatiques potentiellement contagieux même en dehors d'une récurrence cliniquement parlante. Les techniques modernes de mise en évidence du virus (PCR notamment) incitent à parler de maladie persistante avec risque de transmission permanent.

Clinique

Primo-infection

La primo-infection s'étend sur 2 à 6 semaines.

L'incubation dure de 3 à 7 jours puis s'installent des signes généraux (fièvre et myalgies), suivis par l'apparition de vésicules cutanées. Elles sont disposées en bouquet sur un fond érythémateux. Chez l'homme, elles sont observées au niveau du fourreau ou du gland ; on décrit des anorectites chez l'homosexuel. Chez la femme, elles se disposent souvent en nappes érosives au niveau du col ou en vulvo-vaginal avec un baisse modérée de l'état géné-

ral et fébricule. Elles entraînent prurit et/ou sensations de brûlure. La rupture de ces vésicules crée des ulcérations avec formation d'une croûte.
Des signes d'accompagnement existent, à type d'adénopathies inguinales, parfois de dysurie ou même de rétention aiguë d'urine.

Formes récurrentes

Dans certaines circonstances (voir facteurs de risque), l'herpès récurrent survient, précédé localement de 24 à 48 heures avant l'éruption, de paresthésies, de brûlures, de prurit.
Les récurrences durent de 6 à 7 jours.

Formes cliniques graves

En fonction des terrains ou des circonstances, peuvent survenir une encéphalite herpétique pouvant entraîner nécrose et décès, un herpès néonatal. L'herpès de l'immunodéprimé est grave.

Causes

Virus responsables

C'est l'IST la plus fréquente, elle est due le plus souvent à *Herpes simplex virus* de type 2 qui se localise au niveau de l'appareil génital, mais 10 % des herpès génitaux sont dus à HSV1.

Facteurs de risque

De nombreux facteurs peuvent favoriser les récurrences : fièvre, menstruation, soleil, infections, fatigue, stress, certaines infections bactériennes, baisse de l'immunité cellulaire.
Les terrains à risque favorisent les formes graves : immunodéprimé, nouveau-né.

Examens

Le diagnostic est essentiellement clinique.
Il est possible de réaliser sur un frottis de lésion un diagnostic biologique rapide par des techniques d'immunofluorescence directe utilisant des anticorps monoclonaux. Les techniques d'amplification génique sont applicables à la recherche du virus.

Traitement

En cas de primo-infection, on recommande le valaciclovir (Zélitrex®) *per os :* un comprimé de 500 mg fractionné en 250 mg 2 fois par jour pendant 10 jours, ou l'aciclovir (Zovirax®) *per os :* un comprimé de 200 mg 5 fois par jour (si l'infection est sévère, on utilise la voie IV).
En cas de récurrence, on fait appel aux mêmes molécules pendant 5 jours pour réduire la durée de l'épisode.
En cas de récurrences fréquentes (plus de 6 par an), on peut proposer un traitement *per os* préventif pendant plusieurs mois : Zovirax® 200 mg, 2 comprimés matin et soir, ou Zélitrex®, 1 comprimé 500 mg par jour, en sachant que ce traitement n'est que suspensif.

Prise en charge infirmière

Soins techniques et éducatifs

Ils vont de la prise en charge symptomatique jusqu'à la mise en œuvre et à la surveillance de techniques de soins intensifs : savoir déceler et évaluer l'anxiété des patients ; prendre en charge la détresse en cas d'herpès néonatal ; expliquer les mécanismes de survenue des récurrences.
Il faut délivrer les conseils de prévention et surveiller l'administration du traitement. Les deux antiviraux utilisés peuvent avoir des actions néfastes sur les reins ; il est nécessaire d'adapter les posologies en fonction de la clairance de la créatinine qui explore le fonctionnement rénal et d'assurer au patient une

hydratation suffisante. On dépistera les signes d'insuffisance hépatique biologiques (transaminases) et cliniques (ictère, trouble de coagulation). Des signes d'intolérance digestive peuvent survenir, ils sont généralement bénins. Quelques troubles neuropsychiques sont rapportés à type de céphalées, de somnolence, d'obnubilation. L'infirmière doit rappeler la nécessité de consulter à nouveau au bout de 6 mois.

Prévention

Il n'y a pas de vaccin disponible ni d'immunoglobulines hyperimmunes.
La prévention de la transmission de l'herpès génital repose sur les principes de prévention des IST, avec la difficulté de gérer les rapports dans un couple où seul l'un des partenaire est infecté ou porteur. Les récurrences sont difficiles à éviter compte tenu de la multiplicité des facteurs déclenchants mais, chez les sujets ayant plus de 6 poussées annuelles, on peut proposer un traitement préventif.

Les candidoses génitales

Définition

Les infections à Candida ne font pas partie au sens strict des infections sexuellement transmissibles (IST) ; cependant, dans leur localisation génitale, elles sont contagieuses par voie vénérienne. On définit les formes récidivantes quand existent plus de 4 épisodes annuels ; leur éradication est difficile malgré les stratégies proposées.

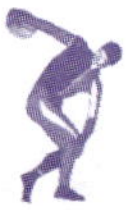

Rappel physiopathologique
Les levures sont des saprophytes de l'être humain ou des animaux que l'on peut trouver normalement (flore résidante) en faible quantité dans la cavité génitale. Elles se fixent sur des récepteurs présents sur les cellules des muqueuses et peuvent bourgeonner et émettre des filaments qui favorisent leur pénétration dans les tissus. Les antigènes des levures sont complexes et peuvent induire la formation d'anticorps et provoquer des réactions allergiques.

Épidémiologie

C'est une infection fréquente chez la femme puisque 75 % d'entre elles auront au cours de leur vie un ou plusieurs épisodes de candidose génitale, et 1 femme sur 4 sera victime de formes récidivantes.

Clinique

Chez la femme, l'infection se traduit par une leucorrhée blanchâtre (aspect « caillé ») avec prurit. Les muqueuses montrent un érythème avec enduit blanchâtre et un œdème de la vulve. Une extension urétrale, voire cutanée, est toujours possible.
Chez l'homme, l'infection commence par une balanite au niveau du sillon balano-préputial qui peut s'étendre au gland et au prépuce. L'érythème est recouvert d'un enduit blanchâtre. Elle peut se compliquer d'une urétrite.

Causes

Germes responsables

Les candidoses sont dues à *Candida sp.*, le plus souvent *C. albicans* (de 85 à 90 % des isolements). La fréquence des différentes espèces est variable selon le terrain (immunodéprimé ou non) et la prise antérieure d'antifongiques.

Candida glabrata (ex-*Torulopsis glabrata*), qui représente de 5 à 10 % des germes isolés dans les candidoses, est un Candida qui ne filamente pas.
Des études moléculaires ont mis en évidence qu'un sujet héberge la même souche pendant plusieurs années dans plusieurs sites anatomiques.

Facteurs de risque

Ils peuvent être multiples :

- de type hormonal, chez la femme, par augmentation des taux de progestérone (cas de la deuxième partie du cycle ou pendant la grossesse), ou thérapeutique (prise par voie générale ou locale d'antibiotiques) ;
- de type immunitaire : les candidoses sont souvent révélatrices d'un dysfonctionnement ou d'une baisse du système immunitaire, comme dans l'infection par le VIH ;
- chez l'homme comme chez la femme, on recherchera un diabète.

Examens

Le diagnostic sera fait sur un prélèvement mycologique. L'examen direct au microscope met en évidence les levures et des filaments mycéliens qui sont un argument de pathogénicité.
La culture sur milieu de Sabouraud (en 24 à 48 heures) permet de confirmer la pathogénicité par l'observation d'un grand nombre de levures (> à 50 colonies) et de préciser l'espèce candidosique en cause, ce qui est parfois utile pour les candidoses récidivantes. Un test de sensibilité aux antifongiques peut être réalisé.
Chez l'immunodéprimé, en cas de récidive ou de survenue lors d'un traitement antibiotique, il faut rechercher systématiquement un foyer digestif.

Traitement

Le traitement local lors des épisodes aigus repose, chez la femme, sur l'administration de produits azolés : sous forme d'ovule (Gyno-Pevaryl®) ou en crème vaginale ; chez l'homme, la balanite nécessite l'application locale de crème Pévaryl®.
Chez l'immunodéprimé, le traitement des candidoses récidivantes et des candidoses digestives associées se fait par fluconazole (Triflucan®) ou, à l'hôpital, par itraconazole (Sporanox®).

Prise en charge infirmière

Soins techniques et éducatifs

Épisodes aigus

Il faut effectuer la toilette avec un produit alcalin (type Gyn-hydralin®...), apaiser le prurit par des pulvérisations d'eau thermale (ou avec de l'eau additionnée de bicarbonate de soude) et éviter l'association avec les corticoïdes.

Formes récidivantes

L'infirmière doit :

- lutter contre les facteurs favorisants ;
- respecter les règles de bonne pratique du sondage urinaire qui est un facteur de risque ;
- réaliser selon les bonnes pratiques les examens nécessaires au diagnostic ;
- surveiller l'apparition de signes de dissémination ;
- prendre en charge les formes douloureuses et/ou fébriles ;
- expliquer au patient les mécanismes de son infection et la nécessité du traitement.

Prévention

Il faut inciter le(s) partenaire(s) à consulter et à se faire traiter s'il(s) présente(nt) des signes de balanite. Mais le traitement n'a pas fait ses preuves quand il n'y a pas de signes : expliquer la nécessité de rapports protégés pendant le traitement et après, éduquer sur le plan de l'hygiène intime. Certains auteurs proposent la décontamination intestinale par antifongiques, sans preuves d'efficacité.
La prophylaxie des formes récidivantes est à entreprendre dès la guérison de l'épisode aigu par application mensuelle ou hebdomadaire d'antifongiques locaux (ovules, comprimés) dans la phase postmenstruelle du cycle. En cas d'échec du traitement local, on peut recommander un traitement *per os :* les meilleurs résultats sont obtenus avec le kétoconazole (Nizoral® 100 mg/j). Ce produit pouvant provoquer des hépatites, on surveillera les transaminases, les phosphatases alcalines et la bilirubine. On peut aussi faire appel pendant 6 mois au fluconazole (Triflucan® : 150 mg 1 fois/mois) ou à l'itraconazole à l'hôpital (Sporanox® : 200mg/j pendant 2 jours puis 200 mg à J5 et J6 du cycle). Il faut inciter, avec les précautions habituelles, à effectuer une sérologie VIH.

Les trichomonases

Définition

C'est une maladie à transmission sexuelle (IST), due à un parasite, *Trichomonas vaginalis.*

Rappel physiopathologique

Après contamination, le parasite s'installe à la surface des cellules externes des muqueuses uro-génitales de l'homme et de la femme et se multiplie, créant des lésions d'irritation.

Épidémiologie

La trichomonase est une maladie fréquente. Sa transmission est directe et vénérienne ; cependant, l'éventualité d'une contamination indirecte par l'intermédiaire d'un linge de toilette souillé commun existe.

Clinique

Chez la femme, la parasitose s'exprime par une vaginite subaiguë avec leucorrhées le plus souvent blanchâtres et spumeuses, quelquefois glaireuses et verdâtres. Elle entraîne un prurit vulvaire, des sensations de brûlure et provoque une dyspareunie. La muqueuse vaginale est marquée par un piqueté rouge avec œdème. L'examen est très douloureux.
Les pathologies associées sont, par ordre de fréquence, des urétrites, des cystites et des skénites, plus rarement des cervicites et des salpingites.
Chez l'homme, la clinique est souvent latente mais peut se traduire par une urétrite subaiguë.

Causes

Parasite responsable

La maladie est due à un parasite protozoaire flagellé : *Trichomonas vaginalis*

Facteurs de risque

Ce sont des apports sexuels non protégés avec un partenaire porteur de la parasitose, et une hygiène défectueuse.

Examens

Le diagnostic s'appuie sur la recherche des *Trichomonas* dans les sécrétions vaginales (aspirées à la pipette mousse dans le cul-de-sac vaginal postérieur) ou urétrales (effectuer le prélèvement le matin avant la première miction). Les parasites sont mobiles et repérés directement par examen à l'état frais entre lame et lamelle.

Une coloration au May-Grünwald-Giemsa peut aider au diagnostic quand le prélèvement est pauvre en parasites.

Traitement

Les dérivés imidazolés à demi-vie longue permettent un traitement en dose unique : tinidazole (Fasigyne®), 4 comprimés de 500 mg en 1 prise *per os*, mais on doit l'accompagner d'une cure intravaginale par ovules ou comprimés gynécologiques (1 le soir au coucher pendant 10 jours) de ce même produit.

Prise en charge infirmière

Soins techniques et relationnels

L'infirmière :

- surveille les effets indésirables des dérivés imidazolés : troubles digestifs (nausées, gastralgies), céphalées. La prise d'alcool aggrave les effets ;
- respecte les bonnes pratiques pour les prélèvements destinés au laboratoire ;
- s'assure de la bonne administration du traitement et vérifie que les consignes de suivi du traitement sont bien comprises.

Prévention

Il est impératif de traiter simultanément le ou les partenaires pour prévenir toute réinfection. L'abstention des rapports sexuels est fortement recommandée durant 1 semaine environ.

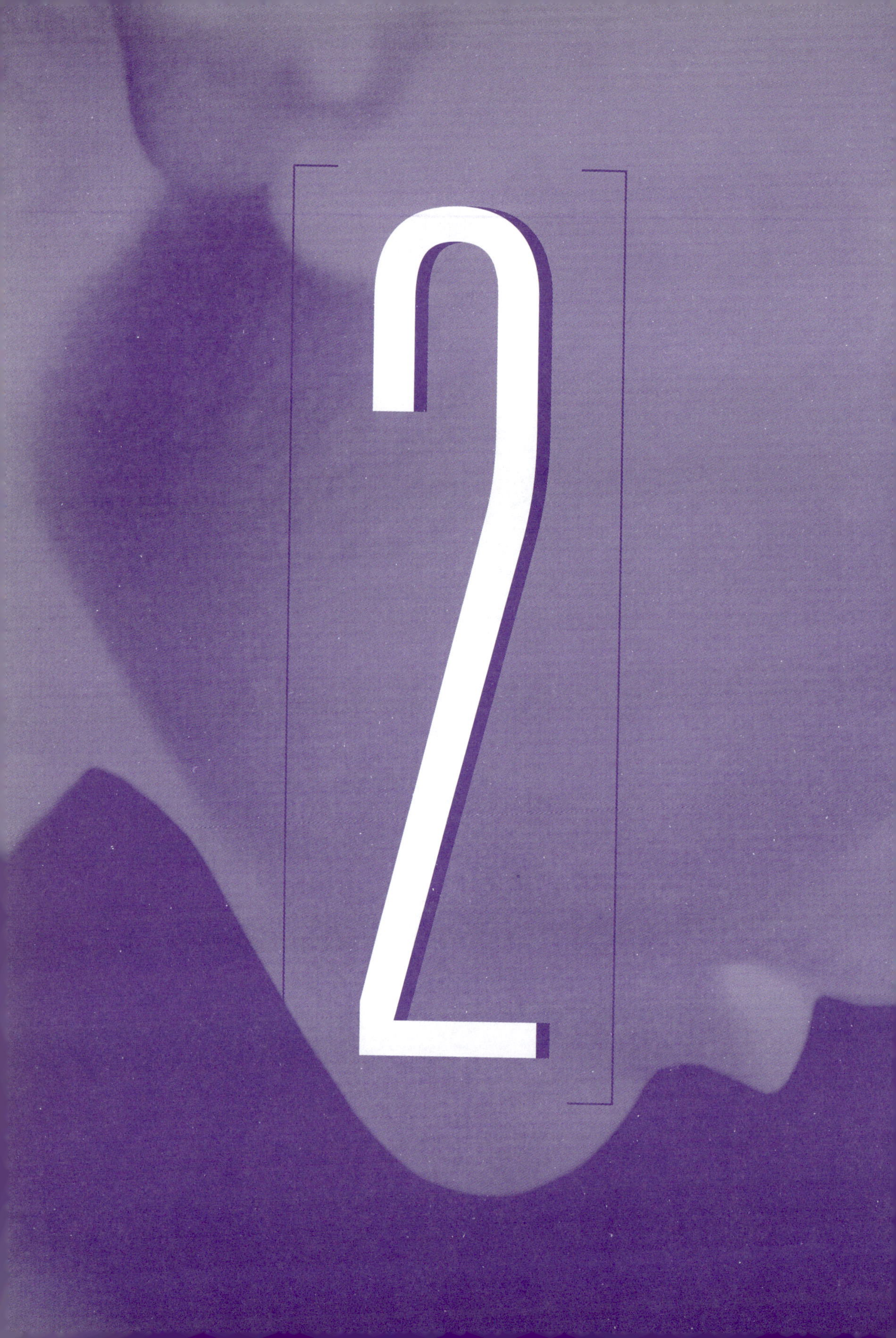
2

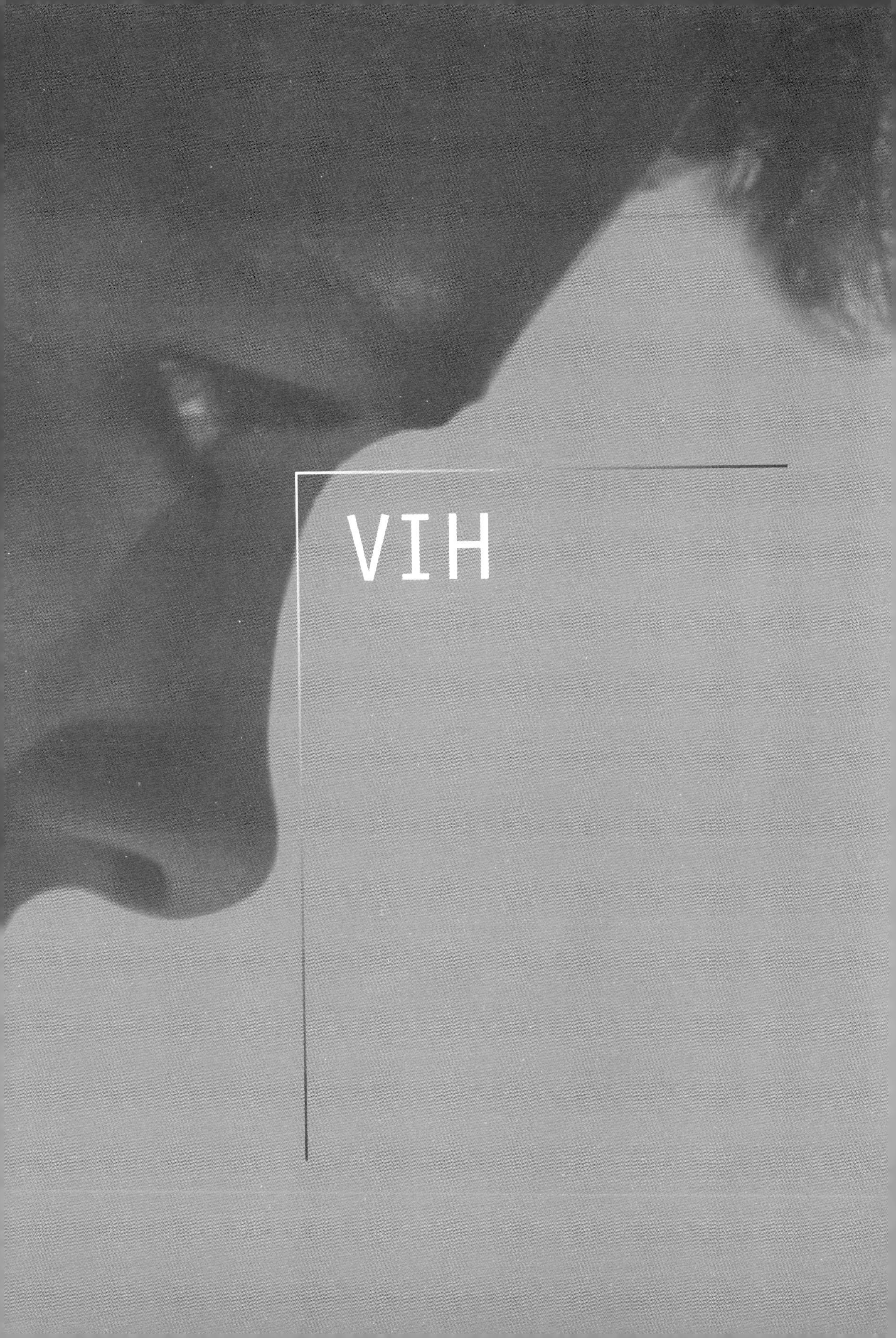

VIH

infections par le VIH

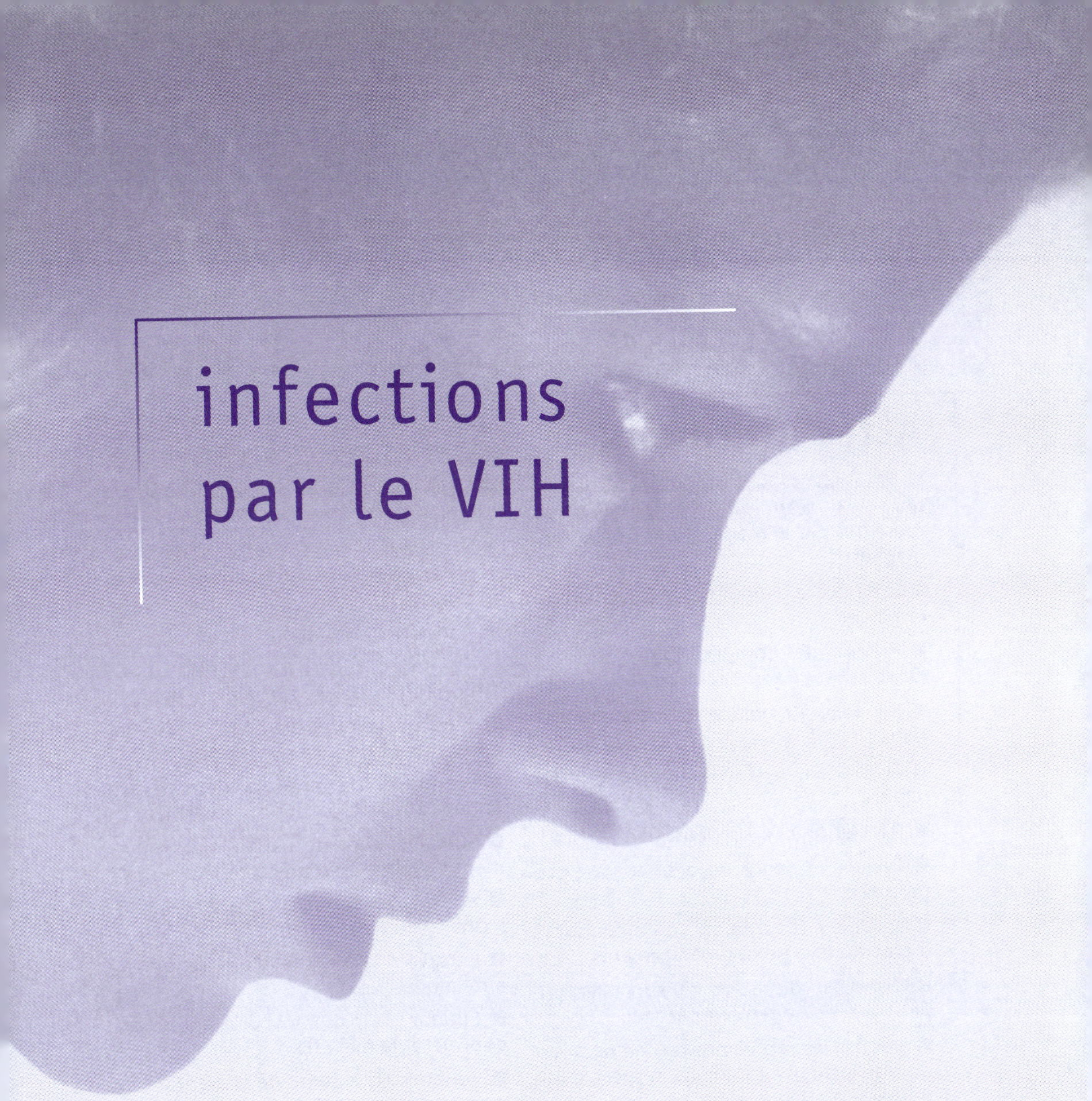

vous devez savoir faire...

Actes infirmiers

- Rassembler les informations et participer aux techniques employées ou prescrites par le médecin pour poser son diagnostic.
- Informer le patient des prélèvements à effectuer.
- Prévenir les complications dues à la fièvre.
- Rappeler au malade les recommandations d'hygiène de vie.
- Évaluer un dysfonctionnement organique.
- Déceler une décompensation.
- Évaluer le degré de dépendance des personnes.
- Expliquer et vérifier la compréhension du mode de prise des médicaments.
- Dispenser des soins et surveiller un patient avec traitement particulier.
- Déceler les problèmes psychologiques ou intellectuels nuisant au respect d'un traitement au long cours.
- Veiller au respect de l'application du traitement.
- Aider à maintenir, insérer ou réinsérer le patient dans son cadre familial ou professionnel.
- Convaincre le patient d'aller au bout de la durée prévue du traitement.
- Éclairer le patient sur sa maladie.
- Effectuer les prélèvements à but diagnostique et de suivi.
- Prendre en charge la détresse du patient et participer à son apaisement.
- Surveiller chez un patient sous traitement l'apparition d'une complication.
- Prévenir les complications dues à l'immobilité ou à l'alitement.
- Percevoir l'efficacité d'un traitement antalgique.
- Éduquer le patient et son entourage pour gérer la maladie.
- Éduquer en matière de prévention de transmission des IST et du VIH.

... donc vous devez savoir :

Connaissances requises

- Nommer les agents viraux responsables.
- Citer les modes de contamination par le VIH.
- Nommer les principales maladies associées.
- Exposer les complications ; décrire la gravité des tableaux.
- Indiquer les examens utiles au diagnostic biologique.
- Connaître les principes des traitements et leur surveillance.
- Connaître les facteurs d'acquisition des résistances.
- Expliquer les traitements les plus courants.
- Citer les complications liées au traitement.
- Justifier la durée du traitement.
- Expliquer l'action des médicaments.
- Expliquer les risques liés aux drogues.

L'infection par le VIH

Définition

Le VIH (virus de l'immunodéficience humaine) est un rétrovirus qui infecte spécifiquement l'homme. On décrit 2 virus (VIH1 et VIH2). L'infection est chronique et persistante, le stade ultime de la maladie est le Sida. On ne dispose pas aujourd'hui de traitement permettant d'éliminer définitivement le virus et le Sida déclaré a une évolution mortelle. La prévention de la contamination a donc une importance primordiale.
La durée de l'évolution de l'infection due au VIH varie selon les individus sans que les raisons en soient bien connues : sans traitement, les adultes infectés développent un Sida dans les 2 ans qui suivent dans moins de 5 % des cas, dans les 6 ans pour environ 20 à 25 % d'entre eux et dans les 10 ans pour 50 %.
Seuls quelques sujets appelés « séropositifs de longue date » ou « non progresseurs » (entre 0,5 % et 13 % selon les études) ne présentent pas de signes cliniques depuis 10 ans et ont un taux de CD4 supérieur à 400/mm^3.

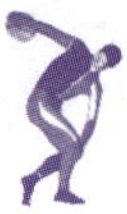

Rappel physiopathologique

Primo-infection

La première pénétration du VIH dans l'organisme humain constitue le stade de la primo-infection. Elle peut être symptomatique ou non. Le virus se fixe spécifiquement sur des récepteurs cellulaires appelés CD4 situés sur la membrane cellulaire des lymphocytes T « CD4 » (ou anciens T4), sur celle des macrophages et sur celle d'autres cellules, notamment des cellules nerveuses. Après cette fixation, il y a pénétration du virus (avec son génome et sa capside) à l'intérieur de la cellule puis multiplication virale et mort progressive des cellules hôtes.

Réponses immunitaires

Les réponses immunitaires spécifiques (humorales et cellulaires) provoquées par cette agression sont complexes et ne peuvent contrôler l'infection que de manière imparfaite, d'autant que la variabilité génétique du virus est permanente.
Au cours du temps, la diminution des cellules lymphocytaires CD4 est de plus en plus marquée *(fig. 17)*. Les cellules sont détruites soit à cause de la multiplication même du virus en leur sein, soit à cause de modifications de surface dues au virus les rendant « étrangères » à l'organisme qui les élimine. Actuellement, l'évolution se fait inéluctablement, en plusieurs années, vers le passage au stade de syndrome d'immunodéficience acquise (Sida) et vers une issue fatale.

Réplication virale

Le cycle de réplication virale utilise une enzyme, la transcriptase inverse (ou *Reverse Transcriptase*) qui est présente dans le virus et permet de transformer l'ARN du virus en un brin d'ADN (ADN proviral). Celui-ci peut alors s'intégrer, grâce à une autre enzyme (intégrase ou endonucléase), dans l'ADN de la cellule infectée dont le fonctionnement est détourné pour produire de nouvelles particules virales *(fig. 18)*.
Les cellules cibles du VIH sont celles qui expriment à leur surface la *molécule CD4, récepteur de grande affinité* pour une protéine d'enveloppe du VIH : lymphocytes T, sous-population CD4 auxiliaires ou *helper*, monocytes et macrophages, cellules dendritiques des ganglions et microgliales du cerveau.

Épidémiologie

Le syndrome appelé aujourd'hui Sida (syndrome d'immunodéficience acquise) était connu avant que le virus soit identifié. Les premiers cas de complications rattachées depuis au VIH (maladie de Kaposi et pneumocystose) ont été décrits dès 1979 sur la côte Ouest des États-Unis, dans la communauté homosexuelle. Toutefois, cette maladie avait été perçue bien avant en Afrique sous le nom de *slim disease* et l'étude rétrospective de sérums anciens en a fait la preuve.

En France

Au 30 septembre 2003, on estime à près de 25 000 le nombre de personnes vivant avec le Sida. Le nombre de nouveaux cas continue à diminuer (inférieur à 5 %). Depuis le début de l'épidémie, on a répertorié 32 000 décès cumulés. Les décès par an sont inférieurs aux nouveaux cas, de ce fait le nombre total de personnes déclarées (DO) atteintes par le VIH poursuit sa progression de 6 % par an. Depuis 1997 la contamination hétérosexuelle est le mode de contamination le plus fréquent : en 2003, comme les années précédentes, on compte 1 nouveau cas sur 2 et plus de cas féminins en rapport avec les communautés d'Afrique sub-saharienne ou des Caraïbes. La moitié des cas diagnostiqués ne connaissaient pas leur séropositivité.

Dans le monde

- *Europe :* le taux d'incidence global de la région Ouest (Union européenne, Norvège, Suisse) est, avec 25 cas par million d'habitants (en 1999), 8 fois plus élevé que celui des régions Centre et Est (pays de l'ex-Union Soviétique et ex-pays du bloc de l'Est) et le nombre de séropositifs atteint 500 000. Les pays les plus touchés sont l'Espagne, la France, l'Italie et le Portugal.
- *Afrique :* fin 1998, on estimait à 22,5 millions le nombre de séropositifs, et le nombre de cas de Sida africains représentait 70 % des cas mondiaux.
- *Amérique du Nord :* environ 900 000 séropositifs.
- *Amérique latine et Caraïbes :* 1,8 million de séropositifs.
- *Asie du Sud et Sud-Est :* infection par le VIH en forte progression, 7 millions.
- *Australie et Nouvelle-Zélande :* 12 000 séropositifs.

Au total, et en tenant compte des sous-estimations, c'est plus de 33 millions de personnes qui sont infectées par le VIH.

Clinique

L'infection par le VIH se déroule en plusieurs stades. La classification de 1993 du Centre de contrôle des maladies d'Atlanta (CDC) comporte trois stades basés sur les données cliniques, et des sous-classes établies en fonction du nombre de CD4.

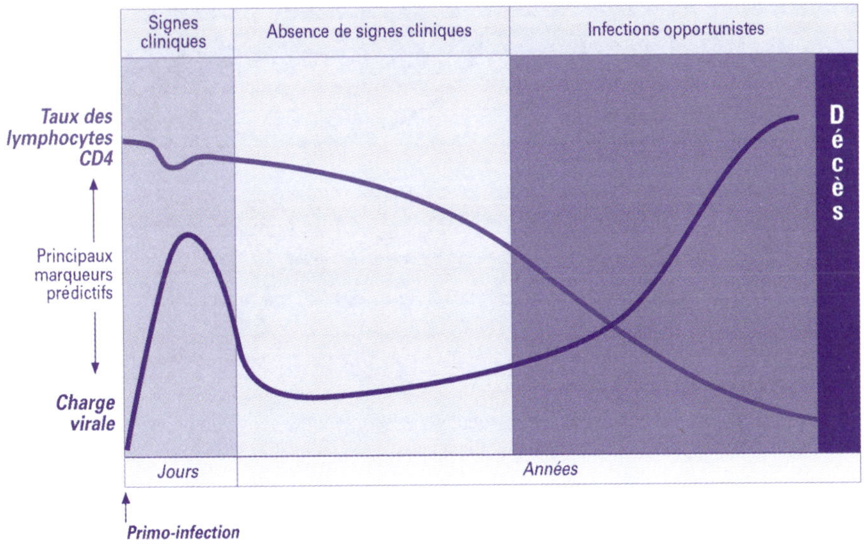

Figure 17 : *Évolution de l'infection par le VIH.*

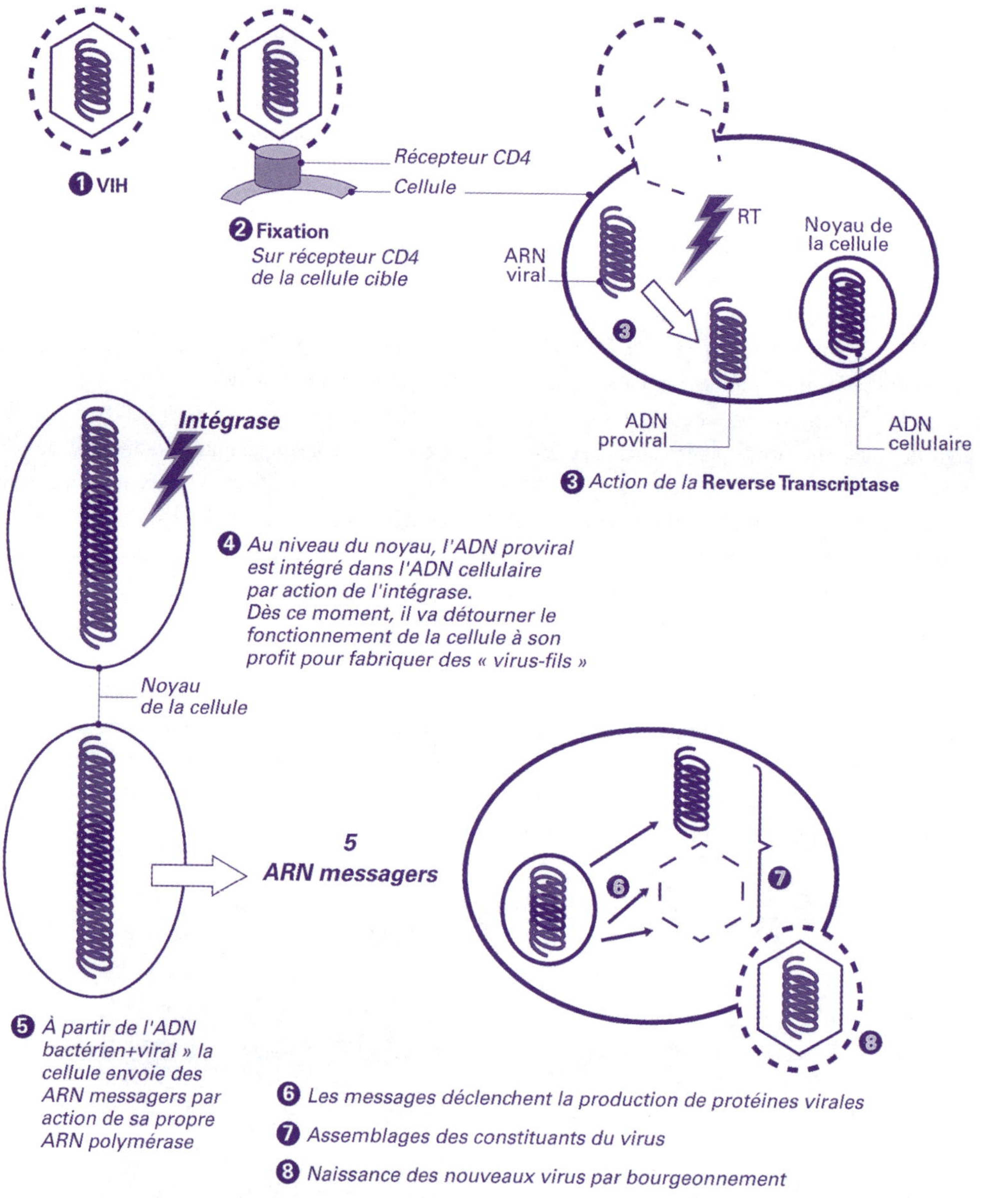

Figure 18 : *Schéma simplifié de la réplication du VIH.*

Primo-infection

C'est la phase d'infection aiguë par le virus, elle précède les autres stades. Les signes cliniques surviennent en général de 15 jours à 1 mois après la contamination. Ils durent une quinzaine de jours et ressemblent à la plupart de ceux observés dans les primo-infections virales. Ils sont exprimés dans 45 à 85 % des cas sous forme de fièvre, myalgies, polyarthralgies, sueurs, troubles digestifs, asthénie ou amaigrissement. Les signes les plus évocateurs sont des éruptions cutanées diffuses à type d'érythème ou d'urticaire et des manifestations buccales (pharyngites et ulcérations).

On peut voir également une splénomégalie et des polyadénopathies. Des céphalées peuvent être présentes, plus rarement une méningite, exceptionnellement une polyradiculonévrite ou une encéphalite.

Plus les signes cliniques de cette phase sont marqués, plus l'évolution sera rapide. Poser le diagnostic dès ce stade est important car une prise en charge précoce sera bénéfique au patient ; malheureusement la primo-infection passe inaperçue dans environ 50 % des cas.

Stade A

Il s'agit d'une période variable (de quelques mois à plusieurs années) allant de l'apparition des anticorps (séropositivité) aux premiers symptômes témoins d'une immunité altérée. La bonne santé du sujet est conservée avec parfois présence de polyadénopathies. Il n'y a pas de parallélisme entre le taux variable des CD4 et les manifestations cliniques. Certains patients vivent en bon état général et sans infections avec une immunité altérée.

Stade B

Il y a apparition de manifestations cliniques liées aux troubles de l'immunité cellulaire, mais elles ne définissent pas encore le Sida. On décrit : l'altération de l'état général, l'angiomatose bacillaire, certaines candidoses de l'oropharynx ou vaginales récidivantes, la présence d'une dysplasie du col de l'utérus, d'un carcinome *in situ*, la leucoplasie chevelue de la langue, la survenue d'une neuropathie périphérique, d'un purpura thrombopénique idiopathique, d'une salpingite, d'un zona récidivant ou étendu.

Stade C

La survenue de certaines pathologies fait entrer d'une manière définitive le patient dans ce stade définissant le Sida. Ces maladies sont les suivantes :

- candidose bronchique, trachéale, pulmonaire ou œsophagienne ;
- cancer invasif du col ;
- coccidioïdomycose disséminée ou extrapulmonaire ;
- cryptococcose extrapulmonaire ;
- cryptosporidiose intestinale supérieure à 1 mois ;
- infection à CMV (autre que foie, rate et ganglions) ;
- rétinite à CMV ;
- encéphalopathie due au VIH ;
- infection herpétique, ulcères chroniques supérieurs à 1 mois ou atteinte bronchique, pulmonaire ou œsophagienne ;
- histoplasmose disséminée ou extrapulmonaire ;
- isosporidiose intestinale chronique ;
- sarcome de Kaposi ;
- lymphome de Burkitt, immunoblastique, cérébral primaire ;
- infection à mycobactéries disséminée ou extrapulmonaire ; infection à *Mycobacterium tuberculosis*, quel que soit le site ;
- pneumopathie à *Pneumocystis carinii ;*
- pneumopathie bactérienne récurrente ;
- leucoencéphalopathie multifocale progressive (LEMP) ;
- septicémie à salmonelle non typhi récurrente ;
- toxoplasmose cérébrale ;
- syndrome cachectique lié au VIH ;

Anomalies métaboliques

L'allongement de l'évolution de l'infection à VIH a laissé apparaître et s'installer des anomalies métaboliques liées aux antirétroviraux. Elles touchent plus de la moitié des patients à des degrés variables. Le syndrome lipodystrophique inclut une perte des graisses périphériques, une adiposité tronculaire, une insulinorésistance et une hyperlipémie.

Ces modifications corporelles et les anomalies biologiques associées entraînent le *relâchement de l'adhésion au traitement.*

Causes

Virus responsables

Parmi les rétrovirus connus, les lentivirus comprennent le VIH1 (découvert en 1983 par l'équipe du professeur Montagnier), le VIH2 (même équipe en 1985) et le SIV (*Simian Immunodeficiency Virus*) infectant le singe.

Les VIH sont des virus à ARN qui possèdent une enzyme, la transcriptase inverse, permettant la fabrication d'un brin d'ADN complémentaire de l'ARN viral *(fig. 19).*

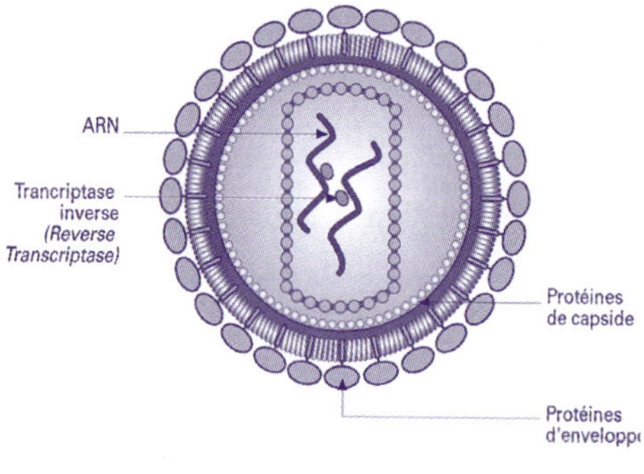

Figure 19 : *Virus de l'immunodéficience humaine (VIH).*

La molécule d'ARN des VIH est constituée de 3 gènes principaux :

- le gène *GAG* codant pour la synthèse des protéines de capside (nommées p13, p18, p24) ;
- le gène *POL* codant pour les protéines de réplication : transcriptases inverses, intégrases (ou endonucléases) et protéases ;
- le gène *ENV* codant pour les protéines d'enveloppe (appelées gp 41, gp 110, gp 160).

Le VIH est malheureusement doué d'une grande variabilité génétique qui le fait constamment échapper aux défenses immunitaires de l'hôte, cause la sélection de variants très virulents, et qui constitue un obstacle à la mise au point de vaccin.

Facteurs de risque

Ils s'expliquent en raison de la contamination exclusivement interhumaine. On trouve le VIH principalement dans le sang, le sperme et les sécrétions cervico-vaginales. Il est accessoirement retrouvé dans le lait maternel, les urines, les larmes et la salive, mais **la transmission n'a été prouvée que par voie sexuelle, sanguine, materno-fœtale et par l'allaitement** *(fig. 20).*

➜ Contamination sexuelle

En Occident, la transmission sexuelle a été la première cause de contamination dans la communauté homosexuelle où la pratique de la multiplicité des partenaires a favorisé l'extension exponentielle de la maladie. Une prise de conscience au sein de cette communauté a permis un moment l'acquisition de comportements de prévention en partie efficaces. Ceci a fait diminuer les chiffres de nouveaux cas dans cette population et a permis de révéler qu' à côté, la contamination par voie hétérosexuelle existait et s'accroissait.

En Afrique, où l'infection sévit à l'état endémique, la transmission hétérosexuelle prédomine d'autant plus que la prévention est encore peu efficace.

La contamination sexuelle est accentuée lorsque :

- le sujet contaminant a une infection à VIH évolutive ;
- le rapport sexuel a été traumatisant ;
- il y a sodomie ;
- le rapport sexuel a lieu pendant les règles ;
- le sujet est sexuellement réceptif (3,5 fois plus de risques que pour le sujet insertif) ;
- la contamination se fait dans le sens homme contaminé à femme (20 % contre 12 % dans le sens femme contaminée à homme) ;
- il y a augmentation du nombre de partenaires ;
- il y a relations bucco-génitales et bucco-anales avec présence de sang ou de sperme.

Sanguine ⟹ **par le sang et les liquides contenant du sang**

▶ Circonstances à risque

- > *Transfusion sanguine*
- > *Partage de seringues, tatouage, piercing, piqûres non contrôlées*
- > *Professionnelle : AES (accident d'exposition au sang)*

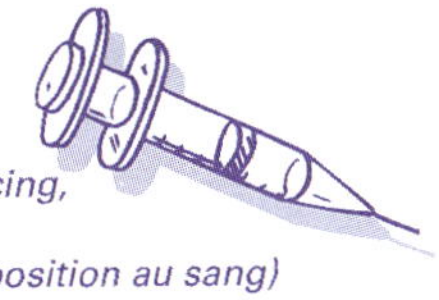

Sexuelle ⟹ **par le sperme, les secrétions vaginales, le sang**

▶ Circonstances à risque

- > *Pénétration vaginale ou anale non protégée*
- > *Contacts bouche-organes génitaux, bouche-anus*
- > *Danger majoré en cas de lésions cutanées ou muqueuses*

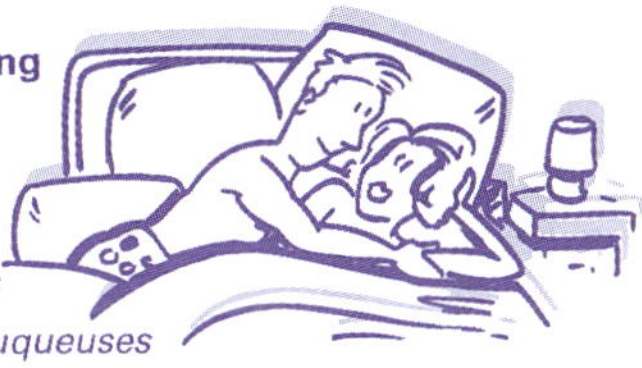

Materno-fœtale ⟹ **à travers le placenta ou à l'accouchement, par le lait**

▶ Circonstances à risque

- > *Grossesse*
- > *Accouchement*
- > *Allaitement*

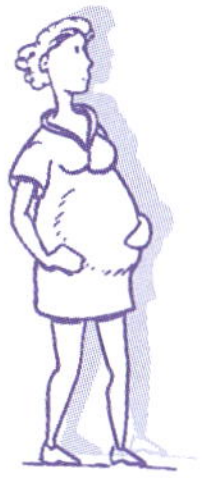

Figure 20 : *Modes de transmission du VIH.*

➡ Contamination par voie sanguine

• *Transfusion*

La transmission par le sang est malheureusement bien connue (environ 2 000 personnes touchées) et les hémophiles contaminés (40 % de la population d'hémophiles, soit 406 patients) ont été infectés en recevant des facteurs de coagulation préparés à partir de milliers de dons de sang. L'augmentation considérable du risque de transmission était lié à cette technique de concentration.

Les greffes d'organe peuvent être également une voie de transmission.

• *Contamination par les seringues chez les toxicomanes*

Elle est surtout liée aux échanges ou partages de seringues. Les toxicomanes sont par ailleurs de grands contaminants sexuels à cause de la prostitution qu'ils pratiquent souvent sans protection…

• *Accidents professionnels : AES (accident d'exposition au sang et liquides biologiques contenant du sang)*

L'exposition accidentelle au sang est importante en milieu de soins, notamment chez les infirmiers(ères) : 27 AES pour 100 infirmiers(ères) par an.

Le risque de contamination au cours d'un accident professionnel à partir d'un patient infecté a été évalué à 0,3 % (moyenne). La transmission découle d'une piqûre ou d'une coupure avec du matériel souillé par du sang de malade infecté, ou d'une projection sur une peau altérée (excoriations, plaies). Une peau intacte est imperméable au virus. Le risque est accru en cas de prélèvement artériel et veineux, à la pose et dépose de perfusions, lors de la réalisation d'hémoculture, au cours des manipulations de chambre implantable. Les aiguilles utilisées pour ces actes sont creuses, de gros calibre, et peuvent contenir du sang. Le risque de

contamination est plus élevé à partir d'un patient ayant atteint le stade Sida et/ou ayant une charge virale élevée.
La *contamination mère-enfant* est abordée dans la partie Sida et grossesse *(voir chap. 24)*.

Examens

Tests de dépistage

Pour affirmer la séropositivité d'un sujet vis-à-vis du VIH, il faut obtenir des résultats positifs à 2 tests différents : le premier est un test de dépistage de type ELISA *(Enzyme Linked Immuno Sorbent Assay)* très sensible mais qui donne parfois des faux positifs, il faut donc impérativement le confirmer en technique de Western-Blot. Pendant 2 à 3 mois après la contamination, les anticorps peuvent ne pas être encore apparus, les sérologies restent négatives et le risque de transmission est réel, expliquant la persistance de cas sporadiques liés au don du sang.
Le diagnostic de primo-infection à VIH repose sur 3 tests :

- la sérologie positive en ELISA avec Western-Blot de confirmation ;
- la recherche de l'antigène p24 qui est spécifique mais de faible sensibilité ;
- la charge virale : la mesure de la charge virale se sert de techniques de biologie moléculaire (amplification génique par PCR ou par technique d'ADN branché). On exprime le résultat en nombre de copies de virus VIH par millilitre. La charge virale est demandée dans le bilan initial de tout sujet séropositif, puis suivie 2 à 4 fois par an. Son niveau aide à choisir le moment pour commencer un traitement antirétroviral, en assure le suivi d'efficacité et permet de dépister l'échappement thérapeutique ou l'échec qui amène à modifier le traitement anti-VIH.

Les anticorps apparaissent (séroconversion) quelques jours ou plus souvent quelques semaines après les manifestations cliniques (25 jours en moyenne). La mise en évidence de l'antigène p24 est plus précoce (16 jours en moyenne) mais le p24 tend à s'estomper quand les anticorps apparaissent. Le test le plus précocement significatif (10 jours) est la mesure de la charge virale mais son coût est élevé.

Examens d'accompagnement

Les examens d'accompagnement montrent des anomalies de l'hémogramme (leucopénie, thrombopénie, syndrome mononucléosique) et des signes de cytolyse hépatique dans 30 à 45 % des cas.

Traitement

Ces dernières années, le traitement antirétroviral des sujets infectés par le VIH a provoqué de nombreux travaux et réflexions. Le rapport Delfraissy de 2002 fait le point sur l'état des données. Le traitement, en prévenant ou en restaurant le déficit immunitaire, a pour but de diminuer la mortalité et la morbidité. Chaque patient est unique et chaque situation doit être individualisée, faisant la balance entre le bénéfice escompté et les complications à long terme des traitements.

Traitement spécifique au VIH en cas de primo-infection

Les arguments en faveur ou contre la mise en route du traitement (efficacité *versus* intolérance, difficulté d'observance, activité CD8 diminuée) sont nombreux. Il est cependant recommandé quand les symptômes sont marqués. La durée optimale n'est pas fixée mais le maintien pendant 18 mois est conseillé. Il n'y a pas de recommandation de traitement (trithérapie) pour une séroconversion récente sans signes cliniques : la surveillance est mise en place et l'indication thérapeutique peut être lancée au bout de 6 mois (équilibre de la charge virale).
Aujourd'hui, la prise en charge repose sur une trithérapie associant 1 antiprotéase et 2 analogues nucléosidiques.

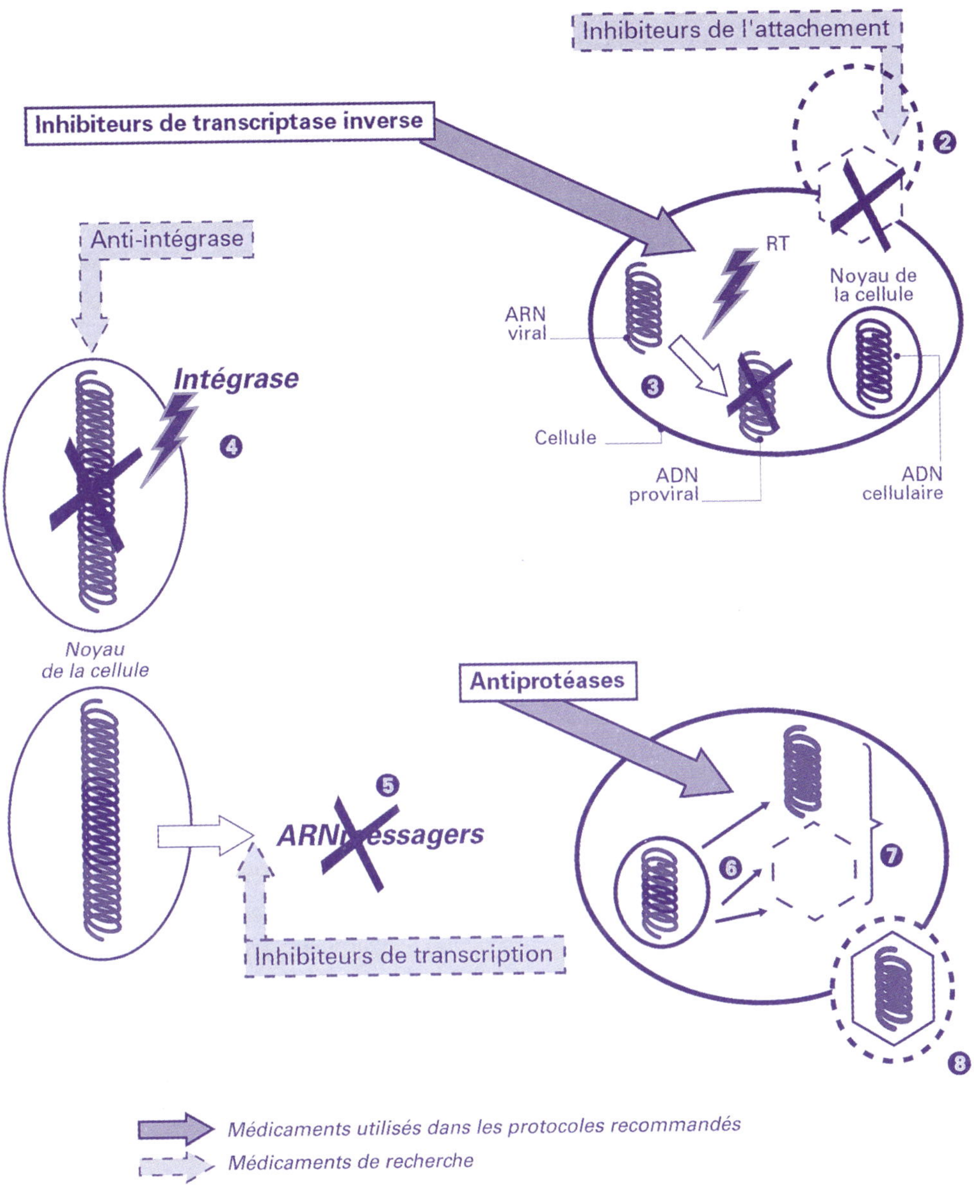

Figure 21 : *Sites d'action des principaux antirétroviraux.*

Traitement spécifique au VIH chez le séropositif

➡ Généralités

L'utilisation de protocoles de bithérapie, trithérapie et quadrithérapie a modifié récemment et de manière considérable l'évolution de l'infection par le VIH, mais pour autant il n'existe toujours pas de traitement permettant d'éliminer le virus de l'organisme. Les molécules actives ralentissent la réplication virale et sont classées en fonction de leur effet ; on distingue *(fig. 21)* :

• les inhibiteurs de la transcriptase inverse comprenant les analogues nucléosidiques (IN) et non nucléosidiques (INN) ;
• les inhibiteurs des protéases (IP) ;
• les inhibiteurs de l'attachement, anti-intégrases, de la transcription.

Ces traitements ont pour objectif de retarder la survenue des infections opportunistes, d'améliorer la qualité de vie et donc l'espérance de survie. On suit l'efficacité du traitement par la charge virale, le taux des CD4 et l'évolution clinique.

➡ Modalités de prescription

Les prescriptions sont continuellement remaniées par la mise à disposition de nouveaux médicaments et par les résultats des essais cliniques. Ni la monothérapie ni les associations de 2 inhibiteurs ne sont plus autorisées. Le choix des associations doit tenir compte des effets indésirables des médicaments car les échecs résultent très souvent de défaut d'observance.

Le rapport Delfraissy régulièrement actualisé, reformule les recommandations du traitement :
• qui reste systématique pour les patients ayant moins de 200 CD4/mm^3 ;
• qui peut être différé pour les sujets asymptomatiques ayant plus de 200 CD4/mm^3 et une situation immunovirologique stable, sous surveillance trimestrielle ;
• qui n'est recommandé que lorsque les CD4 sont supérieurs à 350/mm^3.

Pour certains spécialistes, le traitement s'impose pour tout patient avec charge virale élevée quel que soit son taux de CD4, pour toutes les femmes enceintes, pour les sujets en primo-infection et pour toute personne victime d'un accident à risque (piqûre, coupure, etc.).

La trithérapie initiale associe 2 IN et 1 IP avec, comme solution de remplacement, une association de 2 IN + 1 INN) ou 3 IN.

Les patients à charge virale très élevée (> 100 000 copies) et/ou au taux de CD4 < 200/mm^3 prendront l'association 2IN +1 IP et parfois une quadrithérapie.

➡ Résistance

Les résistances aux antiviraux sont dues à la survenue naturelle de mutations chez le virus. Un traitement insuffisamment actif élimine les virus sauf les mutants qui deviennent alors rapidement prédominants. Diminuer le plus possible la charge virale permet de lutter contre ce phénomène : moins de réplications virales entraîne moins de mutations.

La résistance au Rétrovir® (AZT) peut se développer dès les 6 premiers mois du traitement et se révèle très fréquente à un stade avancé de la maladie (de 80 à 90 % des sujets). Tous les produits sont confrontés à l'apparition de résistances qui sont dans certains cas croisées (Crixivan® et Norvir®, Videx®, Hivid®, Zerit®). Parfois, au contraire, la survenue d'une résistance à un médicament restaure la sensibilité à autre médicament (Videx® et Rétrovir®). Le choix des associations thérapeutiques est difficile.

➡ Médicaments antirétroviraux

• *Les inhibiteurs de la transcriptase inverse*

Ils agissent en inhibant la transcriptase inverse virale ; on distingue les analogues nucléosidiques (IN) et les analogues non nucléosidiques (INN) *(tab. 3 et 4).*

Les principaux effets secondaires s'expriment sous forme d'anémies (Rétrovir®, Épivir®), de neuropathies périphériques (Videx®, Zérit®), de troubles digestifs variés (Rétrovir®, Videx®, Zérit®), mais aussi de myopathies, céphalées, asthénie et hyperpigmentation de la peau et des ongles (Rétrovir®), de pancréatites (Videx®, Hivid®), d'hépatites (Videx®, Zérit®). Le Videx® peut provoquer une altération du goût et l'Hivid® des ulcérations buccales.

La surveillance du traitement impose la réalisation de contrôles de l'hémogramme et des plaquettes, des enzymes hépatiques et musculaires, de l'amylasémie.

La prévention des interactions impose d'éviter l'emploi du Rétrovir® avec des immunosuppresseurs et le ganciclovir. Il faut savoir que l'Hivid®, le Videx® et le Zérit® sont des médicaments neurotoxiques.

Tableau 3 : *Analogues nucléosidiques.*

Molécule	Nom commercial	Abréviation	Présentation
Zidovudine	**Rétrovir®**	AZT	Comprimés à 100 et 250 mg Solution buvable, 1 g/100 ml Ampoules à 200 mg
Didanosine	**Videx®**	ddI	Gélules à 25, 50, 100 et 150 mg
Zalcitabine	**Hivid®**	ddC	Comprimés à 375 et 750 mg
Lamivudine	**Épivir®**	3TC	Comprimés à 150 mg Solution buvable, 1 g/100 ml
Stavudine	**Zérit®**	d4T	Gélules à 15, 20, 30 et 40 mg
Zidovudine + lamivudine	**Combivir®**	AZT+3TC	Comprimés 300 mg zidovudine +150 mg lamivudine

Tableau 4 : *Analogues non nucléosidiques.*

Molécule	Nom commercial	Abréviation	Présentation
Névirapine	**Viramune®**	NVP	Comprimés à 200 mg
Éfavirenz	**Sustiva®**	DMP 266	Gélules à 50, 100 et 200 mg

Le Sustiva® ne se prend qu'une fois par jour mais entraîne des réactions cutanées chez 10 % des sujets et des perturbations au niveau du système nerveux central (vertiges, dépression, modifications de l'humeur pour 30 à 50 % des patients).

Le Viramune® provoque des éruptions cutanées au 1er mois (15-20 % des sujets) et parfois des hépatites cytolytiques (1 % des cas).

- *Les antiprotéases*

Ce sont des inhibiteurs de la protéase virale *(tab. 5)* par blocage de la synthèse de nouvelles protéines virales.

Tableau 5 : *Inhibiteurs de la protéase virale.*

Molécule	Nom commercial	Abréviation	Présentation
Ritonavir	**Norvir®**	RTV	Capsules molles à 100 mg
Indinavir	**Crixivan®**	IDV	Gélules à 200 et 400 mg
Saquinavir	**Invirase®**	SQ	Gélules à 200 mg
	Fortovase®	SQ-SGC	Capsules molles à 200 mg
Nelfinavir	**Viracept®**	NFV	Comprimés à 250 mg, poudre orale à 50 mg/g

Le Crixivan® impose 3 prises par jour réparties toutes les 8 heures, à jeun (ou lors d'une collation sans graisses), et peut provoquer une lithiase urinaire dont la prévention nécessite une hydratation de 1,5 à 2 l/j. Une hyperbilirubinémie, des vertiges, des céphalées, une cytolyse peuvent survenir.

Le Viracept® se prend en 3 prises par jour mais souvent ramenées à 2 (sans validation par AMM) ; l'effet indésirable majeur est la diarrhée.

Le Norvir® entraîne des intolérances digestives, des neuropathies et des lésions cutanées.

Le Fortovase® nécessite d'avaler 18 gélules par jour en 3 prises.

L'existence de nombreuses interactions médicamenteuses est un des problèmes essentiel de l'utilisation des antirétroviraux qui laisse parfois inconnu le résultat des polymédications. Chaque prescription surajoutant un produit doit être vigilante et attentive à la survenue d'un nouveau signe clinique. Avant prescription, il faut vérifier les mentions légales les plus récentes, informer le malade et lui faire lire les fiches d'utilisation délivrées par les laboratoires pharmaceutiques.

La recherche de nouvelles molécules est permanente et de nouvelles spécialités ont été admises pour le traitement. Citons :

- abacavir (Ziagen®) ; ténofovir (Viréad®) ;
- association lopinavir + ritonavir (Kaletra®), abacavir + lamivudine + zidovudine (Trizivir®) ;
- amprénavir (Agénérase®).

Traitements associés

Traitements symptomatiques

Les symptômes accompagnant l'infection à VIH, quel que soit son stade évolutif (manifestations digestives et cutanées, douleur, etc.), ne sont pas toujours bien pris en compte. Par exemple, une étude a montré que sur 25 % de patients présentant des symptômes (nausées, diarrhée), seuls 4 à 8 % d'entre eux recevaient des antiémétisants et des antidiarrhéiques.

Les causes des nausées et vomissements sont multiples : infections opportunistes digestives, cholangite sclérosante, effets secondaires des traitements. Il faut rechercher les causes pour les éliminer et donner un traitement symptomatique.

Les diarrhées ont souvent des répercussions psychiques et physiques majeures dégradant la vie sociale et relationnelle. La fréquence des selles (en cas de cryptosporidiose) peut aller jusqu'à 15 par jour

Traitement de la douleur

Les douleurs neurologiques dites de désafférentation répondent mal aux opiacés : pour des douleurs permanentes (fond douloureux chronique à type de brûlures, hyperesthésie cutanée), on utilise des antidépresseurs tricycliques ; pour des douleurs paroxystiques neuroleptiques, on fait appel aux anticonvulsivants. Dans tous les cas, l'augmentation des doses doit être progressive.

Les douleurs nociceptives seront soulagées en fonction de leur intensité. On peut proposer le Temgésic® en 1 injection sous-cutanée toutes les 4 heures, en veillant à changer le site d'injection chaque fois.

Prise en charge infirmière

Soins techniques

Le rôle de l'infirmière est le suivant :

- assurer l'application du traitement ;
- aider à gérer la contrainte des prises médicamenteuses nombreuses, des horaires entre chaque prise et la place par rapport aux repas. Prendre en compte les résistances éventuelles et les résistances croisées entre produits ;
- penser aux interactions alimentaires : des médicaments sont mieux absorbés à jeun (Videx®, Crixivan®), d'autres au contraire avec un repas (Invirase®, Norvir®, Viracept®) ou avec du jus de pamplemousse (Invirase®). Pour certains médicaments, il est nécessaire d'avoir l'estomac plein, il est donc possible d'autoriser la prise après le repas si les circonstances sociales l'imposent. Avec le Crixivan®, il est recommandé de boire des eaux à teneur faible en bicarbonates pour éviter une cristallisation. Les médicaments ayant obtenu l'AMM peuvent être maintenant délivrés en officine ;
- soulager la douleur :
  - participer à l'évaluation de l'état douloureux puis aider d'abord à diminuer la tension psychologique provoquée par la douleur. Apporter ensuite le calme et la confiance dans la relation avec le patient, l'écouter et l'aider à exprimer sa douleur sans culpabilité. Expliquer le mécanisme de la douleur et les traitements qui seront proposés ;
  - penser aux « petits moyens » souvent précieux : soins de bouche, hydratation et soins de la peau, frictions cutanées sur les zones d'appui, pansements alcoolisés sur une veinite, techniques de relaxation, toucher-massage, massages musculaires et des membres inférieurs, utilisation de lits articulés et fluidisés, bains de confort, changement de linge humide... ;
- assurer le relais avec les autres services consultés (kinésithérapie, ergothérapie, dermatologie...).

Il faut recommander, chez la femme, un frottis vaginal tous les 6 mois, une étude de la charge virale tous les 3 à 6 mois selon les circonstances, une sérologie de la pneumocystose et de la toxoplasmose, un examen ophtalmologique tous les 3 mois à la recherche d'une rétinite à CMV. Le taux des CD4 fait l'objet d'un contrôle mensuel.

Prévention des complications

Accidents thrombo-emboliques

Si besoin, une prévention par Fraxiparine® sera mise en œuvre par injection sous-cutanée. La surveillance contrôlera les points d'injection, les hématomes, l'absence de signes de phlébite.

Infections à staphylocoque

Les mesures de lutte contre les infections nosocomiales seront appliquées. Si l'infection à staphylocoque survient, le traitement reposera sur la prescription d'un antibiotique adapté. Il faut veiller à respecter le mode d'emploi, la posologie, les contre-indications, et surveiller l'efficacité.

Mycobactéries atypiques

La prophylaxie sera discutée car les produits à employer peuvent poser un problème d'association avec les antiprotéases.

Anémies

Une transfusion sanguine peut-être envisagée pour corriger l'anémie : suivre les procédures de mise en œuvre avec recherche des anticorps irréguliers (RAI) de moins de 3 jours ; vérifier sur la commande du produit la concordance carte de groupe et identité du patient et la conformité à la réception ; Réaliser le contrôle ultime au lit du malade (test de Beth-Vincent sur carton) ; effectuer la transfusion selon les bonnes pratiques ; remplir le dossier transfusionnel ; assurer la surveillance pour dépister les complications et agir selon les recommandations.

Anomalies métaboliques

Une surveillance des risques cardio-vasculaires et un bilan lipido-glucidique seront réalisés en semestriel. Le corollaire en est l'arrêt du tabac, les mesures diététiques prévenant une surcharge pondérale, le traitement de l'HTA, l'incitation à l'exercice physique.

Autres complications

Il faut savoir lancer un traitement prophylactique de la pneumocystose ou de la toxoplasmose en cas de sérologie positive.

Prévention de la transmission : éducation du patient

Prévention de la transmission sexuelle

La seule prévention efficace est le rapport sexuel protégé par un préservatif *(fig. 22)*, les efforts de communication et de persuasion doivent inverser la tendance actuelle à son abandon.

Prévention de la transmission par le sang

Depuis le 1er août 1985, le dépistage systématique des dons du sang par 2 tests validés est obligatoire. Le risque de contamination par transfusion a été réduit ainsi à environ 1/600 000 dons en France. Ce risque résiduel est dû aux patients dont le sang est prélevé en période d'incubation, avant apparition des anticorps spécifiques. Pour réduire au maximum ces cas exceptionnels, il faut éliminer les donneurs à risque par un interrogatoire rigoureux avant le don de sang et supprimer les collectes « à risque » (rues, prisons). Enfin, il est indispensable de limiter les transfusions aux indications incontournables (hémorragies aiguës, hémopathies, etc.) et utiliser les transfusions autologues. Pour le plasma, on ne se sert plus que de plasma frais congelé (PFC) viro-atténué et de PFC sécurisé
Les mêmes principes sont rigoureusement appliqués aux greffes d'organes.

Prévention de la transmission chez les toxicomanes

La prévention repose sur l'utilisation de seringues jetables, avec accès favorisé à la fourniture de seringues gratuites (pharmacies, distributeurs). Mais compte tenu des pratiques usuelles, il convient en plus d'initier aux moyens de stériliser efficacement

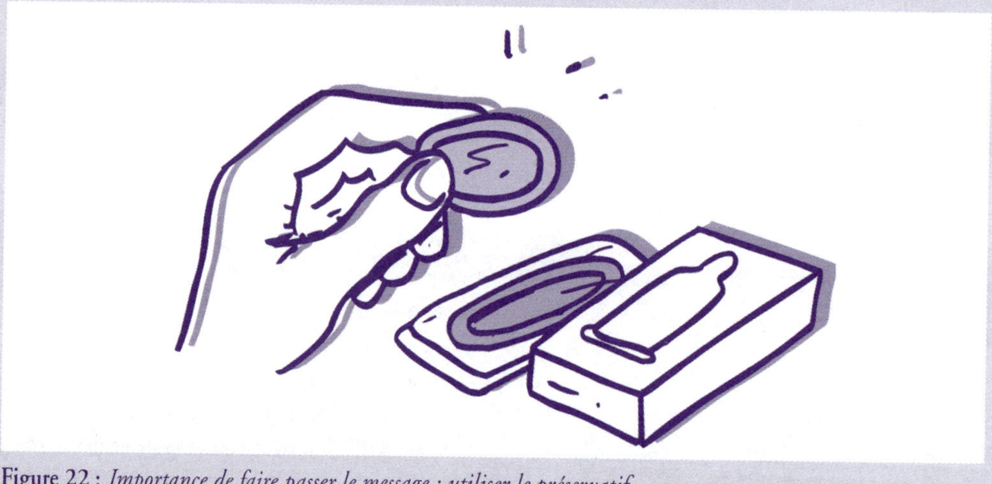

Figure 22 : *Importance de faire passer le message : utiliser le préservatif.*

les seringues (eau de Javel par exemple). Le port du préservatif est un indispensable complément. Enfin, sur le plan social et politique, la question reste posée sur la « dépénalisation » de l'injection intraveineuse de drogues.

Moyens d'inactivation du VIH

Le VIH est inactivé par la chaleur : en 30 minutes à 56 °C et plus rapidement à 100 °C. Il résiste aux UV et aux rayons X. Il peut survivre 15 jours en solution aqueuse à température ambiante et résiste au froid. Les désinfectants usuels inactivent le virus : sur les surfaces, on utilise l'eau de Javel à 12° chlorométriques fraîchement diluée au 1/10, les ammoniums quaternaires (type Cétavlon®, Steriane®) et les aldéhydes (type Cidex®, Déterseptyl®, Lysospray®, Sporicidine®, Noxyflex®), employés aussi pour les instruments. Sur le corps humain, on se sert d'alcool à 70°, de produits iodés (Bétadine®, alcool iodé), de chlorhexidine à 1 ou 2 % (Hibiscrub®, Hibitane®, Plurexid®).

On ne fait de l'*antisepsie* ou de la *désinfection* que sur ce qui est propre, le *nettoyage* est le premier temps indispensable.

Prévention des accidents professionnels

La prévention concerne le risque de contamination par le VIH lors de l'exposition au sang ou aux liquides biologiques et, par ailleurs, le risque propre aux infections opportunistes (tuberculose par exemple). La mise en place de procédures de prise en charge des AES doit être réalisée, et des médecins référents VIH doivent être joignables 24 h/24.

La prévention repose sur l'observation de pratiques rigoureuses lors des manipulations de liquides biologiques et sur l'utilisation de matériels de sécurité. Selon le principe des précautions standard en hygiène, tous les patients doivent être considérés comme « à risque ».

Conduite à tenir en cas d'accident d'exposition au sang d'un professionnel de santé

Soins immédiats

Piqûre ou coupure : nettoyer à l'eau et au savon, rincer, désinfecter pendant au moins 5 minutes avec de l'alcool à 70°, de la Bétadine® ou de l'eau de Javel à 12° chlorométriques diluée au 1/10.

Projection sur une peau lésée : nettoyer à l'eau et au savon, rincer, désinfecter avec de la Bétadine® ou de l'Hibiscrub®.

Projection sur les yeux : rincer abondamment à l'eau ou avec du sérum physiologique pendant au moins 10 minutes et consulter l'ophtalmologiste pour appliquer un collyre antiseptique.

Consultation médicale

Cette démarche consiste à :

- consulter un médecin référent de l'hôpital et vérifier en urgence les sérologies VIH, hépatites B et C et transaminases du malade et de la personne piquée ;
- mettre en œuvre un suivi sérologique (sérologie immédiate, à 6 semaines, 3 mois et 6 mois) ;
- mettre à jour la vaccination contre le virus de l'hépatite B si cela n'a pas été fait.

En cas de blessure occasionnée lors de soins administrés à un patient séropositif, le médecin référent pourra proposer une bithérapie antirétrovirale habituellement par Rétrovir®, 1 gélule à 300 mg 2 fois par jour, associée à Épivir®, 150 mg 2 fois par jour, à débuter avant la 4e heure qui suit l'exposition pour une durée de 1 mois. Les autres modalités (trithérapie, autres antirétroviraux) seront discutées en fonction de la charge virale du malade et des traitements antirétroviraux antérieurement reçus par le patient (risque de résistance à l'un des antirétroviraux).

Suivi médico-administratif

Il faut :

- notifier l'accident sur le cahier de la salle de soins ;
- faire une déclaration d'accident du travail et prévenir le médecin du travail.

Soins relationnels

Ils sont multiples et variés, souvent difficiles à réaliser en solo ; la notion d'équipe soignante trouve ici une efficace illustration :

- établir une relation de confiance avec le sujet, délivrer au patient les consignes et les règles en vigueur dans l'unité de soins, assurer la cohérence de l'équipe dans les conduites à tenir et veiller à la bonne transmission des informations à toute l'équipe ;
- aider à verbaliser les angoisses du sujet après l'annonce de sa séropositivité, notamment sur la dégradation physique, sur la mort, sur sa relation au niveau de son couple, sur sa peur d'avoir contaminé l'autre ;
- inciter le patient à trouver une personne susceptible de l'aider à partager sa détresse, percevoir et lutter contre l'isolement social lié à l'hospitalisation, vérifier la présence de visites ;
- dépister un trouble ou un refus d'alimentation ;
- proposer au patient des centres d'intérêt ou des dérivatifs (activités, lecture, etc.), encourager le malade à se rapprocher du personnel de recours (psychologue, psychiatre, infirmière, éducateur...) ; évaluer les capacités du sujet à intégrer et accepter sa nouvelle situation ;
- expliquer les différents stades de l'affection et le niveau actuel de son atteinte : rappeler que séropositif ne veut pas dire malade mais que cela nécessite un suivi médical rigoureux avec des traitements prophylactiques et antiviraux en fonction de la charge virale et du taux de CD4 ;
- informer de l'importance de garder un bon état physique par une hygiène de vie et une nutrition satisfaisante ;
- inciter à poser des questions pour éclaircir tout point confus sur le traitement, la surveillance, la transmission *(fig. 23)*. Bien préciser la nécessité de prévenir au plus tôt la (le) partenaire qui, pouvant être encore séronégative (if), doit être protégé(e).

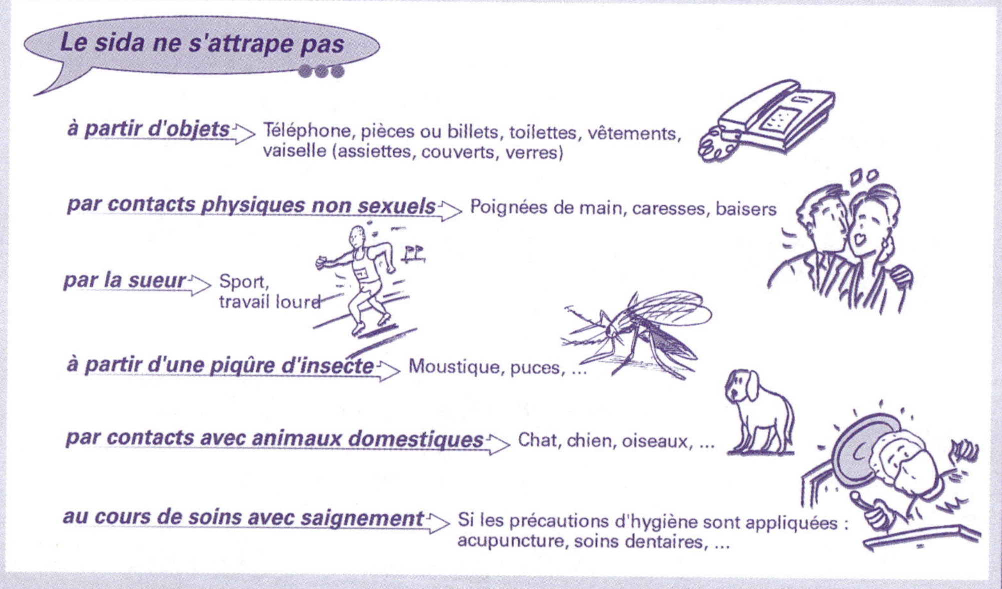

Figure 23 : *Le Sida ne s'attrape pas...*

Notes

vous devez savoir faire...

Actes infirmiers

- Rassembler les informations et participer aux techniques employées ou prescrites par le médecin pour poser son diagnostic.
- Informer la patiente des prélèvements à effectuer.
- Rappeler les recommandations d'hygiène de vie.
- Évaluer un dysfonctionnement organique.
- Évaluer le degré de dépendance des personnes.
- Dispenser des soins pendant et après l'accouchement.
- Déceler les problèmes psychologiques ou intellectuels empêchant le suivi du traitement.
- Veiller au respect de l'application du traitement.
- Expliquer et vérifier la compréhension du mode de prise des médicaments.
- Aider à maintenir, insérer ou réinsérer la mère dans son cadre familial.
- Éclairer la patiente sur sa maladie et sur les conséquences pour l'enfant.
- Effectuer les prélèvements à but diagnostique et de suivi.
- Éduquer la patiente et son entourage à gérer la maladie.
- Éduquer en matière de prévention de transmission des MST et du VIH.
- Prendre en charge la détresse de la femme enceinte et participer à son apaisement.
- Surveiller la grossesse.
- Prévenir les complications.

... donc vous devez savoir :

Connaissances requises

- Nommer les agents viraux responsables.
- Citer les modes de contamination par le VIH.
- Exposer les complications ; décrire la gravité des tableaux.
- Indiquer les examens utiles au diagnostic biologique.
- Énoncer les principes des traitements et décrire leur surveillance.
- Expliquer les traitements les plus courants.
- Citer les complications liées au traitement.
- Justifier la durée du traitement.
- Expliquer les risques liés aux drogues.

VIH et grossesse

Définition

Le nombre de femmes contaminées par le VIH est en augmentation constante. L'emploi des multithérapies antivirales prolonge et améliore la vie des séropositifs et le nombre de femmes enceintes infectées par le VIH augmente. Toute femme enceinte séropositive doit être suivie dans une maternité spécialisée. La transmission mère-enfant est responsable de la presque totalité des cas pédiatriques.

Rappel physiopathologique

Il est difficile d'évaluer les répercussions de la grossesse sur l'état immunitaire et son influence sur la maladie due au VIH. Une étude française réalisée sur 7 ans n'a pas montré de modifications dans l'évolution de l'infection chez la femme enceinte.

L'influence de l'infection à VIH sur le déroulement de la grossesse est très rarement perçue en Europe où les enfants naissent sans anomalies de poids majeures. En Afrique, les avortements spontanés et les morts *in utero* seraient plus fréquents. En revanche, le niveau évolutif de l'infection pèse sur le risque de transmission materno-fœtale.

Épidémiologie

Le mode de contamination le plus fréquent chez la femme est la contamination hétérosexuelle, puis la toxicomanie intraveineuse. La transmission de la mère à l'enfant (TME) a lieu essentiellement en fin de grossesse, et une étude a montré que 2/3 des transmissions avaient lieu le jour de la naissance.

Grâce aux traitements antiviraux, le nombre de femmes infectées menant à terme leur grossesse est élevé, atteignant en France environ 600 cas chaque année. On note que 45 % de ces femmes sont originaires de zones à risque pour le VIH (Afrique de l'Ouest notamment) et que dans 1/3 des cas cette grossesse est l'occasion de découvrir leur séropositivité.

En Afrique subsaharienne, les études montrent que 10 % des femmes enceintes sont séropositives tandis qu'on observe des chiffres de 3,4 à 5,6 pour 1 000 en France.

La fréquence de la contamination materno-fœtale sans traitement est variable ; elle est évaluée entre 15 et 25 % en Europe, et jusqu'à 35 % en Afrique. Grâce à la prise en charge thérapeutique des femmes enceintes infectées, le pourcentage d'enfants infectés a chuté à 1 ou 2 %.

Clinique

Il n'y a généralement pas, en France, de signes cliniques particuliers traduisant l'impact du VIH sur le déroulement de la grossesse et celui de l'accouchement. Les répercussions cliniques qui concernent le fœtus ou le nouveau-né à la naissance sont discrètes : hypotrophies mineures, pas de malformations, pas de signes spécifiques. En revanche, les signes apparaîtront au cours des 6 premiers mois.

Causes

Germes responsables

Les VIH (VIH1 et VIH2) sont des rétrovirus, virus à ARN qui possèdent une enzyme, la transcriptase inverse, permettant la fabrication d'un brin d'ADN complémentaire de l'ARN viral. Le VIH est malheureusement doué d'une grande variabilité génétique qui le fait échapper aux défenses immunitaires de l'hôte et cause la sélection de variants très virulents.

Facteurs de risque

En début de grossesse, la contamination de la mère à l'enfant est peu fréquente mais possible (virus retrouvé dans des tissus embryonnaires de 8 semaines) et la contamination du placenta prouvée.

La période à risque est plutôt la *fin de grossesse* où la contamination tardive peut se produire soit *in utero,* en liaison avec les contractions utérines et l'augmentation de la perméabilité transplacentaire, soit au moment du passage dans la filière génitale au cours de l'accouchement.

Enfin, l'allaitement est un mode de transmission démontré mais cependant peu fréquent.

Le VIH2, à la différence du VIH1, n'est qu'exceptionnellement transmis à l'enfant.

Des études en cours évaluent le rôle du stade immunovirologique maternel (taux de CD4 < 200/mm^3 et charge virale élevée) dans le risque de transmission materno-fœtale.

L'utilisation d'antirétroviraux pendant la grossesse diminue l'incidence de la contamination.

L'étude de la cohorte française (1 033 cas) n'a pas montré de différence significative de transmission entre mode d'accouchement par voie haute ou voie basse ni, dans ce dernier cas, entre naturel, avec forceps et/ou épisiotomie.

Examens

Ils sont identiques à ceux décrits dans le chapitre 41.

Traitement

Une étude franco-américaine a montré que la prescription de zidovudine (Rétrovir® AZT) pendant la grossesse réduisait le risque de transmission materno-fœtale. La prise en charge des patientes enceintes infectées par le VIH a donc été modifiée en France et dans la plupart des pays industrialisés et prévoit l'administration de zidovudine à partir de la 14e semaine de grossesse.

État immuno-virologique satisfaisant

Il s'agit d'une femme ayant plus de 500 lymphocytes CD4/mm^3 et moins de 10 000 copies/ml d'ARN VIH en début de grossesse.

Le traitement n'est pas obligatoire en début de grossesse mais, en raison du risque tardif de contamination fœtale, on administre la zidovudine à partir de la 14e semaine jusqu'à l'accouchement (posologie de 500 mg par jour en 5 prises régulièrement espacées jusqu'au déclenchement du travail).

État justifiant un traitement antirétroviral en début de grossesse

Il s'agit de patientes dont le nombre de lymphocytes CD4 est inférieur à 500/mm^3 ou dont l'ARN VIH plasmatique est supérieur à 10 000 copies/ml.

Il n'y a pas de consensus sur la thérapeutique à adopter par manque de données cliniques, pharmacocinétiques et de pharmacovigilance sur l'action des antirétroviraux au cours de la grossesse. Trois attitudes en fonction du taux de l'ARN VIH de la mère sont envisagées : bithérapie ou trithérapie d'emblée avec ou non des molécules de familles différentes.

Traitement antirétroviral déjà en cours

Lorsque débute la grossesse, si le traitement est en cours, il n'y a pas non plus de consensus mais le rapport Dormont (1997) préconise d'adopter les mesures suivantes :

- la patiente recevait une bithérapie (2 inhibiteurs nucléosidiques de la transcriptase inverse) : le traitement sera poursuivi. Une modification et l'ajout d'un inhibiteur de protéase peuvent être envisagés après le 3e mois de gestation ;
- la patiente prenait déjà une trithérapie (dont un inhibiteur de protéase) : la surveillance de la charge virale oriente la conduite à tenir.

On modifiera le traitement s'il comporte des médicaments toxiques pour l'embryon (éfavirenz, ddC) ou pour la mère (association d4T et ddl), ou s'il est inefficace.

Schéma thérapeutique à l'accouchement d'une femme enceinte séropositive

L'utilisation de zidovudine (Rétrovir® AZT) est indiquée :
- à partir du début du travail : 2 mg/kg pendant 1 heure en perfusion intraveineuse, puis dose d'entretien de 1 mg/kg/h jusqu'au clampage du cordon ;
- en cas de césarienne programmée : même protocole d'administration mais commencé 4 heures avant l'intervention.

Prise en charge infirmière

Soins techniques

Conduite à tenir chez une femme enceinte séropositive

La décision de poursuivre la grossesse sera fonction du bilan clinique, immunologique, virologique et du rapport bénéfice/risque pour la femme et l'enfant. Elle s'appuiera sur une réflexion individualisée nécessitant le soutien et la participation de l'équipe pluridisciplinaire. Mais la décision est avant tout celle de la patiente :
- informer clairement du risque de contamination de l'enfant et renseigner sur le degré de déficit immunitaire, sur le risque d'évolution de la maladie : il est probable que plus l'affection est à un stade avancé, plus le risque de transmission materno-fœtale est important et moins le traitement est efficace ; évaluer le contexte familial et social : père présent, famille structurée ou mère isolée ;
- préciser le stade de la grossesse (aspect médical et législatif) puisque avant la 12e semaine, l'interruption volontaire de grossesse est possible dans le cadre d'une indication thérapeutique. L'interruption de grossesse est conseillée chez les femmes ayant un Sida avéré et/ou une charge virale élevée.

En cas de décision de poursuivre la grossesse, les protocoles énoncés au paragraphe « Traitement » seront envisagés avec la future mère.

Soins d'épisiotomie chez une mère séropositive qui vient d'accoucher

Il est préférable de disposer d'une chambre individuelle pour mieux gérer les déchets d'activité de soins, notamment liés aux pertes sanguines. Pratiquer un lavage antiseptique des mains, mettre une surblouse, une paire de gants stériles, un masque et des lunettes de protection ; effectuer une toilette soigneuse du périnée et appliquer si nécessaire un antiseptique gynécologique puis rincer et sécher. En fin de soin, mettre en place une garniture.
Le matériel souillé jetable sera déposé dans des contenants adaptés (déchets à risque infectieux) et le linge souillé sera récupéré dans des sacs hermétiquement fermés qui suivront le circuit septique de l'établissement. Il faut décontaminer quotidiennement les sanitaires avec une solution d'eau de Javel.

Soins éducatifs

L'infirmière doit rappeler à la mère que l'allaitement est contre-indiqué puisque le virus peut être transmis à l'enfant par le lait :
- aider pour les biberons et les changes ;
- expliquer les modalités du suivi clinique et biologique de l'enfant et inciter à le faire suivre régu-

lièrement, et persuader de l'intérêt de la même démarche pour la mère ;

- écouter et dépister les craintes et la culpabilisation de la mère concernant la contamination de son enfant, si besoin faire appel à un psychologue, voire à un psychiatre ;
- redonner information et conseils de prévention en expliquant la nécessité de rapports sexuels protégés ;
- spécifier que l'enfant ne doit faire l'objet d'aucune précaution d'isolement particulière.

Prévention

On doit dépister et traiter toute infection cervico-vaginale. Une désinfection des voies génitales maternelles par le chlorure de benzalkonium ou la chlorhexidine est recommandée.

En cas de discordance de sérologie dans le couple (homme séropositif et femme non infectée), il faut bien rappeler le risque important de contamination maternelle au cours de l'acte sexuel et les conséquences particulièrement graves puisque la survenue d'une séroconversion pendant la grossesse entraîne une transmission materno-fœtale une fois sur deux.

La prévention des risques obstéricaux est la suivante :

- prévenir l'accouchement prématuré et la rupture prématurée des membranes ;
- éviter tout geste entraînant des échanges sanguins materno-fœtaux ;
- version par manœuvre externe proscrite ;
- amnioscopie contre-indiquée en toute circonstance ;
- si un cerclage du col est impératif, une prophylaxie antirétrovirale sera instaurée au moins 15 jours avant le geste ;
- la programmation d'une césarienne à 38 semaines d'aménorrhée sera discutée en fonction du désir de grossesses ultérieures ou d'un retour éventuel en pays peu médicalisé, en sachant que cette option n'a pas démontré de bénéfice supplémentaire par rapport à la prise d'association antivirale au lieu de l'AZT en monothérapie.

L'allaitement est contre-indiqué en France.

vous devez savoir faire...

Actes infirmiers

- Rassembler les informations et participer aux techniques employées ou prescrites par le médecin pour poser son diagnostic.
- Informer l'enfant des prélèvements à effectuer, l'aider à les supporter.
- Effectuer les prélèvements à but diagnostique et de suivi.
- Évaluer un dysfonctionnement organique.
- Déceler une décompensation organique.
- Dispenser des soins et surveiller un patient avec traitement particulier.
- Déceler les problèmes psychologiques nuisant au respect d'un traitement au long cours.
- Veiller au respect de l'application du traitement.
- Convaincre l'enfant d'aller au bout de la durée prévue du traitement.
- Vérifier auprès des parents la compréhension des prises de médicaments.
- Expliquer à l'enfant sa maladie.
- Aider l'enfant à vivre dans son cadre familial ou scolaire.
- Apprendre à l'enfant et à son entourage à gérer la maladie.
- Dépister la survenue d'anomalies.
- Prendre en charge la détresse de l'enfant et participer à son apaisement.

... donc vous devez savoir :

Connaissances requises

- Nommer les agents viraux responsables.
- Citer les modes de contamination par le VIH.
- Nommer les principales maladies associées.
- Exposer les complications ; décrire la gravité des tableaux.
- Indiquer les examens utiles au diagnostic biologique.
- Énoncer les principes des traitements et décrire leur surveillance.
- Expliquer les traitements les plus courants.
- Citer les complications liées au traitement.
- Justifier la durée du traitement.

L'enfant et le Sida

Définition

Les conséquences du déficit immunitaire chez l'enfant sont les mêmes que chez l'adulte. Mais il existe des différences cliniques liées aux formes d'évolution, soit rapide et sévère (de 10 à 15 %), soit lente comme chez l'adulte.

Rappel physiopathologique

Chez l'enfant, la maladie évolue sous deux modes : soit rapide et sévère, soit lent. La cause de l'orientation vers l'une ou l'autre évolution n'est pas déterminée. Le rôle de la date de l'infection pendant la grossesse, soit au début (avec interaction dans le développement du système immunitaire), soit à la fin (sur système immunitaire mature) a été avancé. La survenue d'une co-infection (notamment à CMV) pourrait être un facteur déclenchant.

Chez l'enfant, à la différence de l'adulte, il existe des variations physiologiques du taux des lymphocytes circulants (donc des CD4) à cause de l'hyperlymphocytose décroissant de 0 à 6 ans. Les seuils de déficit immunitaire sont exprimés en pourcentage de CD4. À partir de 2-3 ans, la survenue des infections opportunistes est liée au degré de lymphopénie en CD4 alors qu'avant 1 an, la relation n'est pas nette.

Épidémiologie

La transmission materno-fœtale du VIH constitue actuellement la principale cause de contamination de l'enfant. En France, la majorité des enfants infectés sont nés de mère ou de parents atteints par le VIH. En 1999, grâce aux thérapeutiques antirétrovirales, le taux de transmission du VIH1 de la mère à l'enfant est de moins de 5 % contre 15 à 20 % en absence de traitement, c'est-à-dire que 95 % des enfants naissant de mère infectée traitée ne contractent pas la maladie.

Fin 1998, le programme des Nations-Unies contre le Sida (Onusida) estime à 1,2 million le nombre d'enfants victimes de l'infection à VIH.

Dans les pays en développement, l'absence de traitement préventif chez les mères infectées aboutit à la contamination de 25 à 35 % des enfants soit durant la grossesse, soit pendant l'accouchement, soit enfin par le lait maternel. Le risque de transmission materno-fœtale du VIH2 est plus faible que celui du VIH1, il est estimé à 1 à 2 % sans traitement prophylactique.

Clinique

Formes cliniques évolutives

➡ Évolution rapide

Dans les 3 premiers mois suivant l'infection, le déficit immunitaire se constitue et les premiers symptômes apparaissent : adénopathies, hépatosplénomégalie avec succession d'infections et de manifestations neurologiques. Entre 6 et 12 mois et dans 3 cas sur 4, une encéphalopathie survient avec atteinte motrice entraînant des troubles du maintien postural, une régression du développement psychomoteur et des perturbations des fonctions centrales.

➡ Évolution lente

Le dysfonctionnement immunitaire s'installe progressivement sur plusieurs années après la naissance. Pendant longtemps, ces enfants infectés ne présentent pas plus de signes que les autres, ou parfois avec un peu plus de fréquence : adénopathies, infections ORL et bronchiques. Au bout de 8 ans ou plus, les infections opportunistes classiques surviennent et aboutissent au stade Sida avec des complications sévères, notamment pneumonies et méningites.

Autres formes cliniques particulières

Une pneumopathie lymphoïde probablement due au virus d'Epstein-Barr (EBV) et créant un infiltrat massif autour des alvéoles atteint 1/3 à 1/4 des enfants de plus de 3 ans. Les thrombopénies auto-immunes sont fréquentes.

En raison de ces spécificités, la classification clinique de l'infection à VIH pédiatrique du CDC (1994) est différente de celle des adultes *(tab. 6)*.

Tableau 6 : *Classification clinique de l'infection à VIH.*

Catégorie **N**	**Asymptomatique**
Catégorie **A**	**Symptômes mineurs :** lymphadénopathie, hépato-splénomégalie, dermatose, parotidite, infections ORL ou bronchiques récidivantes
Catégorie **B**	**Symptômes modérés** (liste non limitative) : infection bactérienne, pneumopathie interstitielle lymphoïde, thrombopénie, anémie, neutropénie, zona, candidose ou herpès buccal récidivant, néphropathie, cardiopathie, léiomyosarcome
Catégorie **C**	**Symptômes sévères :** infections opportunistes, infections bactériennes sévères répétées, encéphalopathie, lymphome ou cancer, cachexie

La classification clinique (N, A, B, C) est croisée avec une classification biologique *(tab. 7)* basée sur le taux de CD4 (nombre absolu et pourcentage).

Causes

Germes responsables

Les VIH (VIH1 et VIH2) sont identiques à ceux frappant les adultes, ce sont des rétrovirus, virus à ARN qui possèdent une enzyme, la transcriptase inverse, permettant la fabrication d'un brin d'ADN complémentaire de l'ARN viral.

Tableau 7 : *Classification biologique de l'infection à VIH (taux de CD4 : nombre absolu et pourcentage).*

	< 12 mois	1 à 5 ans	6 à 12 ans
Groupe 1 Absence de déficit immunitaire	> 1 500 (> 25 %)	> 1 000 (> 25 %)	> 500 (> 25 %)
Groupe 2 Déficit modéré	750-1 499 (15-24 %)	500-999 (15-24 %)	200-499 (15-24 %)
Groupe 3 Déficit sévère	< 750 (< 15 %)	< 500 (< 15 %)	< 200 (< 15 %)

Facteurs de risque

Les risques peuvent être :

- liés au virus lui-même parce qu'il existe un risque accentué de transmission materno-fœtale du VIH1 par rapport au VIH2, ou aux conséquences de traitements antérieurs ayant créé une multirésistance virale chez le virus transmis ;
- liés au statut immunitaire maternel : risque majeur en l'absence de prise en charge thérapeutique pendant la grossesse et corrélation à l'importance du déficit immunitaire, à la charge virale de la mère, à l'existence d'infections cervico-vaginales, à l'accouchement prématuré et à la rupture prématurée des membranes.

La mise en évidence d'une antigénémie positive à la naissance constitue un élément de pronostic défavorable.

Examens

Les taux des lymphocytes circulants et des CD4 permettent de classer l'état infectieux de l'enfant avec chute rapide du taux des CD4 dans les formes rapides et sévères.

La ponction lombaire révèle un LCR normal.

Dans la forme d'évolution rapide, la tomodensitométrie révèle une calcification des noyaux gris centraux avec des hypodensités de la substance blanche retrouvées à l'IRM.

La sérologie est difficile à interpréter car les anticorps maternels de type IgG transmis passivement à l'enfant persistent de 10 à 12 mois.

Le diagnostic précoce de l'infection à VIH chez l'enfant repose sur des tests dont la sensibilité est faible au cours des 3 premiers mois de vie mais atteint presque 100 % au-delà de 6 mois.

La *PCR* ou la *culture virale* sont actuellement les plus utilisées pour suivre les nouveau-nés de mère séropositive. Ils sont pratiqués à la naissance, aux 1er, 3e et 6e mois.

Traitement

Généralités du traitement du VIH

Tous les inhibiteurs de transcriptase inverse analogues nucléosidiques sont disponibles sous forme buvable mais pas toujours adaptée à l'enfant et, parmi les non nucléosidiques, on dispose seulement de la névirapine (l'éfavirenz est utilisable mais existe uniquement en gélules). Les inhibiteurs de protéase, malgré des présentations buvables ou en poudre (ritonavir, nelfinavir, amprénavir), sont mal adaptés à l'usage pédiatrique.

Chez le petit et le grand enfant (> 12 mois)

Le traitement antirétroviral par multithérapie (trithérapie avec ou sans IP) est indiqué pour les enfants symptomatiques, c'est-à-dire du groupe B ou C. L'abstention thérapeutique est proposée pour les enfants du groupe N et du groupe A (symptômes mineurs) si la charge virale est inférieure à 30 000 copies d'ARN/ml de plasma et si la proportion de CD4 est supérieure à 25 %.

Les modifications se font éventuellement en fonction, d'une part, de la tolérance au traitement et d'autre part, de la réponse à la fois clinique et biologique (charge virale au traitement administré).

Chez le nouveau-né infecté

Si l'enfant naît avec un risque d'évolution précoce et sévère, si la charge plasmatique est élevée et les CD4 inférieurs à 30 % avec des signes cliniques, un consensus existe pour mettre en place un traitement d'emblée par multithérapie.

Prise en charge infirmière

Soins techniques

L'état du nouveau-né et du nourrisson à haut risque de forme évolutive rapide impose une médicalisation lourde avec mise sous sonde gastrique pour administration correcte des traitements ; aussi, malgré la possibilité de l'assistance de l'entourage en HAD, le centre spécialisé est recommandé.

La complexité des traitements, le risque d'un mauvais suivi de ces traitements, la nécessité d'une surveillance clinico-biologique exigent un travail d'équipe entre centre spécialisé, pédiatre, généraliste et personnel soignant.

Les enfants nés de mère infectée doivent être surveillés car les conséquences de l'exposition aux antirétroviraux pendant la grossesse ne sont pas connues. Un registre a été mis en place par le ministère de la Santé (circulaire DH/DGS n° 42 du 27 octobre 1995).

Prévention

La prévention de la transmission mère-enfant pendant la gestation est abordée dans le chapitre 24. Après la naissance, l'allaitement est contre-indiqué en France, mais cette mesure n'est pas applicable aux pays en voie de développement.

À la naissance :

Il faut, dès la naissance :

- administrer à l'enfant de la zidovudine en solution buvable (100 mg/10 ml) entre la 8e et la 12e heure de vie (24 heures au plus tard), à la posologie de 8 mg/kg/j (2 mg/kg/6 h) pendant les 6 premières semaines de vie ;
- en cas d'impossibilité de voie orale, utiliser la zidovudine par voie intraveineuse en solution (200 mg/20 ml) à la posologie de 6mg/kg/j (1,5 mg/kg/6 h). Dès que possible, repasser à la voie orale ;
- il a été proposé de baigner l'enfant dans une solution de chlorhexidine ou de polyvidone iodée.

Traitement prophylactique des infections opportunistes

Des perfusions mensuelles d'immunoglobulines IV peuvent renforcer l'immunité.

Les traitements préventifs des infections opportunistes sont superposables à ceux de l'adulte :

- pour la pneumocystose ou la toxoplasmose : association de triméthoprime (TMP) et de sulfamétoxazole (SMX) type Bactrim® (TMP 5 mg/kg et SMX 25 mg/kg) jusqu'à l'âge de 18 mois ou en fonction du nombre de CD4. La pentamidine en aérosol est indiquée en cas d'intolérance ;
- la même association (TMP-SMX) aux mêmes doses des mêmes molécules est prescrite pour les infections bactériennes. En cas d'échec ou d'intolérance au Bactrim®, on recourt aux immunoglobulines polyvalentes en IV à la dose de 200 à 400 mg/kg toutes les 3 semaines ;
- dans le cas d'un muguet récidivant à *Candida albicans*, on recommande le kétoconazole (Nizoral®), de 3 à 5 mg/kg/j, ou le fluconazole (Triflucan®), de 3 à 5 mg/kg/j ;
- la prévention des infections à CMV est assurée par ganciclovir par voie orale ;
- les mycobactérioses atypiques relèvent de la Rifabutine® (de 10 à 20 mg/kg/j), voire de l'azithromycine ou de la clarythromycine.

Vaccinations

Les vaccinations doivent être réalisées.

Les vaccination par *vaccins inactivés* suivent le calendrier habituel et l'on conseille vivement de vacciner contre le virus de l'hépatite B et contre l'Haemophilus.

L'emploi des *vaccins vivants* impose des recommandations : le BCG contre la tuberculose est contre-indiqué chez l'enfant séropositif, en raison du risque d'infection disséminée, qui peut d'ailleurs survenir plusieurs années après la vaccination. Le vaccin contre la varicelle est également contre-indiqué. Le ROR (vaccin contre la rougeole, les oreillons et la rubéole) n'a pas entraîné d'incidents mais par sécurité on ne l'utilise pas si le taux des CD4 est bas. Le vaccin antipolio oral est contre-indiqué, il faut donner le vaccin antipolio injectable ;

La **vaccination contre la fièvre jaune** (vaccin antiamaril) peut être effectué si le patient séropositif doit séjourner en zone d'endémie et si ses CD4 sont hauts. En cas de CD4 bas (< 200), la vaccination est contre-indiquée.

Soins relationnels et éducatifs

L'enfant et les collectivités (écoles et crèches)

L'enfant séropositif ne fait pas courir de risque de contamination à son entourage. L'arrêté ministériel du 3 mai 1989 a posé le principe de la non-éviction scolaire des enfants quand l'état clinique le permet. La circulaire ministérielle du 29 juin 1992 insiste sur l'importance de l'accueil de ces enfants dans le système scolaire français, rappelle les règles d'hygiène pour faire les soins de plaies et incite le personnel de l'école à donner les médicaments pendant l'école si cela est indispensable.

Secret médical

L'enfant a le même droit au respect du secret médical que l'adulte mais les prises médicamenteuses peuvent rendre difficile le maintien de la confidentialité. Il faut respecter les principes suivants :

- ne pas mentionner l'existence de l'infection à VIH sur le carnet de santé ;
- il n'est pas indispensable d'informer le directeur d'école de la séropositivité de l'enfant, mais les parents peuvent donner leur accord pour prévenir le médecin scolaire.

Problèmes psychologiques

Ils sont multiples :

- en rapport avec la culpabilisation de la mère vis-à-vis de son enfant ;
- liés à l'annonce de la séropositivité à l'enfant, ce qui suppose d'abord la clarté des informations que l'on peut donner à l'enfant sur son état et débouche ensuite sur la compréhension progressive de la signification du mot Sida, sur la relation ambiguë qui s'établira avec la mère ; elle soulève enfin la rupture probable de la confidentialité ;
- provoqués par l'annonce de la séropositivité de l'enfant à la famille (notamment aux grands-parents) et aux amis ; cette décision, fonction des relations entretenues, doit être prise par les parents sans les influencer, en sachant les risques de rejet et d'isolement social ;
- dus aux conséquences du suivi du traitement au long cours : l'intérêt de la répétition des visites médicales, des prélèvements plus ou moins douloureux, des examens complémentaires est difficile à comprendre et à admettre.

Notes

26 VIH et infections occurentes

VIH et pneumocystose

Définition

L'infection à *Pneumocystis carinii* est une infection opportuniste pulmonaire qui peut s'accompagner d'une insuffisance respiratoire aiguë et ne survient qu'en présence d'un déficit immunitaire.

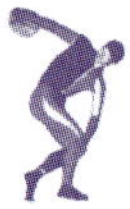

Rappel physiopathologique

L'agent pathogène *Pneumocystis carinii* pénètre par les voies respiratoires jusqu'aux alvéoles pulmonaires et se fixe puis infecte les cellules de l'épithélium alvéolaire. Par ailleurs, il entraîne des anomalies au niveau du surfactant alvéolaire qui possède un rôle régulateur sur le fonctionnement des alvéoles.

Épidémiologie

Malgré l'utilisation de traitements prophylactiques, l'infection à *Pneumocystis carinii* reste actuellement la pathologie inaugurale du Sida la plus fréquente (environ 40 % des cas).

L'influence saisonnière (période froide) a été notée dans le développement des pneumocystoses, évoquant le rôle d'un affaiblissement de l'organisme ou des infections des voies respiratoires supérieures.

L'épidémiologie de la maladie n'est pas bien connue mais la transmission aérienne nosocomiale interhumaine a été montrée.

Clinique

Dans la forme pulmonaire, on observe une toux sèche, un essoufflement (dyspnée) : ces signes discrets mais persistants doivent attirer l'attention. Plus tardivement il y aura aggravation progressive, avec cyanose et présence de râles crépitants à l'auscultation aboutissant à une insuffisance respiratoire.

Parfois la maladie peut s'exprimer seulement sous forme d'une fièvre persistante, isolée, supérieure à 38 °C et résistante aux traitements.

L'évolution peut être rapide ou lente. Les cas extra-pulmonaires sont très rares.

Causes

Germe responsable

Pneumocystis carinii était initialement rattaché aux parasites mais il a été récemment classé parmi les champignons. Il ne développe des infections que chez les sujets immunodéprimés (greffés, traités par chimiothérapie, atteint par le VIH, etc.).

Facteurs de risque

L'immunodépression et l'absence de prophylaxie sont des facteurs de risque connus. Les facteurs prédictifs défavorables reposent sur l'existence d'un taux de CD4 inférieur à 200/mm^3 ou à 15 % du nombre total des lymphocytes. Certaines infections virales (cytomégalovirus, *Herpes virus* 6) sont des facteurs de risque supplémentaires.

Examens

La recherche clinique des signes d'infection pulmonaire est aidée par l'étude des gaz du sang et la radiologie montrant d'abord une pneumopathie interstitielle bilatérale et plus tardivement des opacités alvéolo-interstitielles bilatérales, voire un « poumon blanc ».

Le diagnostic positif repose sur la mise en évidence du Pneumocystis lors d'un lavage broncho-alvéolaire, plus rarement lors de crachats induits.

Traitement

Il est d'autant plus efficace qu'il est pris précocement.

Le traitement curatif est administré pendant 21 jours. Il utilise l'association triméthroprime-sulfaméthoxazole forte (TMP : 15 mg/kg/j, SMX : 75 mg/kg/j) type Bactrim® fort ou Eusaprim® fort, en IV pour les formes sévères ou en cas de vomissements.

Une autre possibilité est l'emploi de pentamidine (de 3 à 4 mg/kg/j) en perfusion lente IV pendant 4 heures sous surveillance médicale ; après amélioration par le traitement parentéral, le relais est assuré par aérosols de Pentacarinat® (de 300 à 600 mg/j).

D'autres protocoles utilisent triméthoprime et dapsone ou atovaquone (Wellvone®). L'adjonction de corticoïdes pendant 5 jours peut s'avérer nécessaire si la PaO_2 est inférieure à 60 mmHg.

Ce traitement curatif doit être suivi d'une prophylaxie secondaire indéfiniment poursuivie.

Ces traitements peuvent générer des effets secondaires :

- association TMP-SMX : chez les sujets infectés par le VIH, les réactions d'hypersensibilité surviennent chez près de 50 % d'entre eux (plus fréquentes que chez les sujets non infectés) souvent sous forme de réaction cutanée. Elles s'atténuent souvent ou disparaissent avec le temps. Dans certains cas, une désensibilisation est instaurée en commençant le traitement de TMP-SMX par de très faibles doses (de l'ordre du millionième) et en les augmentant progressivement. Nausées et douleurs à l'estomac peuvent s'ajouter ;
- pentamidine : on peut observer des complications cardio-vasculaires importantes (choc, hypotension, torsades de pointe), la survenue de pancréatites aiguës graves et également des hypoglycémies, un diabète, une insuffisance rénale. Les aérosols provoquent toux et bronchospasme qui seront contrôlés par utilisation de bronchodilatateurs.

Prise en charge infirmière

Soins techniques

L'infirmière :

- s'assure de l'absence de contre-indications pour les traitements : hypersensibilité sévère à l'association TMP-SMX, antécédent de pancréatite pour la pentamidine ;
- surveille l'apparition d'effets secondaires ;
- assure le suivi des prescriptions des traitements ;
- prépare, administre et surveille un aérosol de Pentacarinat® :
  - utilise un appareil prévu pour aérosolisation (Respirgard) à usage unique, ne pouvant être stérilisé et comportant un filtre à la sortie du circuit expiratoire ;
  - dilue la poudre dans 6 ml d'eau stérile pour préparations injectables (attention à ne pas utiliser du sérum physiologique qui provoque des précipitations) ; agiter jusqu'à l'obtention d'un liquide homogène et clair et verser dans le réservoir du nébuliseur qui sera branché sur une arrivée d'oxygène (ne pas mettre d'eau dans le barboteur), régler le débit à 6 l/min ;
  - rassure le patient et expliquer le déroulement du traitement prévu pour 20 à 30 minutes. Dix minutes avant le début de la séance, l'infirmière fait inhaler un bronchodilatateur (type Ventoline® ou équivalent) : installe le sujet en position semi-assise et lui fait prendre l'embout buccal du Respirgard en bouche puis fait inspirer lentement et profondément ; pour aider, on peut utiliser un pince-nez. À chaque fin d'inspi-

ration, le patient doit faire une pause et expirer dans l'appareil. Continuer jusqu'à ce que l'appareil ne produise plus d'aérosols ;
- gére les incidents : en cas de toux ou de bronchospasme, arrêter le déroulement et faire inhaler 2 bouffées de bronchodilatateur. L'infirmière pourra reprendre le traitement 10 minutes plus tard en baissant le débit d'oxygène à 4 l/min. En cas de mal de gorge, interrompre les inspirations et faire boire un verre d'eau ;
- respecte les précautions : présence infirmière durant toute la durée de l'aérosolisation et contrôle du bon déroulement du soin. Aérer la pièce à la fin de la séance et, au moins 1 fois par mois, effectuer une désinfection.

Le personnel chargé des séances d'aérosol est suivi régulièrement en médecine du travail, avec contrôle des tests tuberculiniques.

Prévention

La prise en charge prophylactique réduit la morbidité et améliore la survie des patients infectés par le VIH.

La prophylaxie primaire est débutée quand le taux de CD4 devient inférieur à 200/mm^3 et sera menée sur une longue période de plusieurs mois à plusieurs années. Elle repose essentiellement sur l'association triméthroprime-sulfaméthoxazole (TMP-SMX) qui diffuse très bien dans les poumons et de surfactant : 1 comprimé quotidien de Bactrim® forte, ou 1 aérosol mensuel de Pentacarinat®.

En cas de grossesse, la surveillance médicale s'impose car le fœtus ne peut réduire la concentration du TMP-SMX dans son sang.

En cas de pneumocystose en service d'immunodéprimés, il faut assurer l'isolement respiratoire.

VIH et candidoses

Définition

Les candidoses sont des infections dues à un champignon du genre Candida. Les sites atteints peuvent être variés mais la localisation œsophagienne entraîne des répercussions importantes sur la vie quotidienne du sujet infecté.

Rappel physiopathologique

Les levures sont des saprophytes de l'être humain ou des animaux que l'on peut trouver normalement (flore résidante) dans les cavités buccale, digestive et, en moindre quantité, génitale. Ils se fixent sur des récepteurs présents sur les cellules des muqueuses et peuvent bourgeonner et émettre des filaments qui favorisent leur pénétration dans les tissus. Les antigènes des levures sont complexes, ils peuvent induire la formation d'anticorps et provoquer des réactions allergiques.

Épidémiologie

Pratiquement tous les séropositifs sont touchés à un moment donné de l'évolution de leur infection. La candidose est très fréquente quand le taux de CD4 est inférieur à 400/mm^3. L'œsophagite candidosique est également fréquente.

Clinique

Les formes varient en fonction des sites ; les associations sont possibles :

- la localisation au niveau de l'oropharynx entraîne une dysphagie avec sensation de « cuisson » et l'examen montre un enduit adhérent blanchâtre de type « muguet » ;
- au niveau de l'œsophage, elle provoque une œsophagite qui est soit asymptomatique, soit exprimée par des brûlures rétrosternales ou épigastriques. Elle peut aboutir à des complications avec hémorragies, voire perforation. Elle entraîne des répercussions sur l'état général par anorexie, amaigrissement ;

- au niveau intestinal, elle se traduit parfois par des selles molles ;
- au niveau génital, les signes sont identiques à ceux décrits dans le chapitre 20 ;
- d'autres localisations peuvent se voir : candidose urinaire, péritonite, atteinte cardiaque (endocardite), ostéo-articulaire, oculaire avec risque d'endophtalmie de pronostic visuel gravissime et neuro-méningée.

Causes

Germes responsables

C'est le plus souvent *Candida albicans*, mais aussi *Candida krusei* et *Candida glabrata* dont la fréquence augmente chez les patients traités par le fluconazole. Des études moléculaires ont mis en évidence qu'un sujet héberge la même souche pendant plusieurs années dans plusieurs sites anatomiques.

Facteurs de risque

Ils sont liés à l'hospitalisme infectieux d'une part, et à la charge virale et au taux des CD4 du patient, d'autre part.

Examens

La mise en évidence des levures et de filaments mycéliens se fait par prélèvements de bouche, de selles et vaginaux ; la biopsie oriente le diagnostic. Les méthodes classiques de diagnostic direct sont la culture et l'examen histologique des tissus infectés. L'hémoculture sur milieu de Sabouraud est un bon moyen pour isoler les *Candida sp.* surtout si on emploie des techniques de laboratoire qui améliorent les performances (lyse-centrifugation, système Bactec®).

L'interprétation n'est pas toujours facile à faire : une culture positive dans un site normalement stérile fait le diagnostic. Dans les autres situations (urine, crachats, drain), on tiendra compte du contexte clinique. Le diagnostic histologique peut également être complexe.

L'examen buccal pour œsophagite révèle la présence d'un « muguet » à confirmer par fibroscopie digestive haute qui montre des plages d'enduit blanchâtre et permet les prélèvements histologiques et mycologiques.

Dans une candidose hépato-splénique, des examens biologiques hépatiques montrent une augmentation des phosphatases alcalines. L'échographie ou le scanner abdominal révèlent des images d'abcès au niveau du foie et de la rate, mais la confirmation histologique et/ou mycologique est nécessaire.

Le sérodiagnostic est rarement utilisé car son interprétation en est difficile puisque les sujets sains peuvent avoir des sérologies positives et les immunodéprimés des résultats faussement négatifs. La recherche d'antigènes de Candida circulants a une sensibilité médiocre (50 %), mais la spécificité est bonne.

Traitement

On se reportera aux indications des chapitres correspondants *(voir chap. 20 et 29)* qui donnent les principes du traitement.

Pour l'oropharynx, il faut donner des bains de bouche avec de l'eau bicarbonatée (bicarbonate de soude) et de la fungizone

Une œsophagite imposera un traitement systémique par fluconazole (Triflucan®) à 100 mg/j. Dans les formes intestinales, le kétoconazole (Nizoral®) est recommandé, en respectant les précautions d'emploi *(voir chap. 29)*.

Candida krusei n'est pas sensible au fluconazole ; *Candida glabrata* y est peu sensible.

Prise en charge infirmière

Soins relationnels et éducatifs

L'infirmière doit :

- en phase aiguë, adapter l'alimentation pour préserver les apports caloriques par administration d'alimentation moulinée, mixée ou liquide ;
- respecter les règles de lutte contre les infections nosocomiales, notamment la bonne pratique du sondage urinaire qui est un facteur de risque ; réaliser selon les bonnes pratiques les examens nécessaires au diagnostic ; surveiller l'apparition de signes de dissémination ;
- prendre en charge les formes douloureuses et/ou fébriles, expliquer au patient les mécanismes de son infection et la nécessité du traitement.

Prévention

On ne systématise pas la prophylaxie secondaire car les rechutes se traitent souvent facilement et l'on connaît l'existence de souches de *Candida albicans* résistantes au fluconazole. Il est donc recommandé de prescrire des traitements locaux curatifs au cours des premiers épisodes.

La résistance au fluconazole peut apparaître au cours des traitements prolongés. Elle sera combattue soit par une augmentation des doses (jusqu'à 400 mg/j), souvent efficace, soit par l'amphotéricine B réservée aux mycoses sévères en raison des contraintes d'administration par voie veineuse et des effets secondaires importants.

Cependant, un traitement d'entretien au long cours est envisagé quand les rechutes ou les récidives sont trop fréquentes ou sévères.

VIH et maladie de Kaposi

Définition

Le sarcome de Kaposi est une tumeur « maligne » qui peut se développer au cours du Sida avec des manifestations cutanées, muqueuses, ganglionnaires et viscérales. C'est une maladie décrite d'abord chez des sujets non infectés par le VIH (en 1872 par M.K. Kaposi) chez les sujets âgés d'origine juive et méditerranéenne, puis sous forme endémique en Afrique de l'Est.

Rappel physiopathologique

La pathogénèse de cette affection est mal connue : le type des cellules infectées par le virus n'est pas précisé et la question reste posée de la réalité cancéreuse (prolifération clonale d'un type de cellule). Le profil évolutif de la maladie est peu agressif chez les peuples du bassin méditerranéen bien que l'histologie apparaisse maligne ; en revanche, elle développe une agressivité clinique inhabituelle dans les communautés homosexuelles. Elle survient même en cas de déficit immunitaire modéré.

Épidémiologie

À partir de 1979, le sarcome de Kaposi devient épidémique dans la communauté homosexuelle aux

États-Unis, puis dans le reste du monde occidental. Les homosexuels et les femmes contaminées par un bisexuel sont ses victimes privilégiées. Sa fréquence est actuellement en diminution, sans en avoir d'explication.
L'*Herpes virus* humain 8 (HHV 8) est considéré comme l'agent causal de la maladie : le niveau de prévalence des anticorps anti-HHV 8 et l'incidence du sarcome de Kaposi concordent.
La transmission est principalement homosexuelle en Occident (transmission hétérosexuelle plus rare) et semble, en Afrique, être liée à la relation mère-enfant et enfant-enfant, notamment par la salive.

Clinique

Plusieurs formes cliniques sont possibles, limitées ou disséminées.
Formes limitées : la peau est seulement touchée et les lésions cutanées se traduisent en macules rouges ou violettes de quelques millimètres à plusieurs centimètres, indolores et ne démangeant pas. On les retrouve préférentiellement sur le nez. Il peut s'agir aussi de nodules ou papules marron ou violacés sur les membres, le tronc, parfois douloureux.
Les formes plus graves sont disséminées, atteignant les muqueuses (lésions du palais et de la cavité buccale très fréquentes), parfois les conjonctives et aussi les organes internes comme les poumons (pneumonies et pleurésies, surtout bilatérales) avec toux, dyspnée, mais la fièvre est absente ou modeste. L'œsophage, l'estomac, le conduit anal peuvent être atteints, entraînant parfois des signes digestifs marqués. Enfin, des localisations ganglionnaires provoquent parfois des compressions.

Causes

Agent responsable

Sans que la preuve en soit formellement établie, il est admis aujourd'hui que le sarcome de Kaposi est lié à la présence d'un herpès virus : le HHV8. Par ailleurs, il est vraisemblable que les causes soient multifactorielles.

Facteurs de risque

Ce sont les relations homosexuelles et notamment les pratiques oro-anales ; en zone d'endémie, le risque peut être lié aux contacts mère-enfant. Il existe un nombre important de porteurs asymptomatiques, ce qui pose le problème des dons du sang et d'organes.

Examens

Le diagnostic est le plus souvent clinique sur les lésions cutanées et muqueuses ; les endoscopies bronchiques et digestives révèlent les lésions internes.
La biopsie montrant l'aspect typique du sarcome est quelquefois nécessaire dans les cas douteux.
Les radiographies montrent des opacités nodulaires denses d'allure tumorale, des opacités linéaires et/ou micronodulaires bilatérales et des adénopathies médiastinales.

Traitement

Il n'est pour le moment que palliatif et repose sur des agents antiviraux et des inhibiteurs de développement tumoral, mais l'abstention est la règle si l'affection est peu gênante.
En fonction des localisations, du nombre et de l'étendue des lésions, on utilisera un traitement local (cryothérapie, radiothérapie, chirurgie, chimiothérapie locale) ou général par interféron alpha (Roféron® ou Introna®), ou par chimiothérapie (monochimiothérapie par la bléomycine en IM), voire par polychimiothérapie (association d'adriamycine, de vinblastine et de bléomycine).
Les malades qui présentent des tumeurs de faible étendue et à évolution lente ont les meilleurs pronostics

Prise en charge infirmière

Soins techniques et relationnels

Poser l'indication du traitement n'est pas simple et les critères sont multiples : étendue (stade) du sarcome de Kaposi, vitesse de progression des lésions, symptômes reliés aux lésions, présence d'une infection opportuniste, état du malade, statut immunologique, état hématologique.
De plus, les effets secondaires sont débilitants pour de nombreux malades et la présence d'une infection opportuniste empêche l'emploi des agents chimiothérapiques. Enfin, une neutropénie et une thrombocytopénie peuvent empêcher, voire interdire l'administration des doses requises.
Quand ils ont été décidés, les traitements sont lourds et imposent une prise en charge infirmière et des soins relevant des services d'oncologie. Il faudra par ailleurs aider le patient à assumer les disgrâces physiques cutanées engendrées par la maladie.

Prévention

Compte tenu de l'impossibilité de cerner les modes exacts de contamination, il est difficile d'organiser une stratégie validée en dehors de l'incitation au port du préservatif et à l'emploi de carrés de latex dans les relations oro-anales.

VIH et toxoplasmose

Définition

Maladie due à un parasite appelé toxoplasme, la toxoplasmose est une affection bénigne passant souvent inaperçue et touchant environ 80 % de la population adulte en France. Les manifestations sont graves uniquement chez les immunodéprimés et chez le fœtus pendant la grossesse.

Rappel physiopathologique

Chez les infectés par le VIH, les kystes présents dans l'organisme sont réactivés et forment des abcès le plus souvent situés au niveau cérébral mais aussi au niveau du myocarde ou des poumons.

Épidémiologie

En France, la toxoplasmose est l'atteinte la plus fréquente du système nerveux central au cours du Sida. En Europe et en Afrique, l'incidence en augmentation touche de 25 à 50 % des sidéens. En Amérique, la fréquence est plus faible : de 3 à 10 %.

Clinique

Dans la *localisation cérébrale*, à la fièvre et aux céphalées habituelles s'ajoutent des signes neurologiques variables en fonction de la place des abcès : déficits neurologiques focalisés, hémiparésie, troubles du langage, hémianopsie, syndrome cérébelleux, encéphalites, convulsions. Par ailleurs peuvent survenir des troubles du comportement, une altération de la conscience, des troubles de mémoire...

Une *localisation oculaire* se traduit par une rétinite toxoplasmique, 2e cause d'infection rétinienne au cours du Sida.
L'évolution est favorable dans plus de 80 % des cas, avec une amélioration rapide des signes neurologiques (3e-7e jour) qui se poursuit. La mortalité immédiate atteint environ 15 % des patients et les séquelles neurologiques s'installent dans 30 % des cas.

Causes

Germes responsables

La toxoplasmose est due à un protozoaire appelé *Toxoplasma gondii.*

Facteurs de risque

La contamination se fait soit par consommation de viande mal cuite (mouton, bœuf et porc) ou de légumes ou fruits souillés par la terre, soit par contact avec des chats sauvages ou des chats domestiques.
Un taux de CD4 inférieur à $100/mm^3$ est le seuil à risque de déclenchement de la réactivation des kystes.

Examens

La maladie est confirmée par une *sérologie* de toxoplasmose positive
Le *scanner cérébral* met en évidence des images d'abcès cérébraux (image « en cocarde ») souvent multiples et répartis des deux côtés de la ligne médiane dans 80 % des cas. Les images radiologiques disparaissent plus lentement (environ 3 semaines) après l'obtention de l'amélioration clinique.
L'*examen ophtalmologique* (fond d'œil) montre une rétinite caractéristique.

Traitement

Les patients présentant un œdème cérébral et répondant lentement au traitement antitoxoplasmique peuvent bénéficier d'une *corticothérapie.*
Le traitement doit commencer au moindre doute, même avec un scanner pas complètement typique. L'amélioration clinique puis l'imagerie médicale (scanner ou IRM) confirmeront rétrospectivement le diagnostic.
Le traitement repose sur l'emploi de sulfadiazine (Adiazine®) en comprimés à 500 mg (de 4 à 6 g/j) ou en gélules à 75 et 150 mg (2,4 g/j), de clindamycine (Dalacine®) si allergie à l'Adiazine® en comprimés à 100 mg (100 mg J1, J2, J3). On peut aussi proposer la pyriméthamine (Malocide®) pendant 4 à 6 semaines à 150 mg/semaine avec acide folinique.
Le traitement d'entretien reprend le traitement curatif à demi-dose : Malocide® (100 mg) administré 1 jour sur 2, et il sera poursuivi indéfiniment parce que les kystes ne sont pas éliminés.

Prise en charge infirmière

Soins techniques

L'infirmière :
- dépiste les contre-indications des différents traitements (allergie aux sulfamides, clindamycine et antécédent de colite pseudo-membraneuse) ;
- respecte les précautions d'emploi : la pyriméthamine peut entraîner des effets secondaires hématologiques liés à la carence en folates, qui seront prévenus par l'acide folique.

Prévention

Il est impératif de prévenir une primo-infection chez les sujets ayant une sérologie négative pour la toxoplasmose en leur apprenant à consommer des viandes suffisamment cuites, à surgeler la viande (3 jours à moins 20 °C), à bien laver les légumes et à éviter les contacts avec les chats.
La prophylaxie primaire pour les patients avec CD4 < 200/mm^3 et sérologie de toxoplasmose positive fait appel à l'association TMP-SMX (Bactrim®) à vie par voie orale. L'intolérance au Bactrim® indiquera l'emploi de Disulone®, de Malocide® oral, d'acide folinique (IM ou IV), voire d'atovaquone, en cours d'évaluation.

VIH et cytomégalovirus

Définition

Chez l'adulte ayant un système immunitaire efficace, l'infection à CMV est peu ou pas symptomatique. Chez l'immunodéprimé, l'infection est aiguë.

Rappel physiopathologique
Après sa pénétration dans l'organisme, le virus demeure longtemps présent à l'état de latence. Quand l'immunité cellulaire devient défaillante, il reprend son activité pathogène.

Épidémiologie

Près de 85 % de notre population a eu une primo-infection à CMV avant 20 ans, suivie d'une persistance asymptomatique de longue durée contrôlée par un système immunitaire actif.

Clinique

Toutes les localisations sont possibles, mais dans 70 % des cas l'œil est préférentiellement touché sous forme de choriorétinite qui peut aller du déficit visuel à la cécité.
L'atteinte du système nerveux central ou périphérique donne des encéphalites avec troubles du comportement et de la conscience.
Au niveau du système digestif surviennent des colites avec diarrhées hydriques chroniques, parfois sanglantes, et des douleurs abdominales
Dans l'appareil pulmonaire, des pneumopathies interstitielles graves aboutissent à une détresse respiratoire aiguë.

Causes

Virus responsable

C'est le cytomégalovirus (CMV), qui appartient au groupe des herpès virus.

Facteurs de risque

L'abaissement du taux des CD4 en dessous de 100/mm^3 déclenche la reviviscence virale du CMV.

Examens

Dans la forme ophtalmologique, le fond d'œil montre des images évocatrices avec foyer anormal extensif et zone centrale cicatricielle.

Les biopsies tissulaires et notamment coliques sont utiles.

On effectue un prélèvement sanguin à la recherche d'une virémie dont la positivité confirme une infection évolutive.

La sérologie à CMV comme la recherche de virus dans les urines ou dans le LBA (lavage broncho-alvéolaire) n'apportent rien.

Traitement

Le traitement curatif habituel repose sur les antiviraux : foscarnet (Foscavir®), ganciclovir (Cymévan®) et vistide (Cidofovir®) par voie veineuse. En cas d'intolérance à la forme IV, le ganciclovir existe sous forme orale. Des traitements locaux peuvent être conduits au niveau des yeux :

- le foscarnet (180 mg/kg/j) est à passer en 2 perfusions IV de 90 minutes toutes les 12 heures, à diluer dans 500 ml de sérum physiologique. Les effets secondaires sont une insuffisance rénale (réversible à l'arrêt du traitement), des troubles métaboliques (hypocalcémie, phosphorémie et kaliémie perturbées), des troubles digestifs (nausées, vomissements). On peut voir aussi une anémie, des ulcérations génitales et des céphalées ;
- le ganciclovir (10 mg/kg/j) par IV en 2 perfusions de 30 à 60 minutes à 12 heures d'intervalle, à diluer dans 250 ml de sérum glucosé 5 %. Ce médicament peut créer des problèmes hématologiques (neutropénie, donc des possibilité d'infections ; thrombopénie, donc des risques de saignement ou de purpura, plus rarement anémie) et s'accompagner de fièvre, d'éruptions cutanées, de cytolyse hépatique et de syndrome confusionnel ;
- le vistide (Cidofovir® à 5 mg/kg/j) peut aussi être employé, il se donne 1 fois tous les 15 jours en 1 perfusion IV de 1 heure à diluer dans 100 ml de sérum physiologique : précéder la perfusion du vistide par une perfusion de 1 litre de sérum physiologique et boire abondamment. Prendre, 3 heures avant la perfusion, 4 comprimés à 500 mg de Probénécide® puis, 3 heures et 9 heures après le début de la perfusion, 2 comprimés de Probénécide® à 500 mg, soit 8 comprimés au total (4 g). En effet, il faut prévenir l'insuffisance rénale survenant très fréquemment et constituant la limitation majeure de l'utilisation du vistide.

Le traitement d'entretien utilise les mêmes molécules à des doses moindres :

- foscarnet (120 mg/kg/j) : 1 perfusion (en 60 à 90 min) diluée dans du sérum physiologique (500 ml) ;
- ganciclovir (5 mg/kg/j) : 1 perfusion (30 min), diluée dans du glucosé 5 % (250 ml) ou *per os ;*
- vistide (5 mg/kg/j) : 1 perfusion (60 min)/ 15 jours diluée dans du sérum physiologique (100 ml).

Ces antiviraux peuvent provoquer des effets secondaires.

Prise en charge infirmière

Soins techniques

L'infirmière :

- manipule, en respectant les règles d'asepsie strictes, la chambre implantable quand elle est en place ;
- surveille les traitements et dépiste leurs complications :
  - avec le ganciclovir : hémogramme et plaquettes avant le début du traitement, puis une fois par semaine jusqu'à stabilisation de l'infection. Tous les 15 jours, contrôler les transaminases ;
  - avec le foscarnet : clairance de la créatinine avant le traitement, puis créatinine une fois par semaine et ensuite toutes les 2 à 4 semaines. Ionogramme sanguin, hémogramme et plaquettes avant traitement, puis une fois par mois pendant la durée du traitement ;
  - avec le vistide : dosage de la protéinurie et de la clairance de la créatinine ainsi qu'un bilan hépatique et hématologique avant le début du traitement. Surveillance régulière de la fonction rénale.

Prévention

Il existe des rechutes fréquentes imposant une prophylaxie secondaire, sauf pour la plupart des localisations digestives.

Le patient devant recevoir une perfusion par jour d'un antiviral, l'utilisation d'une chambre implantable permettra l'hospitalisation à domicile, mais le risque d'infection est élevé ; aussi, les règles d'asepsie pour la chambre implantable seront renforcées et strictement respectées.

Le médecin peut proposer de remplacer le ganciclovir par voie IM par sa forme orale qui permet une meilleure qualité de vie même si le nombre de comprimés est important (jusqu'à 18 par jour), mais sa prise exige un suivi ophtalmologique rigoureux.

Pour des patients atteints de rétinite avec contre-indication au Foscavir® et au Cymévan®, il est prescrit des injections intravitréennes de ganciclovir.

Il faut suivre les indications d'expansion volémique (dilution du produit) prévues dans les protocoles d'administration, et prévenir certains troubles digestifs par des antiémétisants.

Les contre-indications doivent être strictement respectées : foscarnet et vistide peuvent provoquer insuffisance rénale et troubles métaboliques, le ganciclovir une pancytopénie. Dans tous les cas, la grossesse contre-indique le traitement.

Notes

27 affections diverses survenant chez le patient infecté par le VIH

Lymphomes

L'infection par le VIH semble prédisposer à la survenue de lymphomes qui sont des cancers des cellules immunitaires.

Clinique

Plusieurs types de lymphomes sont observés au cours du Sida :

- le *lymphome de Burkitt*, qui apparaît à un stade précoce de l'infection à VIH sur une immunité peu altérée. L'immunodéficience entraîne une défaillance du contrôle des lymphocytes B infectés par le virus d'Epstein-Barr (EBV) et une activation polyclonale des lymphocytes B due au VIH. Cette « hyperactivation » entraîne des bouleversements dans les ganglions avec apparition d'anomalies du génome des lymphocytes et prolifération tumorale ;
- les *lymphomes immunoblastiques*, qui surviennent quand l'immunodépression est effondrée. Ils ont un pronostic défavorable car la chimiothérapie est incompatible avec l'immunodépression ;
- les *lymphomes développés à partir des séreuses* et liés au HVV8.

La fréquence des lymphomes, essentiellement non hodgkiniens (LNH), est augmentée chez les séropositifs (risque multiplié par 4 à 10). Le risque de développer un lymphome augmente avec le temps de survie.

Les lymphomes du Sida peuvent atteindre plusieurs organes : ganglions, système nerveux central, moelle osseuse et tube digestif. La fréquence des formes extraganglionnaires est élevée, notamment celle des lymphomes cérébraux isolés révélés par des céphalées, une hémiplégie ou une paralysie d'un nerf crânien.

Examens

Le diagnostic repose sur l'examen anatomopathologique au microscope (biopsie) d'un ganglion, de la moelle, ou d'une tumeur digestive, ORL ou cérébrale. Scanner et IRM montrent des aspects évocateurs en cas de lymphome cérébral. La présence de l'EBV peut être recherchée par PCR dans le LCR. Les lymphomes pouvant se développer dans plusieurs sites simultanément, dès que le diagnostic est établi, il faut examiner tous les organes qui peuvent être touchés.

Traitement

Les traitements lourds et multiples relèvent des services d'onco-hématologie : pour le lymphome de Burkitt, chimiothérapie classique ; pour le lymphome cérébral, radiothérapie, chimiothérapie générale et intrathécale ; pour les autres lymphomes, polychimiothérapie associée aux facteurs de croissance hématopoïétiques.

Tuberculose

La maladie due au bacille de Koch (BK) évolue de la même façon que chez un patient non VIH.

L'épidémiologie est difficile à préciser car tous les cas ne sont pas déclarés. On estime cependant que l'incidence chez les séropositifs est 30 fois plus élevée que la moyenne nationale. Les Africains et les toxicomanes sont des groupes encore plus exposés que les autres.

La tuberculose peut être due à une contamination aérienne venant d'un patient tuberculeux (promiscuité) ou par réactivation d'un foyer latent. La tuberculose peut apparaître dans l'infection à VIH en dessous de 250 à 300 CD4/mm^3. Les traitements mal suivis sont à l'origine de cas résistants pouvant déboucher sur des échecs thérapeutiques.

Clinique

Dans la forme pulmonaire, la clinique s'exprime par une toux persistante avec signes généraux (fièvre prolongée, fatigue, perte de poids, sueurs nocturnes). Chez le patient VIH, la tuberculose se manifeste plus souvent que chez le sujet séronégatif par des formes extrapulmonaires et disséminées.

Cause

L'infection est due à l'une des trois mycobactéries du complexe *tuberculosis : Mycobacterium tuberculosis, Mycobacterium bovis, Mycobacterium africanum.*
Les examens sont classiques et comprennent la radiographie des poumons, la recherche du bacille de Koch directe et/ou par culture dans les crachats, les tubages ou les LBA, mais aussi dans le sang et le LCR. Parfois le diagnostic fait appel à des prélèvements par biopsie tissulaire, par ponction ganglionnaire et ponction biopsie hépatique qui montrent une nécrose caséeuse avec coloration de Ziehl-Nielsen positive.

Traitement

Le traitement est le même que chez un sujet non infecté par le VIH et repose sur des protocoles variant sur le nombre d'antituberculeux et la durée (plusieurs mois) mais utilisant simultanément plusieurs molécules : rifampicine, isoniazide, éthambutol et pirilène.
Si le traitement est bien suivi (respect de la durée primordial), le taux de rechute n'est pas supérieur à celui de la population générale et la suite ne nécessite pas de prophylaxie secondaire, les rechutes n'étant pas plus fréquentes que chez les séronégatifs au VIH.

Prise en charge infirmière

Une prophylaxie primaire est indiquée pour les sujets VIH ayant été au contact d'un tuberculeux et chez les séropositifs montrant une IDR inférieure à 5 mm de diamètre ou vaccinés et ayant une IDR supérieure à 10 mm. On utilise l'isoniazide 300 mg/j plus vitamine B6 pendant 1 an.
La prévention repose sur une prise en charge multiple :

- la tuberculose, surtout quand elle est bacillifère, est contagieuse pour l'entourage, essentiellement par transmission aérienne. L'isolement en chambre individuelle (porte fermée) est nécessaire pour un sujet expectorant des BK. L'idéal est de disposer d'une chambre en pression négative par rapport au couloir. L'absence d'un tel système impose d'ouvrir les fenêtres plusieurs fois par jour. Lors des soins ou des visites, le patient et les autres personnes entrant dans la chambre mettent un masque étanche ;
- l'organisation des consultations pour patients infectés à VIH doit prévoir des postes d'examen et de soins séparés. Il faut utiliser des chambres individuelles équipées de système de renouvellement d'air adapté ;
- la réalisation des mesures de prévention sera rigoureuse. Les soignants doivent être informés des risques de transmission, un suivi médical sera réalisé et le personnel immunodéprimé (corticothérapie…) sera exempté de la prise en charge de ces malades.

Après quelques semaines de traitement efficace et correctement suivi, les risques de contagion disparaissent et toutes les mesures de prévention sont levées.

Mycobactéries atypiques

Ces infections opportunistes sont en nette augmentation depuis 7 à 8 ans à la suite de l'évolution des traitements antirétroviraux et des prophylaxies menées contre la pneumocystose et la toxoplasmose. Elles touchent des sujets à un stade évolué (plus de 1 sur 5), surtout ceux ayant moins de 50 CD4/mm^3, mais un taux de lymphocytes CD4 inférieur à 100/mm^3 est déjà un facteur de risque marqué.

Clinique

Les symptômes sont proches de ceux de la tuberculose (fièvre, toux, perte d'appétit, amaigrissement et diarrhées), mais parfois peu spécifiques : fièvre traînante, cachexie, pancytopénie inexpliquée, adénopathies périphériques (ou profondes, vues à l'échographie), hépato-splénomégalie, diarrhée.

Cause

Les germes responsables sont des mycobactéries d'un type particulier (atypiques), peu ou pas pathogènes chez les sujets à système immunitaire correct mais entraînant chez les immunodéprimés des infections graves, disséminées dans la plupart des cas. Ce sont : *Mycobacterium avium intracellulare* (MAIC), *Mycobacterium kansasii* et *Mycobacterium xenopi.*

Examens

Le diagnostic repose sur la mise en évidence d'un bacille acido-alcoolorésistant, le plus souvent sur des hémocultures (sang) répétées mais aussi dans les ganglions, le foie, les selles... puis sur l'identification du type de germe.

Traitement

Les traitements classiques antituberculeux sont peu actifs et il y a peu d'antibiotiques efficaces sur les mycobactéries atypiques. Actuellement, il est proposé l'association d'un macrolide (clarithromycine), de la rifabutine et de l'éthambutol.
Depuis quelques années, la délivrance d'une prophylaxie primaire a montré une certaine action : elle repose en France sur la rifabutine (à 300 mg/j) pour un taux de CD4 en dessous de 75/mm^3. Mais l'efficacité reste modeste, avec des problèmes de tolérance digestive et des interactions avec les antiprotéases (contre-indication avec Norvir). De nombreux macrolides ont été employés efficacement en monothérapie ou en association avec la rifabutine, mais avec un risque important de sélection de bactéries résistantes. Il faut noter que toute infection évolutive à mycobactérie (tuberculose ou autres) contre-indique une prophylaxie primaire.

Cryptosporidiose

Les cryptosporidies sont des parasites responsables de la diarrhée des voyageurs en participant à la destruction des entérocytes (cellules intestinales). Chez l'immunodéprimé, la pathogénicité s'exprime de manière plus grave.
La contamination est liée au péril fécal et se fait par contact direct avec une personne porteuse, un animal vecteur ou de la nourriture souillée.

Clinique

Les cryptosporidies provoquent des diarrhées aiguës, sans fièvre ; cependant, si le déficit immunitaire est important, les cryptosporidies peuvent persister de façon chronique, avec ou sans diarrhée ; parfois elle se localisent au niveau biliaire, entraînant anorexie, vomissements et douleurs intenses localisées. Exceptionnellement on les retrouve au niveau des poumons ou du pancréas. Dans la forme grave diarrhéique aiguë, le patient peut émettre jusqu'à 15 selles liquides par jour avec douleurs abdominales diffuses, déshydratation, aboutissant à la cachexie.

Cause

L'agent responsable est *Cryptosporidium parvum*, parasite de la muqueuse intestinale appartenant à la famille des coccidies.

Facteurs de risque

Les facteurs de risque sont liés à un taux faible de CD4 et aux voyages en pays à faible niveau d'hygiène.

Examens

La recherche du parasite s'effectue dans les selles, parfois dans les biopsies duodénales. La demande d'examen parasitologique des selles doit préciser au laboratoire cette recherche qui nécessite des techniques spéciales de coloration. En cas de réponse négative et clinique évocatrice, il faut répéter les examens

Traitement

Aucun traitement n'a fait la preuve de son efficacité. Un traitement symptomatique de la diarrhée est indispensable : assurer la réhydratation, l'équilibre hydroélectrolytique et utiliser des ralentisseurs du transit. La paromomycine (Humagel®, Humatin®), aminoside non absorbé par la muqueuse intestinale, permet chez certains patients une diminution du débit de diarrhée. La dose recommandée est de 500 mg toutes les 6 heures.
Il est impératif de respecter une hygiène rigoureuse afin de ne pas transmettre l'infection à d'autres sujets immunodéprimés (notamment au cours des hospitalisations avec une transmission manuportée).

Encéphalopathie

L'encéphalopathie réalise un tableau de démence d'aggravation progressive. Sa fréquence est imprécise (de 9 à 36 % selon les auteurs). Elle a diminué significativement depuis l'utilisation du Rétrovir®. Le début est insidieux et marqué par un ralentissement psychique et intellectuel, des troubles de la mémoire et de la concentration, un désintérêt de la vie sociale, une irritabilité et parfois des troubles discrets de la marche. L'évolution se fait vers une aggravation des troubles, rendant difficiles les gestes de la vie quotidienne, avec des troubles de la reconnaissance, des difficultés pour écrire, parler, dans une indifférence relative par rapport à cet état. En phase terminale, le patient est grabataire, incontinent, ne reconnaît plus son entourage. Le scanner cérébral montre une atrophie cérébrale diffuse. La présence de l'antigène à VIH est recherchée dans le LCR. La pathogénie de l'atteinte encéphalique à VIH n'est pas connue. Le traitement par Rétrovir® à fortes doses est médiocrement efficace.

Neuropathies périphériques

Les neuropathies périphériques sont fréquentes au cours de l'infection à VIH. Elles sont symptomatiques chez 9 à 16 % des malades et surviennent plus volontiers à un stade d'immunodépression (CD4 < 400/mm^3 dans 90 % des cas, Sida dans 50 % des cas). Les anomalies infracliniques dépistées en électromyographie sont présentes dans 80 à 100 % des cas. Sur le plan anatomopathologique, les lésions sont polymorphes et associent une démyélinisation segmentaire, une dégénérescence axonale et des infiltrats inflammatoires. La pratique d'une biopsie neuromusculaire est proposée dans des formes évolutives et, si le résultat est positif, elle débouche sur un traitement spécifique.

Thrombopénie

Une chute des plaquettes peut survenir à n'importe quel stade de l'infection à VIH, préférentiellement chez les toxicomanes ; la fréquence en est importante, évaluée entre 30 et 40 % des cas.

Cause

Plusieurs mécanismes sont intriqués dans la survenue de la thrombopénie : présence d'anticorps antiplaquettes (IgG), production médullaire de mégacaryocytes insuffisante par rapport à la destruction périphérique et, à un moindre degré, séquestration splénique et/ou hépatique.

Traitement

Un traitement par la zidovudine (Rétrovir®, de 750 mg à 1 g/j) nécessite plusieurs jours d'application avant d'être efficace. Des immunoglobulines polyvalentes sont utilisées pour corriger en urgence des thrombopénies menaçantes, selon plusieurs protocoles possibles : 1 g/kg 2 jours de suite ou 0,4 g/kg/j pendant 5 jours. Les effets secondaires sont parfois importants : malaise général avec fièvre, frissons, polyalgies, insuffisance rénale, thrombose, chute de cheveux, et leur coût est très élevé. La splénectomie, les corticoïdes, la disulone sont proposés en cas d'échec des thérapeutiques précédentes.

Atteinte rénale

L'atteinte rénale est le plus souvent la résultante de troubles hydroélectrolytiques, d'une toxicité médicamenteuse, d'un sepsis. Néanmoins, il existe une atteinte glomérulaire chez le sujet séropositif se manifestant par une protéinurie et un syndrome néphrotique, traduisant une hyalinose segmentaire et focale. Elle survient essentiellement chez le sujet de race noire.

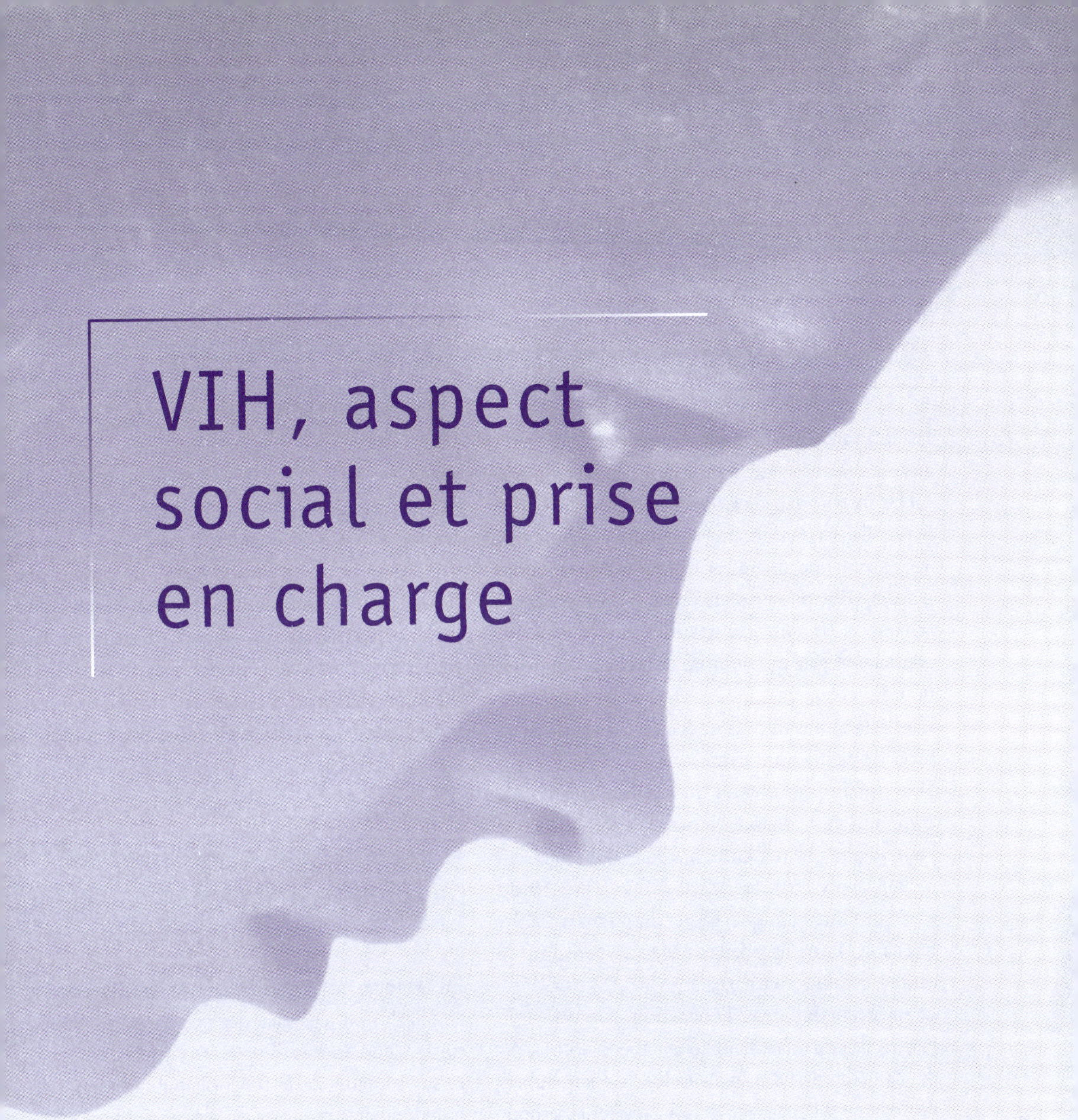

VIH, aspect social et prise en charge

VIH et secret médical

Les infirmiers(ères) comme le médecin sont tenus au secret médical. Cette protection du secret médical est inscrite dans le Code pénal. La France a été le premier pays au monde à prendre cette mesure. Toute violation du secret expose à des sanctions pénales, disciplinaires ou civiles. Les sévices à mineurs et les violences sexuelles sont la seule circonstance légale qui autorise et incite au non-respect du secret.

Les déclarations des cas de Sida avérés sont effectuées de manière anonyme.

Si le patient peut obtenir un certificat médical, la communication de tout ou partie de son dossier ne peut se faire que par l'intermédiaire d'un médecin de son choix (articles R.710-2-1 à 710-2-10 du Code de santé publique, décret du 30 mars 1992). L'échange entre les deux médecins constitue le cadre légal du secret partagé.

Le médecin est dans l'obligation d'informer le patient de sa séropositivité (circulaire DGS/684 *bis* du 28 octobre 1987), mais ni lui, ni les membres de l'équipe soignante ne doivent révéler la séropositivité du patient à l'entourage familial ou autre, ni à son conjoint. L'Académie de médecine avait proposé d'aménager le texte sur le secret médical en se référant à l'article 223-6 du Nouveau Code pénal sur la « non-assistance à personne en danger ». Cette demande a été rejetée par crainte de rompre la relation de confiance soignant-malade et par impossibilité de prévenir toutes les personnes exposées.

Les soignants ont alors la difficile mission d'inciter le patient à informer son (sa) partenaire ; c'est dire la nécessité d'établir une relation de confiance avec le patient pour l'amener notamment à prendre ses responsabilités.

VIH et demande de sérologie

Tout patient doit être averti qu'une prescription de sérologie VIH est demandée. Il peut refuser la pratique du test. C'est parfois un problème en cas d'accident d'exposition au sang et aux liquides biologiques contenant du sang, lorsque le patient source ne veut ou ne peut donner son accord. Le médecin référent est alors amené à proposer au personnel accidenté la mise en route d'une prophylaxie antirétrovirale.

VIH et droit du travail

En France, les relations entre employeurs et employés sont régies par deux conventions fondées sur le Code du travail pour les entreprises privées et sur le statut de la fonction publique pour les fonctionnaires et agents du service public.

Code du travail

À l'embauche, lors de l'entretien, il ne doit y avoir aucune question portant sur la vie privée du futur employé ni sur son état de santé, sauf directement nécessaire à l'emploi. Les thèmes de la séropositivité et du test de dépistage systématique sont proscrits. Toutefois, si un risque existe dans le poste de travail (laboratoires de bactériologie, manipulation de produits chimiques, notamment carcinogènes, exposition aux radiations, traitements de déchets), un dépistage peut être proposé au futur employé.

La visite médicale est obligatoire avant l'embauche ou avant l'expiration de la période d'essai (article R.241-48). Le médecin du travail doit s'assurer de l'aptitude physique du sujet au poste proposé et qu'il ne présente pas de pathologie contagieuse ou dangereuse pour autrui. Il est tenu au secret professionnel et ne peut expliquer les motifs de ses décisions. Compte tenu des modes de transmission, un sujet séropositif ne sera déclaré inapte qu'à un stade déjà avancé de la maladie.

Un arrêt de travail de brève durée entraîne une suspension du contrat de travail qui liait employeur et employé. L'employé est tenu d'adresser un arrêt de travail signé par son médecin ou un bulletin d'hospitalisation. Après une absence supérieure à 21 jours ou des arrêts répétés, le médecin du travail doit juger de l'aptitude à reprendre le travail. Dans le cas contraire, il donne soit un avis d'inadaptation de poste avec proposition de mutation ou d'adaptation de poste, soit un avis d'inaptitude temporaire ou définitive, soit un avis d'aptitude avec réserves. L'employeur est tenu de prendre en compte ces propositions ; s'il les refuse, il doit s'expliquer, mais de toute façon il n'a pas le droit de proposer une mutation ni un emploi d'un niveau inférieur à l'emploi précédent.

La maladie ne peut pas entraîner une rupture du contrat de travail et ne peut pas être un motif de licenciement. La séropositivité en elle-même n'est pas une cause de licenciement ; dans le cas contraire, l'employeur est passible de sanctions prévues par le Code du travail (réintégration forcée, dommages et intérêts éventuels) et de sanctions pénales.

Statut de la fonction publique

L'entrée dans la fonction publique (nomination) impose au sujet une visite médicale auprès d'un médecin généraliste agréé précisant qu'il n'existe aucune maladie ou infirmité incompatible avec le poste demandé. Le médecin peut être amené à proposer un test en cas de signes évocateurs mais le dépistage systématique n'est pas autorisé et la séropositivité n'entraîne pas de refus de nomination.

La titularisation ne peut se faire qu'après certificat médical précisant l'aptitude à travailler. Un sujet séropositif reconnu apte à travailler pourra être titularisé.

Par la suite, un congé de longue maladie lui est accordé en cas d'évolution et d'incapacité à exercer physiquement ses fonctions (maladies répertoriées/arrêtés de 1986). Après 1 an d'arrêt, si l'emploi n'est pas repris, l'employé est mis en congé de longue durée.

Loi n° 90-602 du 12 juillet 1990

Cette loi est relative à la **protection des personnes contre les discriminations** en raison de leur état de santé ou de leur handicap

L'origine, le sexe, les mœurs, la situation de famille, l'état de santé et le handicap ne peuvent être des mesures discriminatoires lors de l'embauche…

Mais il est souvent difficile de faire la preuve de l'infraction, l'employeur n'expliquant pas les raisons du « non-choix ».

Par ailleurs, l'article 4 limite l'efficacité de la loi qui ne peut s'appliquer pour l'état de santé « aux opérations ayant pour objet la prévention des risques portant atteinte à l'intégrité physique de la personne ou des risques d'incapacité de travail ou d'invalidité ». Il n'y a pas d'infraction quand la non-embauche ou le licenciement est lié à une inaptitude médicalement constatée.

29 organisation de la prise en charge des patients infectés par le VIH

Services hospitaliers

Des centres d'information et de soins de l'immunodéficience humaine (CISIH) sont en place dans toute la France, le plus souvent dans des hôpitaux universitaires possédant laboratoires de virologie et d'immunologie, imagerie médicale et unité de soins spécialisées. Ils sont chargés d'améliorer les soins, de contribuer à la recherche et d'assurer un rôle pédagogique au profit des professionnels de santé à l'hôpital et en dehors.

La prise en charge satisfaisante des patients infectés par le VIH nécessite 4 structures complémentaires :

- une unité spécifique ou un service polyvalent d'hospitalisation classique ;
- un hôpital de jour pour des explorations diagnostiques et des soins, qui limite l'hospitalisation traditionnelle et fait l'interface avec l'hospitalisation à domicile ;
- un service de consultations avec horaires souples compatibles avec l'activité professionnelle des patients ;
- un secteur de soins palliatifs.

Ces services imposent de disposer d'un personnel soignant nombreux car les hospitalisés, souvent à un stade d'évolution avancé, nécessitent des soins lourds. Les prises médicamenteuses orales et parentérales sont multiples, les précautions d'hygiène sont strictes, le nursing est prenant. S'ajoute le poids important de la gestion de l'aide psychologique.

Face à des charges de travail élevées, la réponse d'assurance qualité s'appuie sur des moyens suffisants en personnel, des périodes de détente dans la journée de travail, des projets de service participatifs, l'élaboration de protocoles de soins et leur évaluation, des réunions multidisciplinaires, l'appui d'un psychologue.

Réseaux hors de l'hôpital

Pour maintenir le plus longtemps possible le patient dans son cadre de vie habituel, il faut améliorer la prise en charge en ville : faire suivre les patients par un médecin généraliste, donc assurer une meilleure liaison entre médecins hospitaliers et libéraux, veiller à l'approvisionnement des pharmacies en matériel et médicaments destinés aux soins, améliorer le remboursement des matériels (conteneurs d'aiguilles, robinets, solutés de perfusion, pistolets, haricots, bassins).

Des réseaux ville-hôpital ont été créés à l'initiative de médecins libéraux et hospitaliers. Ils sont animés par des équipes multidisciplinaires : médecins, infirmiers(ères), assistantes sociales, psychologues, biologistes. Des formations doivent accompagner ces mises en place.

Hospitalisation à domicile (HAD)

Cette modalité d'hospitalisation en demande croissante est particulièrement adaptée et répond à l'attente des patients qui maintiennent leur vie sociale, relationnelle et parfois professionnelle. Le rôle de l'infirmier(ère) est fondamental dans ce mode d'exercice, associant au technique le psychologique et l'éducatif. L'organisation doit être rigoureuse avec un respect des horaires de passage, des prises des médicaments oraux, des perfusions, et doit tenir compte des visites des autres intervenants.

Prise en charge infirmière pour HAD

Avant le départ vers le domicile, les contacts entre le service et le surveillant coordinateur de soins (HAD) permettent d'apprécier le degré d'autonomie du patient et les ressources familiales ou autres disponibles et d'évaluer l'organisation en moyens matériels et humains nécessaires : infirmier(ère)s, aides-soignant(e)s, matériel à faire livrer au domicile (pied à sérum, déambulateur, adaptable, lit-matelas anti-escarres, matériel à usage unique…) pour le jour du retour.

Lors du retour au domicile :

- accueil par le surveillant du secteur ou par un infirmier et un(e) aide-soignant(e) pour prise de connaissance, présentation de l'équipe, installation (lit ou fauteuil), bilans clinique et nutritionnel, niveau de motricité, état psychologique (habitudes de vie, angoisses, relations familiales) ;
- informer le correspondant familial du fonctionnement de l'HAD et discuter des modalités du quotidien : présence et disponibilité, aptitudes à gérer. Évaluer le besoin d'une auxiliaire de vie ;
- vérifier les prescriptions médicamenteuses, les contrôles biologiques à faire, les rendez-vous à venir. Proposer si besoin un médecin appartenant au réseau ville-hôpital. Prendre contact avec le kinésithérapeute, le laboratoire, la pharmacie. Établir le dossier de soins ;
- veiller ensuite à la bonne pratique de tous les gestes techniques : entretien de la chambre, soins d'escarres, de bouche. Assurer les soins de confort, faire participer le patient et veiller à son alimentation, le prendre en charge sur le plan relationnel et psychologique. Surveiller de façon globale l'état général, les traitements, dépister les complications, les surinfections. Prévoir le renouvellement des matériels ;
- faire circuler l'information entre les membres de l'équipe, faire régulièrement le point sur les difficultés rencontrées et trouver des solutions.

Prise en charge par la Sécurité sociale

Actuellement, la prise en charge du test de dépistage et la prise en charge de tous les sujets séropositifs est assurée à 100 %, qu'ils soient ou non assurés sociaux.

Associations

Les associations sont apparues dès 1983 pour proposer une prise en charge adaptée à des patients marginalisés par leur mode de vie. Leurs fonctions sont différentes mais les buts recherchés vont du soutien médical et social des patients (aide juridique, prise en charge des enfants lors des hospitalisations parentales, prise en charge psychosociale) aux réflexions sur les problèmes d'éthique et de société, à la publication de documents d'information (médicale, éthique, juridique), à la prévention et à l'information. Elles ont obtenu un pouvoir de proposition aux services publics et une place dans la coordination de protocoles de recherche.

Problèmes sociaux

Ils sont toujours préoccupants. Si les thérapeutiques actuelles ont amélioré globalement la qualité et la durée de vie, certains patients sont trop handicapés pour poursuivre leur activité professionnelle. Des problèmes de ressources et de logement sont fréquents, parfois aggravés dans certaines catégories de la population sans couverture sociale et/ou en situation irrégulière en France... Assistantes sociales et associations ont un rôle primordial pour trouver des solutions : RMI, allocation d'adulte handicapé, appartements thérapeutiques, logements sociaux, aide à domicile, conseils juridiques, par exemple.

Prévention et éducation

La prévention est fondamentale, d'autant qu'aujourd'hui un certain relâchement semble réapparaître. La prophylaxie des infections opportunistes, leur traitement optimisé et les traitements antirétroviraux de plus en plus performants ont fait progresser la survie et la qualité de vie. Mais il n'y a toujours pas de traitement curatif ni de vaccin : la prévention est le seul moyen de contrôle de l'épidémie. Les professionnels de santé ont le devoir de participer à cette prévention dans le cadre de leur exercice professionnel.

Toxicomanie

La difficulté de s'occuper des toxicomanes infectés par le VIH est liée à la dépendance à l'intoxication, aux incarcérations, aux structures de soins inadaptées, aux soins difficiles d'accès par exclusion voulue ou non.

L'amélioration de la prévention passe par la facilitation de l'accès aux soins, par la tolérance (institutions, police), si besoin à l'aide d'intervenants spécialisés, par la fourniture et l'échange faciles de seringues, par l'utilisation de traitements substitutifs. Il faut adapter les règles des services sanitaires d'accueil (horaires souples, autorisation de fumer...) tout en maintenant le respect d'interdiction de tout acte violent ou de trafic ou usage de drogue.

Prostitution

Le cycle prostitution, toxicomanie et séropositivité est malheureusement courant, qu'il s'agisse du (de la) prostitué(e) qui s'accroche à la toxicomanie, ou que le toxicomane y gagne de quoi se fournir. La proportion de prostitué(e)s toxicomanes est élevée, notamment en périphérie de Paris. Une enquête a révélé que cette population utilise le préservatif à 67 % dans le « travail » et à 27 % dans la vie privée. Le niveau général de santé est précaire et le recours aux soins est faible (moins de 1 personne sur 2).

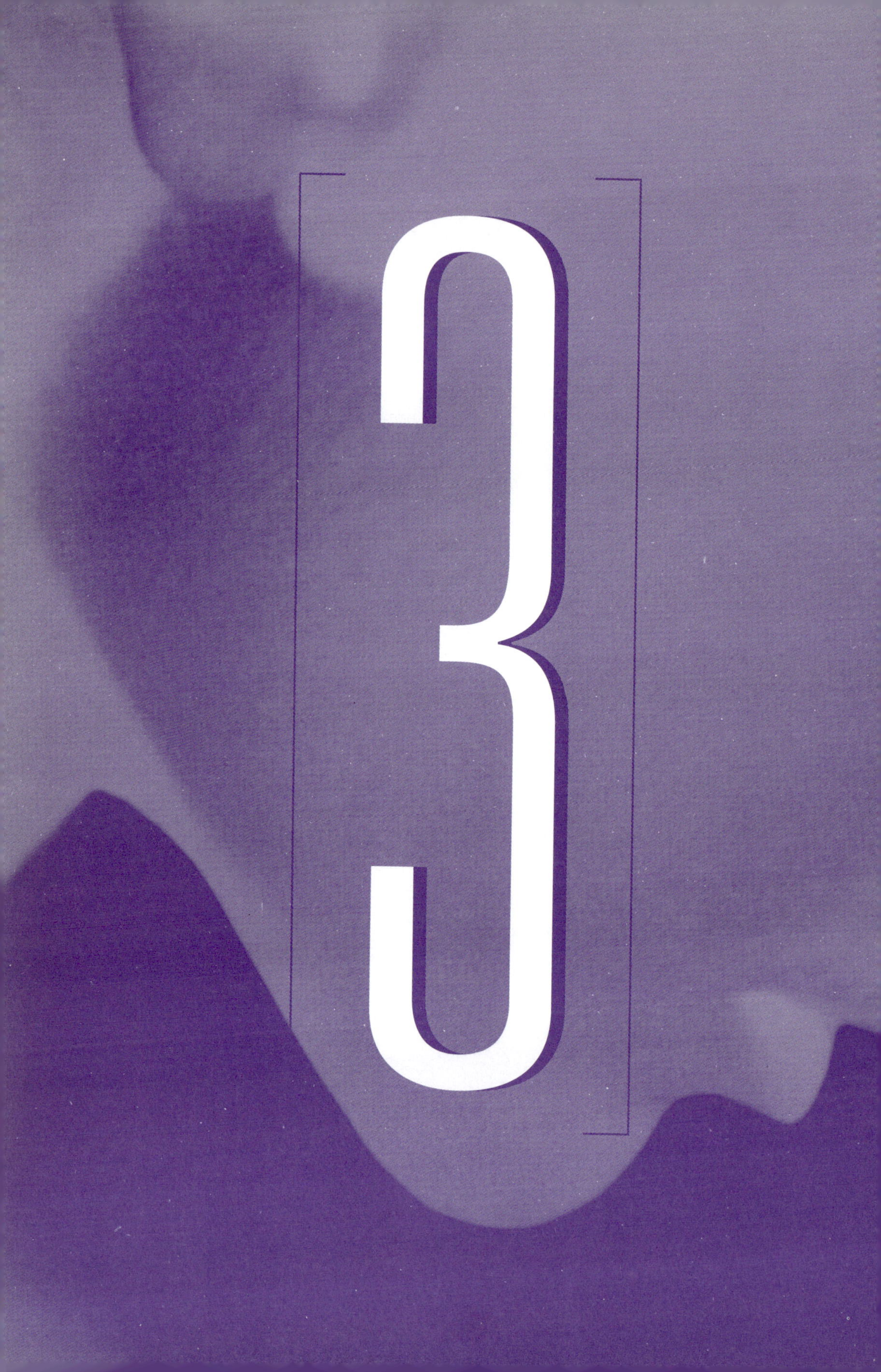
3

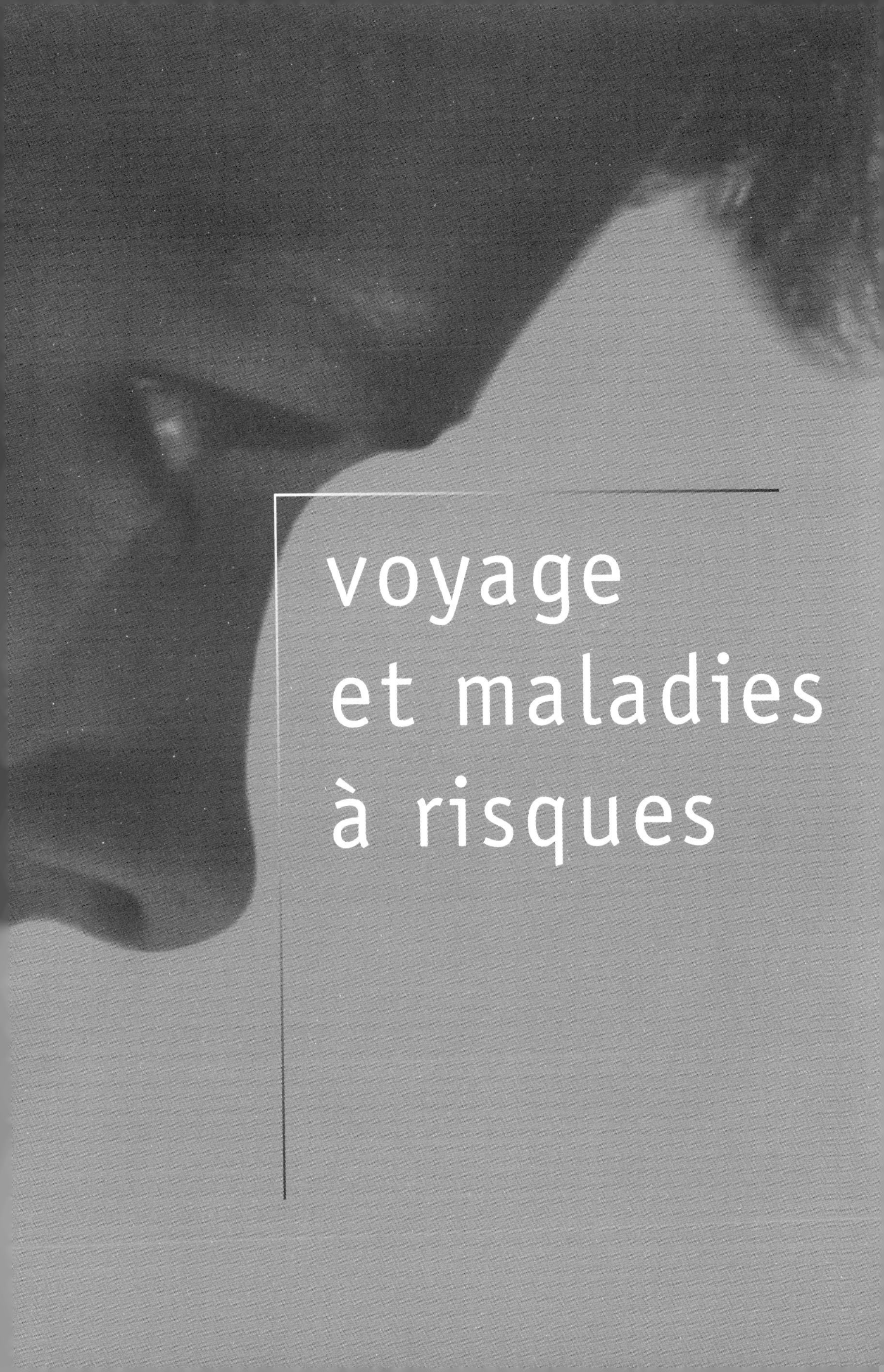

voyage et maladies à risques

Le choléra

Le choléra est une toxi-infection intestinale due au vibrion cholérique *(Vibrio cholerae)* et à son biotype *Vibrio El Tor* ; un nouveau type *V. Cholerae* O139 est apparu au Bengale en 1992 mais n'a pas donné naissance à une nouvelle pandémie.

Clinique

La forme clinique classique aboutit à la mort dans un tableau de déshydratation globale. La maladie est extrêmement contagieuse. L'homme est le principal réservoir du germe. Un malade élimine le vibrion parfois pendant 10 jours dans ses selles. La quantité de vibrions émise lors des formes graves peut atteindre 10^{10}/ml de selles. Le portage asymptomatique existe. L'immunité conférée par le choléra ne dépasse pas quelques mois.

La transmission peut être directe, inter-humaine par contact avec des mains souillées par des selles infectées. La contamination indirecte se fait par voie orale à partir d'eau contaminée ou d'aliments souillés par des selles de malades. Le choléra s'est étendu dans le monde entier de l'Inde vers l'Afrique en 1970, puis vers l'Amérique du Sud en 1991, réalisant une pandémie. Tout voyageur revenant d'un pays où le choléra sévit peut le rapporter en France.

L'incubation dure quelques heures en période d'épidémie et parfois près d'une semaine en zone d'endémie. La forme classique, sévère, débute brutalement sans signes avant-coureurs avec vomissements et diarrhée profuse. La fièvre est absente en dehors des complications. Les selles sont impérieuses, aqueuses et incolores, avec quelques grumeaux en « grain de riz ». Leur profusion est impressionnante pouvant provoquer la perte d'un litre par heure avec fuite de nombreux électrolytes. En quelques heures, le cholérique prend l'aspect physique des déportés ; sans traitement, la mort survient plus d'une fois sur deux par déshydratation aiguë, collapsus et anurie.

Les facteurs de risque sont liés à une hygiène individuelle ou collective défectueuse, aux conditions de concentration humaine : pèlerinages, catastrophes naturelles, guerres. Ils peuvent être liés aux contacts humains : voyages, pratiques funéraires (toilettes). Le vibrion survit bien dans les eaux salées (15 jours), il peut se trouver concentré dans les fruits de mer.

Traitement

Le traitement impose une réhydratation immédiate avec correction des troubles métaboliques par voie intraveineuse pour les formes sévères ou *per os* dans les formes modérées. Le malade « ressuscite véritablement ».

Les antibiotiques (cyclines, Bactrim®, phénicolés, fluoroquinolones) diminuent la durée et l'importance de la diarrhée et raccourcissent la période de transmissibilité.

La lutte contre le péril fécal repose sur le lavage des mains et l'hygiène alimentaire en respectant la maxime : « faites cuire, faites bouillir, pelez ou laissez de côté ». Le dépistage des malades et des porteurs sains dans l'entourage sera réalisé. Une chimioprophylaxie chez les sujets contacts par antiseptiques intestinaux d'efficacité discutée (Intétrix®, Ercéfuryl®) pourra être proposée. L'isolement septique entérique sera rigoureux.

Vaccination : il existe actuellement 2 types de vaccins anticholériques par voie orale (relevé épidémiologique hebdomadaire n° 16 du 20 avril 2001) qui ne sont pas homologués par tous les pays. Ils paraissent utiles pour limiter les grandes épidémies. Depuis 1992, selon le Règlement sanitaire international et l'OMS, aucun pays n'exige plus de certificat de vaccination anticholérique des voyageurs internationaux.

La fièvre jaune

La fièvre jaune est due au virus amaril transmis par des moustiques et peut provoquer une hépatonéphrite grave, souvent mortelle.

Épidémiologie

Un moustique s'infecte à l'occasion d'un repas sanguin chez un sujet (homme ou animal) en phase virémique. Après multiplication, les virus gagnent les glandes salivaires du moustique d'où ils seront inoculés chez l'homme à l'occasion d'une nouvelle piqûre. Le virus se fixe alors sur des organes cibles (foie et rein) où il provoque la dégénérescence et la désorganisation des cellules. Des lésions discrètes sont également retrouvées au niveau du cœur, des surrénales et du cerveau.

La zone d'endémie s'étend en Afrique intertropicale et en Amérique intertropicale (nord de l'Amérique du sud). La maladie est en recrudescence depuis 20 ans. En milieu forestier les moustiques s'infestent en général à partir des singes. L'homme se contamine en pénétrant les forêts (chasse, travail, loisirs) puis des épidémies rurales limitées apparaissent dans des villages situés le long des galeries forestières. En ville, la transmission est interhumaine, liée aux nombreux moustiques qui pullulent près des habitations.

Clinique

Après une incubation de 3 à 6 jours, la maladie apparaît brutalement avec fièvre, frissons, lombalgies et céphalées et se développe en 2 phases : d'abord « rouge » marquée par l'aspect vultueux du faciès, avec œdème des lèvres et des paupières, langue rouge vif, haleine fétide, puis « jaune » avec fièvre toujours à 40 °C, pouls dissocié et tableau classique fait d'ictère, de syndrome hémorragique et d'oligurie. Le taux de mortalité de la fièvre jaune déclarée est de 20 à 50 %, notamment chez le sujet âgé.

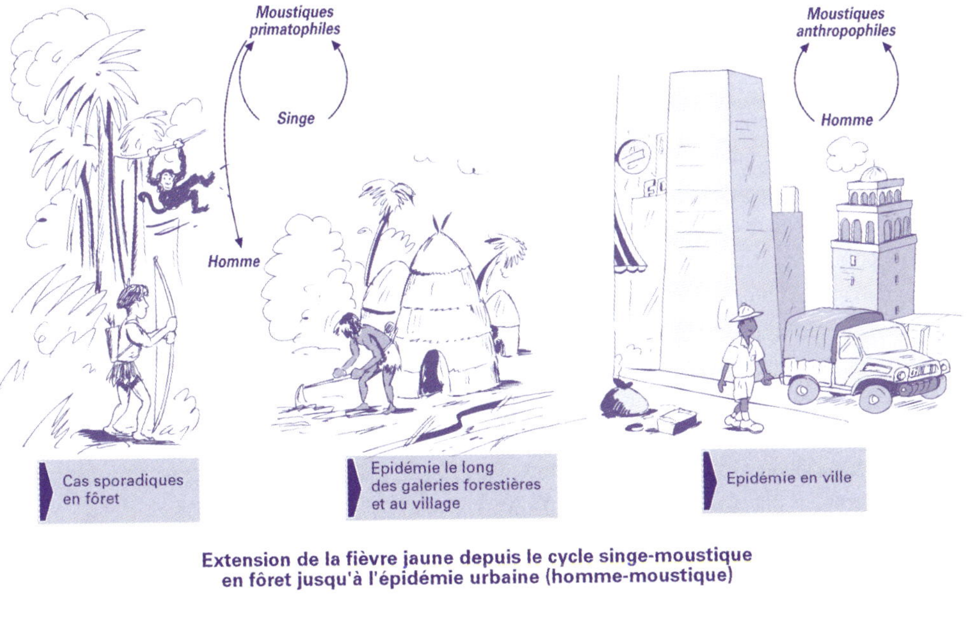

Figure 24 : *Extension de la fièvre jaune.*

Traitement

Il n'existe pas de traitement spécifique, la prise en charge est purement symptomatique par soins intensifs, dialyse, exsanguinotransfusion, quand on en dispose...

Pour le voyageur se rendant en zone d'endémie, la protection individuelle contre toutes les espèces de moustiques est indispensable ; on recommandera l'emploi de produits répulsifs corporels ou d'environnement, le port de vêtements amples et l'utilisation de moustiquaires imprégnées d'insecticides.

Le meilleur traitement est préventif et repose sur la vaccination.

Pour accéder à un pays d'endémie, le règlement sanitaire international (OMS) impose un contrôle sanitaire aux frontières avec obligation d'une vaccination datant de plus de 10 jours et de moins de 10 ans et qui ne peut être effectuée que dans des centres agréés par l'OMS.

Les fièvres hémorragiques virales

La survenue d'une fièvre chez un sujet revenu de zone tropicale depuis moins de 8 jours est préoccupante, surtout si des signes hémorragiques l'accompagnent. Le spectre d'une fièvre hémorragique virale doit toujours être présent et provoquer la mise en œuvre de mesures d'isolement rigoureuses et strictement respectées.

En dehors de la fièvre jaune, elles sont connues depuis peu et se caractérisent par un taux de létalité élevé pouvant atteindre 80 % et la possibilité de transmissions inter-humaines notamment nosocomiales. Parmi les plus connues citons : FHV de Marburg, FHV à virus Ebola, FHV à virus Lassa.

Quand la suspicion de FHV est prononcée, des prélèvements sont rapidement adressés, dans les conditions de sécurité renforcée, aux centres nationaux de référence (Institut Pasteur de Paris, Laboratoire P4 Pasteur-Mérieux de Lyon, Institut de médecine tropicale du service de santé des armées du Pharo-Marseille).

L'isolement du patient sera le plus strict possible : chambre à pression négative, transport en isolateur, personnel équipé en usage unique (gants, masque, lunettes, blouse), procédures de désinfection et d'incinération du matériel jetable, des excréta et des déchets d'activité de soins, autoclavage des matériels non jetables.

Surveillance des personnels et sujets contacts pendant 3 semaines.

La maladie de Lyme

La maladie de Lyme (nom d'une ville des USA) est une maladie inflammatoire qui est transmise par la morsure d'une tique infectée par une bactérie (spirochète) du genre Borrelia ayant 3 espèces : *B. burgdoferi*, *B. garinii* et *B. afzelii*. De répartition mondiale, elle est en augmentation ces dernières années en France, estimée à 9,4 cas pour 100 000 en 1999-2000.

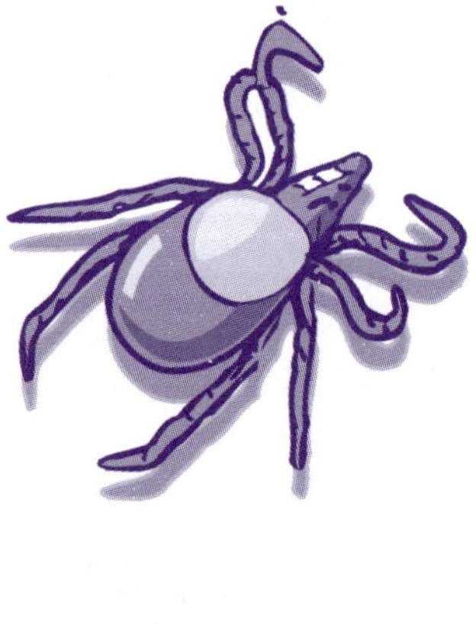

Figure 25 : *Tique qui transmet la maladie de Lyme.*

Le réservoir de germes multiples est constitué de nombreux mammifères (petits rongeurs, chiens, bétail, cervidés), d'oiseaux et de tiques (genre ixodes). L'homme s'infecte par piqûre de tiques qui vivent dans les zones tempérées, boisées et humides et qui ont une activité maximale du début du printemps à la fin de l'automne. Les forestiers et les chasseurs sont exposés à la maladie qui fait partie également des pathologies des loisirs (randonneurs, campeurs). Elle prédomine en Alsace, Limousin et Lorraine.

Clinique

Après la morsure inoculante et une incubation moyenne de 8 à 21 jours, les manifestations cutanées apparaissent au site d'inoculation : une macule rouge arrondie bien limitée s'étend d'une manière centrifuge. Le centre (ou la trace de la morsure de tique peut être visible) va s'éclaircir peu à peu et la peau redevient normale. Le diamètre peut atteindre 10 à 20 cm ; le terme d'érythème chronique migrant (ECM) a été donné à ce phénomène qui disparaît spontanément en 4 à 6 semaines, sans séquelles.

Quelques semaines après ou pendant, si l'ECM s'est prolongé, la clinique traduit la dissémination des Borrelia et l'existence de réactions immunologiques. On observe une symptomatologie neurologique : méningo-radiculite sensitive faite de douleurs parfois très intenses exacerbées, la nuit, le plus souvent en rapport avec la zone de piqûre de la tique. Les antalgiques et les anti-inflammatoires n'agissent pas mais les signes cèdent remarquablement sous bêta-lactamines. Les manifestations articulaires n'ont pas de spécificité. Les arthralgies précoces de type arthrite aiguë sont fréquentes et les arthralgies tardives (après 2 mois) réalisent un tableau d'oligoarthrite évoluant par poussées. La symptomatologie cardiaque est marquée par des troubles de conduction, une péricardite ou une myocardite. Des mois ou des années après la piqûre infectante, des manifestations non spécifiques peuvent apparaître : atteinte cutanée (érythème infiltré), atteinte rhumatologique (mono ou biarthrite chronique), troubles neurologiques variés.

Traitement

La reconnaissance et le traitement précoce de l'infection assurent la guérison rapide et évitent les complications tardives. Une fois sur deux l'infection est asymptomatique.

Le traitement vise à faire disparaître les symptômes et à prévenir les complications tardives en éliminant les Borrelia potentielles au niveau des articulations et du système nerveux. Il repose sur l'amoxicilline, ceftriaxone ou doxycycline pendant 10 ou 20 jours.

En cas de piqûre de tique, il n'est plus recommandé d'appliquer à la tique des produits agressifs (éther, essence ou pétrole) qui peuvent la faire régurgiter et inoculer des agents pathogènes ; il faut retirer la tique délicatement à l'aide d'une pince à épiler ou avec des mini pieds-de-biche (en pharmacie) en pinçant le rostre au ras de la peau. Porter des pantalons pour les marches en forêt et, au retour de promenade, pratiquer la recherche réciproque des tiques fixées.

Il existe d'autres borrélioses transmises à l'homme par d'autres vecteurs : la fièvre récurrente à poux et les fièvres récurrentes à tiques, différentes par leur épidémiologie et leur clinique.

Le paludisme

Le paludisme est du à un parasite le Plasmodium (dont il existe 4 espèces : *P. falciparum, vivax, malariae* et ovale) transmis par la piqûre de moustiques (anophèles) qui piquent surtout le soir et la nuit. *Plasmodium falciparum* est le seul paludisme « qui tue » : c'est le plus répandu dans le monde, cause majeure de mortalité (plus de 2,5 millions/an). En

France , il représente 30 à 40 décès de voyageurs par an pour plus de 4 000 cas dénombrés.

Clinique

Toute fièvre au retour d'un séjour en zone d'endémie doit y faire penser. Attention, les formes trompeuses sont fréquentes : troubles digestifs, douleurs abdominales, syndrome grippal. Les formes graves (neuropaludisme) associent signes neurologiques, fièvre et troubles digestifs.
Le diagnostic biologique (frottis sanguin ou autre méthode) est une urgence, les résultats doivent être obtenus en moins de 2 heures.

Traitement

Les antipaludiques utilisés pour le traitement sont la quinine, la méfloquine et l'halofantrine. Seule la quinine est adaptée à la femme enceinte.
Pour tout voyage en zone d'endémie, les mesures de protection contre les moustiques sont un impératif, surtout à la tombée de la nuit : port de vêtements amples et couvrants, utilisation de répulsifs et d'insecticides efficaces, emploi d'une moustiquaire imprégnée de répulsif.
La chimioprophylaxie est le complément indispensable à adapter en fonction du pays de destination et de la durée du séjour. Une consultation auprès d'un centre de médecine des voyages est indispensable pour le choix du traitement (chloroquine, proguanil, doxycycline, méfloquine) et les conseils prodigués. La chimioprophylaxie doit couvrir les 4 semaines qui suivent le retour.

La rage

La rage est une maladie des animaux vertébrés à sang chaud, transmise à l'homme par la salive lors d'une morsure, d'une griffure, d'une léchure sur peau lésée et exceptionnellement par un objet souillé. Le virus inoculé progresse par voie nerveuse jusqu'au cerveau où il induit une encéphalite et la mort. Les animaux enragés sont contaminants dans les 5 à 7 jours qui précèdent les signes cliniques et jusqu'à leur mort, hormis les chiroptères (chauve-souris), éventuels porteurs asymptomatiques.
Grâce à la vaccination orale des renards, la France est déclarée exempte de rage terrestre (*JO* d'avril 2001). La rage canine (le réservoir est le chien) ou urbaine persiste dans certaines régions du monde (Afrique, Moyen-Orient, Amérique centrale et du Sud, Inde et Asie du Sud-Est). La rage des chiroptères (vampires et chauves-souris sont le réservoir) frappe le continent Américain et l'Europe (la France en 1989). La vie en pays tropical expose fortement au risque, même dans les grandes villes où des animaux enragés peuvent circuler.
Les pays indemnes de rage sont toutefois en situation fragile : l'alerte à la rage dans le Sud-Ouest en 2004 a montré les risques liés à l'importation illégale d'animaux.

Clinique

L'incubation est longue (de 15 jours à 2 ou 3 mois), durant parfois plus d'un an. La maladie survient d'autant plus vite que la zone d'inoculation est riche en filets nerveux (main, face, tête et cou). Il n'y a pas de risques si les vêtements sont restés intacts. Le risque lors de léchages, contacts avec les naseaux ou la gueule ne dépasse pas 0,1 %.
On distingue deux tableaux cliniques chez l'homme : la rage furieuse (excitation psychomotrice, hallucinations et convulsions) avec soif vive contrecarrée par hydrophobie marquée, et la rage paralytique, moins fréquente.
Le diagnostic de rage relève exclusivement d'un laboratoire spécialisé (instituts Pasteur de Paris et Lyon, Laboratoire de l'AFSSA-Nancy, Institut de virologie de la faculté de médecine de Strasbourg, écoles vétérinaires).

Traitement

Il n'y a pas de traitement spécifique de la rage déclarée cliniquement. En cas de contamination, la vaccination réalisée précocement (en centre antirabique agréé par la DGS) permet de gagner de vitesse la progression du virus. Une sérothérapie est utilisée dans les blessures profondes. Les vaccins utilisés en France, issus de cultures cellulaires, sont très immunogènes (diminution du nombre d'injections) et très bien tolérés.

Conduite à tenir devant une morsure d'animal

Vérifier que la **vaccination antitétanique** est à jour.

Traitement local de la plaie : laver abondamment à l'eau savonneuse, rincer à l'eau pure et faire une antisepsie par la polyvinylpyrrolidone iodée ou un ammonium quaternaire.

Apprécier le risque de contamination : en zone d'enzootie, traitement à instaurer immédiatement. En France : s'il s'agit d'un chien ou d'un chat domestique connu, l'animal est mis en surveillance vétérinaire, le traitement est différé ; pour tous les autres animaux, on commence le traitement. Si l'animal mordeur ou griffeur n'est pas capturé (ou cadavre détruit), le traitement antirabique sera complet. Si l'animal est mort après la morsure, la tête est envoyée au laboratoire spécialisé (précautions en manipulant) et le traitement est commencé en attendant les résultats. Si l'animal est vivant et sain, il est mis sous surveillance vétérinaire (14 jours pour les chiens et les chats) ; s'il est suspect, le traitement antirabique est lancé.

Prévention

La prévention individuelle impose de ne pas manipuler les cadavres d'animaux. En zone d'endémie il faut éviter tout contact direct avec un animal inconnu, domestique ou sauvage, surtout s'il a un comportement inhabituel. Il faut faire attention aux chiens dans les pays en développement, ne pas caresser ou nourrir les animaux sauvages, éduquer les enfants pour éviter le contact avec tout animal non familier, pratiquer la vaccination pour les séjours longs.

abréviations

Ac :	Anticorps.
Ag :	Antigène.
AES :	Accident d'exposition au sang et aux liquides biologiques contenant du sang.
AINS :	Anti-inflammatoires non stéroïdiens.
ALAT, ASAT :	Enzymes témoins du fonctionnement du foie.
AMM :	Autorisation de mise sur le marché (pour les médicaments).
ATU :	Autorisation temporaire d'utilisation (pour les médicaments).
BAAR :	Bacille acido-alcoolorésistant.
BGN :	Bacille à Gram négatif.
C1G :	Céphalosporine de 1re génération.
C3G :	Céphalosporine de 3e génération.
CDC :	*Control Diseases Center*, Centre de contrôle des maladies infectieuses (Atlanta, États-Unis).
DDASS :	Direction départementale de l'action sanitaire et sociale.
DGCCRF :	Direction générale du contrôle de la consommation et de la répression des fraudes.
DGS :	Direction générale de la Santé.
EBV :	Virus d'Epstein-Barr.
EEG :	Electroencéphalogramme.
ELISA :	*Enzyme linked sorbent assay*, technique sur support solide utilisée en sérologie.
FTA :	*Fluorescent treponemic assay*, technique de mise en évidence des Ac antitréponèmes par immunofluorescence.
HACCP :	*Hazard analysis critical control point*, technique en assurance qualité d'analyse des facteurs de risque, très utilisée en restauration.
HAD :	Hospitalisation à domicile.
HSV :	*Herpes Simplex Virus.*
IFD :	Technique de sérologie par immunofluorescence directe.
IgG, IgM :	Types d'anticorps, immunoglobuline G, immunoglobuline M.
IST :	Infections sexuellement transmisssibles.
J0 :	Jour zéro, 1er jour d'un protocole.
LBA :	Lavage broncho-alvéolaire.
LCR :	Liquide céphalo-rachidien.
MNI :	Mononucléose infectieuse.
PCR :	*Polymerase chain reaction*, technique de biologie moléculaire permettant d'amplifier une partie d'un génome.
PL :	Ponction lombaire.
TP :	Taux de prothrombine (ou temps de Quick), mesure d'une phase de la coagulation.
TPHA :	*Treponema pallidum hemagglutination assay*, technique de mise en évidence des Ac antitréponèmes par agglutination d'hématies sensibilisées.
VRS :	Virus respiratoire syncytial.

glossaire

A

Abcès : collection de pus constituée dans une cavité néoformée.

Adénopathies : affections des ganglions lymphatiques, mot souvent employé dans le sens de présence de ganglions anormaux hypertrophiés.

Amibiase : maladie aiguë (dysenterie) ou chronique due à un parasite (amibe ou *Entamoeba histolytica*).

Anaérobie : bactérie ne pouvant se développer qu'en absence d'air ou d'oxygène libre.

Anthropophiles : terme employé à propos d'insectes vecteurs qui ont l'homme pour cible préférentielle ou exclusive.

Antibiogramme : étude de la sensibilité d'un germe à différents antibiotiques, qui permet d'adapter le traitement.

Anticorps : ou immunoglobuline, molécule produite par les plasmocytes (issus des lymphocytes B) en réponse directe à l'introduction d'un antigène. Les anticorps peuvent se combiner spécifiquement avec l'antigène correspondant.

Antigène : substance introduite dans l'organisme, qui provoque la formation d'anticorps spécifique.

Antiphlogistiques : substances agissant comme anti-inflammatoire.

Apyrexie : état d'absence de fièvre.

Arthralgies : douleurs au niveau des articulations.

Arthrite : inflammation d'une articulation due à une infection, à un conflit immunologique ou à des anomalies métaboliques.

B

Bactériémie : passage dans le sang de germes sans répercussion clinique.

Balanite : inflammation du pénis au niveau de la muqueuse du gland (**balano-posthite :** au niveau du gland et du prépuce).

Besredka (méthode) : méthode de prévention des accidents allergiques de sérothérapie ; consiste à fractionner les injections en commençant par des doses très faibles.

Brucellose : maladie animale (chèvres, moutons, vaches) due à des bactéries (Brucella) pouvant atteindre l'homme, provoquant une fièvre irrégulière avec sueurs nocturnes, algies diverses, une asthénie et une hépato-splénomégalie.

C

Candidose : affection due à des champignons du genre Candida (*Candida albicans* le plus souvent).

Caséeux : qui a l'apparence du fromage.

Cellulite : inflammation du tissu cellulaire pouvant avoir de multiples localisations. Sans rapport avec le terme utilisé en cosmétologie.

Chimioprophylaxie : prophylaxie d'un sujet ou de son entourage par l'emploi de substances chimiques médicamenteuses.

Choc septique : syndrome général provoqué par un sepsis sévère avec choc dû souvent à l'action de toxines bactériennes.

Cholecystite : inflammation de la vésicule biliaire.

Cholestase : arrêt de l'écoulement biliaire.

Chondrocalcinose : calcification des cartilages articulaires.

Circiné : aspect de lésions cutanées qui dessinent des fragments de cercle à centre relativement indemne.

Coombs (test) **:** technique de dépistage d'anticorps anormaux ou irréguliers dans le sérum des patients.

Coproculture : mise en culture bactériologique de matières fécales.
Coryza : inflammation et écoulement des muqueuses oculaires et nasales.
Cryptococcose : affection due à des champignons du genre Cryptococcus atteignant la peau, les poumons et d'autres viscères, notamment le cerveau et les méninges.
Cystite : inflammation aiguë ou chronique de la vessie.

D

Désafférentation : douleur ressentie en dehors de toute stimulation nociceptive, pouvant donner des anesthésies douloureuses, des hyperpathies ou des décharges fulgurantes comme après un zona ou dans les polynévrites.
Diarrhée : émission trop fréquente de selles trop liquides.
Drépanocytaire : sujet atteint de drépanocytose, maladie des hématies due à une anomalie de l'hémoglobine.
Dysentérique : syndrome fait d'émissions afécales muco-sanglantes, de faux besoins, d'épreintes et de ténesme.
Dyspareunie : douleurs chez la femme lors des rapports sexuels.
Dysphagie : difficulté à manger et à avaler.

E

Endémie : maladie particulière à une région ou pays et sévissant de manière permanente.
Endocardite : inflammation de l'endocarde au niveau des valvules ou des parois.
Endophtalmie : inflammation de la chambre antérieure de l'œil.
Enzootie : équivalent de l'endémie pour les animaux.
Épidémie : développement d'une maladie qui atteint de nombreux individus répartis dans un territoire géographique plus ou moins étendu (pays, région, voire service hospitalier).
Épididymite : inflammation de l'épididyme, souvent associée à une orchite (inflammation testiculaire).
Épistaxis : saignement de nez.
Érysipéloïde : aspect de lésion cutanée en placard rouge, surélevée, limitée par un bourrelet.
Exanthème : rougeur cutanée sans autre signe.
Excoriations : écorchures légères, superficielles.

F

Fasciite : inflammation des aponévroses (fascia), membranes fibreuses qui enveloppent les muscles.
Fébricule : fièvre modérée, transitoire ou prolongée.
Fibrinolysine : enzyme appartenant au système de la coagulation ayant un rôle de dissolution des caillots.
Fièvre : élévation anormale de la température du corps, généralement associée à une accélération du pouls et du rythme respiratoire avec sécheresse buccale.
Flagelles : organes locomoteurs de certains parasites protozoaires (Trichomonas, Giardia, etc.).
Fongique (ou fungique) : qui a rapport aux champignons.
Furoncles : inflammation circonscrite de la peau au niveau du site pilo-sébacé.

G

Gangrène : mortification des tissus accompagnée d'une putréfaction.
Génotype : organisation des gènes au sein du génome (ensemble des gènes d'un individu) ; sauf altérations, le génotype est transmis aux descendants. Le *phénotype* correspond aux caractères exprimés et dépend du génotype.
Géode : cavité pathologique creusée dans divers tissus (os notamment).

Gommes syphilitiques : lésions nodulaires des tissus sous-cutanés (et autres organes) de la taille d'une noisette, évoluant vers le ramollissement, l'ulcération et la cicatrisation.

H

Hématogène (voie) : employé pour dissémination par voie sanguine.
Hémianopsie : baisse ou perte de la vue dans une moitié du champ visuel.
Hémiparésie : paralysie modérée de la moitié du corps.
Hémoculture : mise en culture de sang prélevé chez un malade pour y rechercher des germes pathogènes.
Hémoptysie : crachement de sang venant des voies respiratoires.
Hépatalgie : douleur au niveau du foie.
Hépatomégalie : augmentation du volume du foie.
Hydrophobie : peur panique ou morbide de l'eau.
Hyperbare : état de surpression atmosphérique en air ou oxygène, utilisé pour le traitement des gangrènes.
Hyperthermie : voir fièvre. Inverse : hypothermie.

I

Impétiginisation : transformation d'une plaie ou d'une lésion cutanée qui prend l'aspect d'impétigo.
Impétigo : dermatose faite de vésiculo-pustules avec croûtes méllicériques.
Insertif : utilisé pour décrire la personne qui pénètre sexuellement sa (son) partenaire qui est « réceptif ».
Iridocyclite, iritis : inflammation de l'iris.

J

Jarisch Herxheimer : réaction paradoxale de type allergique lors des débuts d'un traitement qui provoque la destruction massive des agents pathogènes et libère brutalement une grande quantité de substances allergéniques.

L

LCR : liquide céphalo-rachidien, qui entoure le système nerveux central et emplit l'espace arachnoïdien.
Leucorrhées : écoulements muqueux ou mucopurulents au niveau de la vulve.
Lyme (maladie de) : infection due à *Borrelia burgdorferi*, bactérie inoculée par une piqûre de tique.
Lymphangite : inflammation des vaisseaux lymphatiques.

M

Mellicérique : qui a l'aspect du miel.
Méningite : inflammation des méninges le plus souvent d'origine infectieuse (bactérienne, virale, plus rarement parasitaire ou fongique) ; parfois réactionnelle dans certaines maladies générales ou au cours de traitements.
Méningocoque : *Neisseria meningitidis*, diplocoque agent de la méningite cérébrospinale.
Mictionnel : qui a rapport avec la miction (action d'uriner).
MNI-test : technique de dépistage de la mononucléose infectieuse ; doit être confirmé par d'autres techniques.
Myalgies : douleurs musculaires.
Mycose : terme générique employé pour toute affection due à un champignon parasite.

N

Neutropénie : baisse du taux des polynucléaires neutrophiles sanguins.
Nociceptive : douleur (sensation désagréable anormale) d'intensité variable provoquée par une altération tissulaire.

Nosocomial : concerne les infections contractées au cours d'un séjour en établissement de soins.

O

Oligo-anurie : diminution de production des urines.

Opisthotonos : contracture généralisée avec extension des membres et corps en arc de cercle.

Opsonisation : propriété que possèdent certains anticorps de se fixer à la fois sur des bactéries et sur des polynucléaires neutrophiles. En créant ces ponts, ils favorisent la destruction directe des bactéries.

Orchite : inflammation aiguë ou chronique des testicules.

Ostéophytique : en rapport avec une excroissance osseuse.

P

Paludisme : maladie parasitaire endémique due aux 4 espèces de Plasmodium et transmise à l'homme par piqûre de moustiques femelles (anophèles).

Pandémie : épidémie s'étendant à un continent ou à toute la planète.

Pandiaphysite : inflammation totale de la diaphyse osseuse (la diaphyse est la partie centrale ou corps des os longs).

Pétéchies : variété d'hémorragie cutanée faite de petites taches (taille : tête d'épingle à lentille) ; ce sont les taches les plus petites du purpura.

Phagocytose : propriétés de certaines cellules d'ingérer des particules étrangères.

Phlegmon : inflammation du tissu conjonctif sous-cutané ou profond.

Phlügge (gouttelettes de) : particules microscopiques de salive pouvant être les vecteurs d'agents pathogènes.

Prévalence : mesure à un instant donné du nombre de malades ou de cas de maladies (nouveaux cas et anciens) existant dans une population déterminée.

Primatophiles : terme employé à propos d'insectes vecteurs qui ont les primates pour cible préférentielle ou exclusive.

Primo-infection : premier contact et première infection de l'organisme par un agent pathogène.

Prophylaxie : moyens (individuels ou collectifs) utilisés pour prévenir la survenue ou la propagation des maladies.

Purpura : lésion cutanée de type hémorragique.

Purpura fulminans : variété suraiguë du purpura avec vésicules hémorragiques.

Pyélonéphrite : infection du rein avec atteinte du bassinet.

Pyodermite : lésions suppuratives cutanées.

Pyrogène (substance) : substance provoquant la fièvre (le terme exact est « pyrétogène »).

R

Rash cutané : synonyme d'éruption cutanée (*rash* = éruption en anglais).

Rhinite : inflammation aiguë ou chronique des fosses nasales.

Rickettsioses : maladies infectieuses dues à des rickettsies, transmises par des arthropodes (tiques, acariens, puces, poux, etc.).

S

Sanieux : qualifie une matière purulente, fétide, contenant du sang et pouvant s'écouler de plaies infectées.

Selvatique ou sylvatique : qui a rapport aux forêts.

Septicémie : état infectieux grave dû à la dissémination par voie sanguine de germes pathogènes.

Sérothérapie : traitement par le sérum de personnes ou animaux précédemment immunisés.

Skénites : inflammation aiguë ou chronique des glandes de Skene (niveau du méat urinaire chez la femme).
Spasticité : disposition à déclencher des contractures.
Spondylodiscite : inflammation aiguë ou chronique des vertèbres et des disques intervertébraux.
Surfactant : film liquidien très mince tapissant la face interne des alvéoles pulmonaires.

T

Tabès : tableau d'origine syphilitique dû à la sclérose des cordons postérieurs de la moelle épinière.
Tellurique : qui a rapport à la terre.
Thermopathomimie : pathologie comportementale destinée à faire croire à la réalité d'une fièvre inexistante.
Thrombo-embolique (maladie) : caractérisée par la formation de caillots sanguins pouvant se détacher et créer des embolies.
Toxines : molécules parfois complexes sécrétées par les bactéries, responsables de nombreux symptômes et lésions. Les endotoxines sont libérées par autolyse à la mort des bactéries.
Toxoplasmose : maladie due à un parasite, *Toxoplasma gondii*, transmise par l'alimentation, le contact avec des chats infectés et par voie transplacentaire.
Transcriptase inverse : ou *Reverse Transcriptase*, enzyme indispensable à la réplication virale chez les rétrovirus, chargée de transformer l'information génétique ARN vers l'état ADN.
Tuphos : état de stupeur et d'abattement observé au cours de la fièvre typhoïde.
Typhoïde (fièvre) : maladie infectieuse contagieuse due aux salmonelles majeures *(Salmonella typhi* ou *S. paratyphi)* transmise par des aliments ou de l'eau contaminés, pouvant se compliquer d'hémorragies et de perforations intestinales.

U

Uroculture : mise en culture d'urine prélevée stérilement pour rechercher des micro-organismes.

V

Vasoplégie : disparition du tonus des parois vasculaires.
Virémie : présence de virus dans le sang circulant.
Virose : infection par un virus.
Virus : agent infectieux de très petite taille (de 20 à 300 nm) ayant dans son génome un seul type d'acide nucléique (ADN ou ARN) et ne pouvant vivre ou se reproduire en dehors des cellules.

Y

Yersinioses : infections dues aux Yersinia (famille des entérobactéries) donnant des gastro-entérites *(Y. enterocolitica)*, la peste *(Y. pestis)*, ou des adénites mésentériques et septicémies *(Y. pseudotuberculosis)*.

liste des tableaux

liste des figures

bibliographie

- Blanche S., Delfraissy J-F., « Infection par le VIH chez la femme et l'enfant », *in : SIDA*, Girard P.-M, Katlama C.-H., Pialoux G., Saimot A.-G., éds, Paris : Doin, 1996, p. 253-264.
- Cabie A., « Prise en charge ambulatoire des patients séropositifs et sidéens », *Le Concours Médical*, 1997 ; 119 : 516-520.
- Ciraru-Vigneron N., « Femme enceinte infectée par le VIH : la décision médicale », *Presse Médicale* 1996 ; 25 (18) : 847-852.
- Delfraissy J.-F., *Prise en charge des personnes infectées par le VIH, Rapport 2002*, Paris : Flammarion, Médecine-Sciences, 2002.
- Denis F. (éd), *Les virus transmissibles de la mère à l'enfant*, Montrouge : John Libbey Eurotext, 1999.
- Dormont J., *Stratégies d'utilisation des antirétroviraux dans l'infection par le VIH*, Paris : Flammarion Médecine-Sciences, 1997.
- « Fièvre Jaune », Réunion technique de consensus, OMS, Genève, 2-3 mars 1998, WHO/EPI/GEN/98.08.
- Gentilini M., *Médecine tropicale*, Paris : Flammarion Médecine-Sciences, 1993.
- Henrion H., « Infection HIV chez la femme, aspects obstétricaux », *in : Le praticien face au Sida*, Kernbaum S., éd., Paris : Flammarion Médecine-Sciences, 1996, p. 213-215.
- Hugard L., « Hygiène et soins infirmiers », *in : Les fondamentaux*, Paris : Lamarre, 2001.
- « Infection par le VIH et Sida », Arcat Sida et DGS, Comité français d'éducation pour la santé, 1999.
- Janier M., « Guide pratique du SIDA », *Le généraliste-La gazette médicale*, 1996.
- Kernbaum S., *Éléments de pathologie infectieuse*, Paris : Masson, SIMEP, 1996.
- Khalou H., Salmon-Ceron D., Sicard D., « Médicaments antirétroviraux : cibles connues, mécanismes d'action et résistance », *Le Concours Médical*, 1996 ; 118 : 2563-2573 :118.
- Pilly E., *Maladies infectieuses*, Montmorency : APPIT, 1997.
- « Le POPI », *Maladies infectieuses, guide de traitement*, Montmorency : APPIT, 1999.

Sur le net :

www.sidanet.asso.fr
http ://services.worldnet.net/acttreat
www.actupp.org
www.who.int/gpv-documents/
www.invs.fr
www.sante.gouv.fr
www.crips.asso.fr
http ://reservoir.fhi.org/fr/network
http ://w3.medisite.fr

index

Notes

Notes